刘文峰中医学术思想及临床经验集

主 编 刘文峰 王德惠

中国中医药出版社
·北 京·

图书在版编目（CIP）数据

刘文峰中医学术思想及临床经验集/刘文峰，王德惠主编．—北京：中国中医药出版社，2016.1

ISBN 978 - 7 - 5132 - 3028 - 5

Ⅰ.①刘… Ⅱ.①刘… ②王… Ⅲ.①中医学 - 临床医学 - 经验 - 中国 - 现代 Ⅳ.①R249.7

中国版本图书馆 CIP 数据核字（2015）第 295639 号

中 国 中 医 药 出 版 社 出 版

北京市朝阳区北三环东路 28 号易亨大厦 16 层

邮政编码 100013

传真 010 64405750

三河市西华印务有限公司印刷

各地新华书店经销

*

开本 710×1000 1/16 印张 15 字数 264 千字

2016 年 1 月第 1 版 2016 年 1 月第 1 次印刷

书 号 ISBN 978 - 7 - 5132 - 3028 - 5

*

定价 38.00 元

网址 www.cptcm.com

《刘文峰中医学术思想及临床经验集》

编 委 会

刘文峰简介

刘文峰，男，生于1939年1月9日，河北海兴县人。天津中医药大学第二附属医院主任医师、教授、硕士研究生导师、中医内科学学科带头人，享受国务院政府特殊津贴专家，第四批全国老中医药专家学术经验继承工作指导老师。曾先后担任天津中医药大学第二附属医院内科部部长、糖尿病科主任、糖尿病研究室主任、中医内科教研室主任、糖尿病首席专家，并荣获"天津市医德高尚百面红旗"光荣称号。主持国家中医药管理局全国名老中医传承工作室建设项目——刘文峰全国名老中医传承工作室工作。刘文峰全国名老中医传承工作室同时也为天津市卫生局16个名中医工作室之一。刘文峰教授曾任中国中西医结合学会委员、天津中西医结合学会糖尿病专业委员会委员。

刘文蜂教授幼年家境贫苦，勤奋好学，热爱医道，立志长大后济世活人，救死扶伤。1965年以优异的成绩毕业于天津中医学院，分配至成都军区第40陆军医院。他学习刻苦，工作认真，崇尚"大医精诚""医者仁心"，工作闲暇时反复研读诸多中医的经典著作。由于成绩突出，于1971年参加了卫生部举办的毛泽东新医疗法学习班。1975年在成都中医学院内科进修学习。1978年调至成都军区军医学校任中医教研室副主任、副团职教员。1985年底转业至天津中医学院，在天津中医学院（现天津中医药大学）第二附属医院工作至今。

刘文峰教授连续从事中医临床专业技术工作五十余年，至今仍坚持每周一至周五上午在内科诊室出诊，在诊治糖尿病及其并发症和其他各种疑难杂症方面有独到之处。每天来求医的病人都很多，尽管门诊量很大，但刘文峰教授都会逐一地细心诊治，为广大患者解除了诸多痛苦，并得到了患者的一致好评。所拟方"糖利平胶囊""降脂抗凝颗粒""百部止咳糖浆""骨质增生胶囊"等院内制剂，疗效显著，取得了较好的经济效益和社会效益。由于刘文峰教授多年来医、教、研工作成绩突出，于1999年4月6日起享受国务院政府特殊津贴。刘文峰教授在大量临床实践中逐步认识到，随着社会的进步，人类生活环境的变化和生活水平的提高，疾病谱也在不断变化，特别是糖尿病已经成为人类健康的"重磅炸弹"。于是自1999年退休至今，刘文峰教授一直坚持门诊，坚持每周查病房1次，全身心投入糖尿病及其慢性并发症的临床实践与临床研究中，并坚持走中西医结合的道路。五十余年的磨练，刘文峰教授在内科病种尤其在糖尿病及其各种慢性并发症的治疗中，积累了较为丰富的临床经验，不论在学术理论或在临床实践上，均有较深的心得体会。五十余年来，刘文峰教授在临床、科研、教学等方面成就显著，曾编写《中医临床实习手册》与《中医病症诊疗全书》，发表学术论文20余篇。作为老中医药专家，刘文峰教授将毕生的精力全部投入到中医药学术探索和临床实践中，为了中医药的传承和发展，还无私地将自己宝贵的学术思想和经验传授于后学晚辈，这些都是他一直追求"苍生大医"精神境界的集中体现。

自　序

　　中医中药是中华民族的文化瑰宝，为中华民族的繁衍兴盛做出了巨大贡献。结缘中医数十载，深知"悬壶济世、仁心仁术"之理，深感中医药学"博大精深、奥妙无穷"。因此，中医药必须要继承、发展、发扬光大，而医门传薪则是中医传承发展的重要环节。

　　中医理论源于实践，精深璀璨，治病救人，潜力无限。时光荏苒，已逾古稀，浸淫临床五十余载，平时悬壶济世，涵于医道，自得其乐。偶有所感，即汇于笔端，传于闻者，已有年矣，每每欲系统整理，传于后世，又觉思绪万千，不得其要。近年依托中医师承及名中医工作室平台，于传承之中教学相长，思路逐渐清晰，并于实践中摸索完善，形成部分言之有理且行之有效的学术思想和临床经验，成书《刘文峰中医学术思想及临床经验集》，不敢敝帚自珍，欲传于愿闻者。本书撰编过程承蒙工作室成员的大力支持和努力，在此特致衷心谢意！

刘文峰

2015 年 8 月

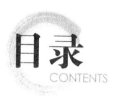

目录 CONTENTS

学术思想

从脾虚"脾不散精"或"散精障碍"探讨消渴病的基本病机

糖尿病是一种以高血糖为特征的慢性内分泌代谢疾病，根据临床特征属中医学"消渴"病范畴。自古以来，对消渴病病机阐述甚多，而阴虚燥热学说作为消渴病基本病机的认识至今仍占有主导地位，并把这种认识套用在现代医学的糖尿病上。然而随着对糖尿病研究的日渐深入和长期临床实践观察，发现消渴病的阴虚燥热学说与糖尿病患者临床表现并不完全相符，与临床上的辨证论治也不完全相符，既不能完全解释无症状糖尿病，也不能完全指导临床治疗。因此，近年来有许多学者对此提出质疑，并相继提出了许多新的学术观点，如气虚说、肾虚说、肝郁说、脾虚说、血瘀说等。这些观点都是从糖尿病的不同角度、糖尿病病症发展不同阶段提出的，这对探讨、丰富糖尿病的中医病机理论无疑是有莫大裨益的。

刘文峰教授根据数十年临床观察体会，参阅历代医籍对消渴病的论述，并结合现代医学对糖尿病的认识，认为糖尿病虽属中医消渴病范畴，但并不等同于消渴病。因此，消渴病的阴虚燥热理论，目前虽在消渴病理论中占主导地位，但并不完全适用于糖尿病。糖尿病是一种糖代谢紊乱的疾病，血糖升高达到相关数值是糖尿病唯一的诊断标准，高血糖是产生"三多一少"症状的关键因素；而糖代谢紊乱，当属于中医学中饮食的消化、吸收与精微输布失常范畴，与肝、脾、肾的功能异常有关。饮食的消化吸收与精微输布，是在肝的疏泄、调控帮助下，肾的元气温煦推动下，脾胃的纳、运、升、降协调下共同完成的。因此，水谷精微输布失常，病变脏腑在肝、脾、肾，脾更是其中最主要的病变部位；从临床上看，糖尿病患者多有倦怠乏力、相对消瘦、形体肥胖、便秘或便溏等脾虚症状；从病因来看，不论是饮食不节、情志失调，还是痰湿体质、形体肥胖，甚或是外感六淫、毒邪内侵，无不与损伤脾胃、脾失健运有关。总观此病的病因、病程演变、临床表现，刘文峰教授认为：糖尿病的高血糖，与脾的运化水谷精微失常有关，脾气"不能散精"或"散精障碍"，致使水谷精微之一的葡萄糖在血中蓄积过多而成。因此，"脾不散精"或"散精障碍"是糖尿病发病之本，是疾病的基本病机，并贯穿糖尿病病程全过程。而阴虚燥热，只是由脾虚"脾不散精"的病理产物痰湿瘀浊久蕴化热的结果，只能是糖尿病发病之标。

（一）历代医籍对"脾虚致消"的论述

脾虚与消渴的关系，历代医籍早有记载。如《素问·脏气法时论》载，"脾病者，身重善肌肉痿"；《灵枢·本脏》云，"脾脆……善病消瘅易伤"；《灵枢·邪气脏腑病形》曰，"脾脉微小为消渴"；西晋·王叔和《脉经》云，"消中脾胃虚，口干饶饮水，多食亦肌虚"；明·周慎斋《慎斋遗书》云，"盖多食不饱，饮多不止渴，脾阴不足也"；明·赵献可《医贯·消渴论》云，"脾胃既虚，则不能敷布其津液故渴"；清·林珮琴《类证治裁·三消论治》云，"小水不臭反甜者，此脾气下脱症最重"，"中气不足，溲溺为之变"；民国名医张锡纯更明确指出，"消渴一证，古有上中下之分，谓其证皆起于中焦而及于上下"，其病机为"元气不升，大气下陷，脾不散精"。通过历代医籍记载，可以看出，自古到今，有许多医家认为脾虚、清气下陷、脾不散精是导致消渴病的基本病机。

（二）脾失健运，"脾不散精"或"散精障碍"导致消渴病的机理

1. 脾的输散功能失常，导致血糖升高引发糖尿病

《素问·灵兰秘典论》载："脾胃者，仓廪之官，五味出焉……小肠者，受盛之官，化物出焉。"《素问·经脉别论》载："饮入于胃，游溢精气，上

输于脾，脾气散精，上归于肺，通调水道，下输膀胱，水精四布，五经并行。"上述古籍所载，充分说明脾具有消化和散精两大生理功能。其一，消化吸收功能。脾除自身"仓廪之官，五味出焉"的消化功能外，中医学将小肠"受盛之官，化物出焉"，泌别清浊，消化吸收的功能也归于脾。脾主运化，所以中医认为脾是消化系统中最重要的器官。如脾失健运，产生消化吸收障碍，则出现消化不良、腹泻、纳呆、腹胀等症。其二，散精功能。"脾气散精，上归于肺……"说明脾不仅有重要的消化吸收功能，更重要的是能将吸收后的水谷精微，如葡萄糖、脂肪、蛋白质、维生素等，转化为能量和热量，转化为维持人体生长发育及正常生命活动的各种营养物质。这种把水谷精微进一步转化并布散营养全身的作用，可简称为"散精"。脾的这一重要"散精"功能，直接参与三大营养物质的代谢。如脾失健运，产生脾气"散精"功能障碍，则会导致糖、脂肪、蛋白质等代谢紊乱疾病。

脾的消化和散精功能，充分说明脾在饮食物质代谢过程中占有首要地位。糖尿病是以血糖升高为主要特征的糖代谢紊乱疾病，葡萄糖是水谷精微之一，是机体最重要的能量和热量来源，而这种精微物质的转化和输布，必须依赖脾的散精功能得以完成。不论何种原因，凡损伤脾胃，影响了脾气散精功能，作为水谷精微之葡萄糖，必因脾的"散精"障碍而在血中蓄积过多，从而导致血糖升高，引发糖尿病。显然，"脾不散精"或"散精障碍"，不仅是糖尿病的始发因素，更是决定糖尿病发生发展及病理演变的重要因素，并贯穿糖尿病全过程，故理当是糖尿病的基本病机。

2. 脾胰同居中焦，胰病累及于脾，致使"脾不散精"，糖代谢紊乱

特别需要指出的是，脾的散精和胰腺关系极为密切。在古典医籍《难经》记载中，把胰腺称为"散膏"，也称为"膵"。胰腺位于胃的后下方，横躺在十二指肠之上。胰腺由两类不同的腺体组成：一为有导管的外分泌腺，分泌胰淀粉酶、胰脂肪酶、胰蛋白酶，是机体主要的消化腺；二为无导管的内分泌腺，主要分泌胰岛素、胰高血糖素、生长抑制素和抑多肽等多种激素。民国张锡纯把胰腺称之"膵"，他力主消渴起于中焦的学说，《医学衷中参西录》说："消渴一证，古有上中下之分，谓其证皆起于中焦而极于上下""至谓其证起于中焦，是诚有理，因中焦膵病，而累及于脾也。盖膵为脾之副脏……迨至膵病累及于脾，致脾气不能散精达肺则津液少，不能通调水道则小便无节，是以渴而多饮多溲也。"显然，脾有主运化、主升清、主散精的作用，也包含了胰腺的全部功能。脾把饮食物质消化、吸收，转化成糖、脂肪、蛋白质等营养物质后，尚需进一步转化输布代谢，转化为能量、热量及人体生长发育的各种营养物质。脾的这种作用，涉及糖、脂肪、蛋白质三大营养物质的代谢，当然离不开胰腺分泌的激素，尤其是胰岛素的作用。如胰腺病损，胰岛素分泌绝对或相对不足，糖原合成减少，糖原异生和分解增加，葡萄糖细胞代谢与糖酵解发生障碍，葡萄糖不能转化为能量和热量，不能被组织细胞所利用，因而聚集血中，形成以高血糖为特征的糖尿病。由此可见，脾胰同居中焦，同主消化，同主"散精"，同主物质代谢。胰腺外分泌腺所分泌的多种帮助消化的酶类，是脾主消化吸收的物质基础，而胰腺内分泌腺所分泌的激素，尤其是胰岛素是脾主"散精"的物质基础。因此，糖尿病起于中焦，脾虚"脾不散精"或"散精障碍"是其基本病机的认识，无疑是有理论根据的。

（三）消渴病诱发因素均损伤脾胃，致脾气"散精障碍"
或"脾不散精"引发消渴病

1. 饮食不节，损伤脾胃，致脾气"散精障碍"

过食肥甘，醇酒厚味，是导致糖尿病的重要因素，也是导致中医消渴病的重要因素。正如《素问·奇病论》所说："夫五味入口，藏于胃，脾为之行其精气，津液在脾，故令人口甘也，此肥美之所发也，此人必数食甘美而多肥也，肥者令人内热，甘者令人中满，故其气上溢，转为消渴。"这说明过食肥甘，伤及脾胃，中满内热，脾不散精而致消渴的道理。后世医家更进一步阐明饮食不节与消渴的关系，如明代《景岳全书》所说："消渴虽有数者之不同，其为病之肇端，则皆膏粱肥甘之变，酒色劳伤之过，皆富贵人病之，而贫贱者鲜有也。"元《丹溪心法·消渴》说："酒面无节，酷嗜炙煿……于是炎火上熏，脏腑生热，燥炽盛，津液干，焦渴饮水浆而不能自禁。"

从《黄帝内经》到历代医家都深刻认识到，过食肥甘、醇酒厚味，是引发消渴的重要原因。数食肥甘，肠胃乃伤，脾不能为胃行其精气，过多的肥甘厚味不得正常运化，水湿精微壅滞中焦，困遏脾气，从而化生痰湿瘀浊，日久化热伤津，渴饮水浆，此即所谓"甘者令人中满，肥者令人内热"，中满内热转为消渴之理。显然，过食肥甘，脾失健运，"脾不散精"或"散精障碍"，致使水谷精微之一的葡萄糖在血中蓄积过多，是引发糖尿病的基本病机，也是消渴病的基本病机。阴虚燥热只不过是"脾不散精"或"散精障碍"的病理产物痰湿瘀浊久蕴化热的结果。

2. 情志失调，损伤脾胃，致脾气"散精障碍"

精神刺激，情志失调，是导致糖尿病的重要因素，也是导致"脾不散

精"，引发消渴病的重要因素。《灵枢·五变》载："长冲直扬，其心刚，刚则多怒。"清《临证指南医案·三消》云："心境愁郁，内火自燃，乃消症大病。"唐·王焘《外台秘要·将息禁忌论一首》云："才不逮而思之，伤也；悲哀憔悴，伤也……"思伤脾，思则气结，脾失健运；怒伤肝，或肝郁化火消灼胃津，或木旺乘土，肝郁脾虚。总之，持久的思虑忧愁，不良的心态，长期的精神压力，可直接损伤脾胃，也可由肝郁化火或肝气横逆克伐中土，间接损伤脾胃，从而使脾不散精，精微不得正常输布与转化，在血中蓄积过多，血糖升高而引发消渴。必须指出，精神刺激，情志失调，肝郁化火，可有"三多一少"的症状表现，说明肝与糖尿病的发生确有一定关系。但情志不舒导致肝失疏泄，肝郁或横逆，可导致多种疾病，只有在肝郁横逆克伐中土，影响了脾胃的消化功能，更关键的必须是伤及脾的"散精"功能，才会引发消渴病。显然，由肝及脾，由脾致消，脾才是致消渴病之本。

3. 形体肥胖，致脾气"散精障碍"，糖代谢紊乱

通过对糖尿病的发生与体重关系调查显示，中国 2 型糖尿病约 70% 以上是体重超重者。流行病学调查说明，肥胖是 2 型糖尿病重要的诱发因素。中医学认为，"肥人多痰湿，肥人多气虚"，故把肥胖者称之为"痰湿之体"。造成肥胖的因素虽有很多，但随着经济的发展，生活的现代化，饮食结构的改变，饮食因素是导致当今肥胖者增多的首要因素。饮食不节，嗜食膏粱厚味，过多的水湿和水谷精微，滞留体内凝聚为痰。正如《杂病广要》所说："饮啖过度，好食油面猪脂，以致脾气不和，壅滞为痰。"古人精辟地论述了饮食因素是导致痰湿之体的重要因素。清《石室秘录》进一步指出，"肥人多痰，乃气虚也，虚则气不运行，故痰生之"，论述了肥、痰、气虚三者的相关性。

从饮食摄入而言，膏粱厚味是营养丰富高热量食物，是含油脂较多的食物，是生成膏脂（脂肪）的主要食物。人进食适量的肥甘厚味，化生适量的膏脂，是人体生理所需要的。若数食肥甘，醇酒厚味，水谷精微盈盛，超出机体的生理需要，但尚未超出脾气散精的功能限度，则过多膏脂聚集壅滞于体内。膏脂聚集于腹部、四肢皮下肌腠，则形体肥胖；膏脂聚集肝脏周围则形成脂肪肝；膏脂过多转化入血则形成高脂血症。这就是由饮食不节、过食肥甘所导致的肥胖及肥胖者多有动脉硬化、高脂血症、脂肪肝、心脑血管疾病的道理所在。

肥胖者为"痰湿之体"，肥胖日久，湿浊困脾，阻遏气机，使脾失健运，加之盈盛的水谷精微长期超负荷转化输布，从而使脾气散精作用日益衰减，以致造成"脾气散精无力"或"散精障碍"。由于水谷精微盈盛，作为水谷精微化生之一的葡萄糖，也因"脾气散精障碍"在血中蓄积过多，使血糖升高，从而导致2型糖尿病的发生。从肥胖到糖尿病前期，再到糖尿病期，我们可以认为是脾由"散精"功能正常到逐渐异常、由正常散精逐渐衰减到"散精无力"或"散精障碍"的生理病理演变过程。"肥胖—脾虚—散精障碍—2型糖尿病"这种"脾气散精障碍"的观点，与现代医学胰岛素抵抗的观点也基本吻合。

4. 先天元气禀赋不足，累及于脾，致"脾不散精"或"散精障碍"引发糖尿病

糖尿病患者多存在与生俱来的先天肾精不足，元气亏虚是易患糖尿病的内在因素，这也与现代医学所说的遗传易感因素相吻合。流行病学调查显示，糖尿病具有家族群集性，有明显的遗传特征，并已发现有数十种与糖尿病有关的人体基因变异。肾为藏精泄浊之总汇，脾为运化水谷之总司。二者在生理上有先天促后天、后天养先天的相互依赖关系。元气根于肾，壮于脾，是生命活动的原动力，精血津液的代谢与转化，无不依赖元气的气化功能。若先天禀赋肾精不足，元气亏虚，不能激发、推动、温煦脾阳助脾运化，脾肾两虚，使"脾不散精"或"散精障碍"而致血糖升高，引发糖尿病。显然，只有在肾的元气或元阳亏虚影响到脾的"散精"功能时，才可能引发糖尿病。因此，肾与糖尿病的发生有密切关系，但只是间接关系。

5. "脾不散精"或"散精障碍"导致消渴病"三多一少"

正如张锡纯所言，消渴"皆起于中焦，而及于上下"。脾主运化、主升清、主散精，主饮食物质的消化吸收和代谢。不论先天的禀赋不足，还是后天的饮食、情志、肥胖、外感等因素，均伤及脾胃，使脾失健运，"脾不散精"或"散精障碍"。水湿和水谷精微停聚，久而蕴热，化燥伤津，脾病及胃，胃热炽盛，则消谷善饥而多食，或胃代偿性功能亢进而多食；脾不升清，不能散精达肺，肺津亏少而燥，则燥渴引饮，或中焦热盛，上灼肺津，肺燥津伤，渴而多饮，或多尿津液丢失，饮水自救而多饮；水之主在肾，精之藏也在肾，而水之制、精之充均在脾，水液饮食物质的代谢，本应由脾气散精，上归于肺，经三焦水谷津液气血之通道，到达下焦，由肾的蒸腾气化和固摄、肾关的有度开阖作用，将体内多余的水液和代谢产物化生为尿液，下输膀胱，排出体外，同时通过闭藏精气的功能，将机体所需要的津液和精微物质留于体内。脾虚者，肾精乏源，加之脾不散精，清气下陷，大量的津液及精微直趋达肾，超出了肾主水藏精的功能限度，肾不能把过多的津液及精微物质全部摄纳，故精微随尿下泄，出现多尿、尿糖、尿甜；脾虚，脾不散精，四肢、肌肉失于濡养，则消瘦、倦怠乏力。总之，糖尿病是一种慢性内分泌代谢疾病，从历代医籍"脾虚致消"的论述来看，从脾的生理功能及在饮食津液代谢中的首要位置来看，从脾胰同居中焦与胰腺的关系来看，从糖尿病诱发因素与脾的关系来看，从糖尿病"三多一少"的临床表现与脾的关系来看，脾虚所致的"脾不散精"或"散精障碍"，既是糖尿病的始发因素，也是其基本病机，并贯穿糖尿病的全过程。

　　糖尿病以血糖升高作为诊断依据，消渴病则以临床症状来诊断。显然，可有无症状性糖尿病和无症状的消渴病，诊断依据是二者最大的不同。因此，阴虚燥热为消渴病基本病机的理论，不能完全用于现代医学的糖尿病。糖尿病是糖代谢紊乱所致，当属于中医饮食物质的消化吸收及精微输布转化失常的范畴，涉及病变的脏腑为肝脾肾，脾为后天之本，主消化、主散精，应是病变的核心脏器。脾的生理功能，包含了小肠和胰腺的全部功能，因此脾具备了主消化、主吸收、主散精的功能。不论何种原因，凡伤及脾气，导致"脾不散精"或"散精障碍"的情况，均能使水谷精微之一的葡萄糖，在血中蓄积过多，血糖升高而引发糖尿病。"脾不散精"或"散精障碍"是2型糖尿病的基本病机。凡导致糖尿病的诱发因素，都是损伤脾气散精的因素。糖尿病从前期到发病期，再到并发症期，从无症状期到有症状期，无不与"脾不散精"或"散精障碍"的程度息息相关。"脾不散精"或"散精障碍"导致消渴病"三多一少"症状的出现。因此，统观糖尿病发生发展与转归，"脾不散精"或"散精障碍"是糖尿病的基本病机；脾虚"脾不散精"为其始，中满内热为其化，气阴两虚为其常，痰瘀阻络为其变，阴阳两虚为其果，阴阳衰败为其终。

（王德惠整理）

消渴病"从肝论治"和"从瘀论治"

　　中医学的"消渴"范畴包括了现代医学的糖尿病（DM），我们现在所说的消渴病也多指糖尿病，中医传统的观点认为其发病病机为阴虚燥热，以阴虚为本，燥热为标，主张从肺、胃、肾三脏论治。但刘文峰教授通过累积多年的临床经验和临床观察发现，消渴病的发生发展，尽管与肺、脾（胃）、肾三脏有密切关系，然而肝在此病的发生发展全过程中居重要地位，主要以肝郁为始动因素。中医认为，肝属木，为厥阴之脏。肝主疏泄，调畅情志活动，调节气血运行，协调五脏气机升降出入运动，调控整个机体新陈代谢的动态变化。一旦遇到精神刺激（尤其是长期刺激）必先影响到肝的疏泄，导致其代谢失控。肝与消渴关系密切，消渴乃厥阴之病，如张仲景《金匮要略》明示："厥阴之为病，消渴……"尤怡《金匮要略心典》注解此条文说："夫厥阴风木之气，能生阳火而烁阴津，津虚火实，脏燥无液，求救于水，则为消渴。"沈金鳌《杂病源流犀烛》进一步剖析"三消源流"，指出："夫厥阴之为病消渴七字，乃消渴之大原。然或单渴不止，或善食而渴，或渴而小便反多，后人乃有上中下之分。不知上中下虽似不同，其病原总属厥阴。"七情失调，肝失疏泄，其后果一则肝郁化火，阴伤燥热，上刑肺金，中伤胃液，下灼肾水，发为消渴；二则影响气血运行，痰瘀渐生致病情加重，变证丛生。由此可见，肝的疏泄与糖尿病发生发展密不可分，如清·黄坤《四圣心源·消渴》载"消渴者，足厥阴之病也"，其亦云"消渴之病，则独责之肝木，而不责之肺金"，为消渴病"从肝论治"的理论开创了先河。精神刺激、情志失调是糖尿病发生的重要因素。如《灵枢·五变》曰："怒则气上逆，胸中蓄积，血气逆流，髋皮充肌，血脉不行，转而为热，热则消肌肤，故为消瘅。"刘河间《三消论》云："五志过极，皆从火化，热盛伤阴，致令消渴。"叶天士在《临证指南医案》中指出："心境愁郁，内火自燃，乃消症大病。"肝主疏泄，调畅气机，若肝失调畅，气机紊乱，升降失常，日久则水液代谢障碍，水液不布，凝阻而生痰。痰湿既是肝郁的产物，又是导致血瘀及消渴病发生的原因。同时肝藏血，气为血之帅，气机调畅则血运正常。若肝郁气滞，则致血瘀，从而导致不同程度的微循环障碍，瘀血滞于经络、脏腑，使气血输布失调，从而引发消渴病。临床实践中，许多2型糖尿病患者病前多有长期的精神刺激史，如恼怒、抑郁等。病后又有精神压力，情绪不稳定，烦躁忧虑，致病情加重，形成恶性循环。因此刘文峰教授认为，肝郁则血瘀，致气滞血瘀，可化火伤阴致阴虚燥热；阴虚日久则耗气，致气阴两虚或肝郁乘土致脾虚，也可致气阴两虚。故从病机角度而言，肝郁日久可演变成阴虚燥热、气滞血瘀、气阴两虚等病理变化。故肝郁也是导致消渴病（糖尿病）发病的主要机理之一和始动因素之一。瘀血既是消渴病发病过程中的重要病理产物，又是重要的致病因素，同时又可阻碍津液的敷布而加重消渴。瘀血阻滞贯穿于消渴病之始终，是形成和加重糖尿病及其并发症的重要原因。故在继承传统理论的基础上，创新"从肝论治""从瘀论治"之法，提出了

"疏肝清热，活血化瘀"的治疗方法，实为消渴病诊疗理念的新突破。需要指出的是，糖尿病与肝的关系，是就肝在糖尿病发病学中的重要性而言，并不排斥传统认识，旨在探索新理论和新疗法。

刘文峰教授提出了消渴病"从肝论治""从瘀论治"的理论，在以往阴虚燥热，以肺燥、胃热、肾虚为主要病机，滋阴清热为主要治疗方法的基础上，又提出了"疏肝清热、活血化瘀"的治疗原则，为临床治疗糖尿病提供了新的治疗思路。刘文峰教授潜心研究中医中药，经过临床筛选，研制成中药制剂糖利平胶囊，成为院内制剂，临床上收到很好疗效，同时收到很好的经济效益和社会效益。糖利平胶囊，其主要成分为香附、黄连、蚕砂。该制剂具有疏肝清热，活血化瘀的作用，我们为了探究糖利平胶囊对糖尿病的临床效果，从1993年就开始进行了一系列的研究工作，在临床应用中，糖利平胶囊的疗效已经得到肯定。方中香附，辛微苦甘平，入肝、三焦经，异名莎草根、香附子，具有理气解郁、止痛调经之功效。《汤液本草》云："香附子……以是知益气，血中之气药也……又能逐去凝血，是推陈也。"香附能散肝气之郁，苦降肝气之逆，甘缓肝气之急，故肝气调和则血行通畅而无郁滞，为方中之君药。《本草纲目》云："消渴累年不愈，莎草根一两，白茯苓半两，为末，每陈薏米饮服三钱。""香附之气平而不寒，香而能窜，其味多辛而散，微苦能降，微甘能和。"又曰："大凡病则气滞而馁，故香附于气分为君药，世所罕知。"香附与不同中药配伍，能发挥不同的临床功用。所以古人把香附称为"气病之总司，女科之主帅"。黄连与香附配伍疏泻肝火，行气清热。黄连清心火，泻肝热；香附疏肝解郁。二药清疏并用，寒不郁遏，疏不助火，相辅相成，共奏疏肝行气、清心泻肝火之功。黄连，味苦性寒，入心、肝、胃、大肠经。《名医别录》云："主五脏冷热，久下泄澼脓血，止消渴大惊，除水利骨……"《本草纲目》云："消渴尿多，用黄连末，蜜丸梧子大。每服三十丸，白汤下。"蚕砂，甘、辛、温，入肝、脾经。其功用祛风除湿，活血止痛，和胃化浊。《名医别录》云："主肠鸣，热中，消渴，风痹，瘾疹。"《本草纲目》亦云："消渴饮水，晚蚕砂焙干为末，每用冷水下二钱，不过数服。"《本草再新》云："治风湿遏伏于脾家……血瘀血少……亦宜用之。"与黄连共为方中之臣药。综上所述，香附理气解郁，黄连解毒燥湿清热，蚕砂活血止痛，三药皆主治消渴，共奏疏肝清热，活血化瘀之功，故组方配伍切合消渴肝郁之病机。

（杜瑞斌整理）

浅谈消渴病（糖尿病）肾病的病因病机

糖尿病肾病（DN）在古文献中虽无相应病名，但从其发病机制和临床表现上看，当隶属尿浊、水肿、胀满、关格等范畴。《圣济总录》云："消渴病多转变……此病久不愈，能为水肿。"《证治要诀》云："三消久而小便不臭，反作甜气，在溺桶中滚涌，其病为重。更有浮在溺，面如猪脂，溅在桶边如烛泪。此精不禁，真元竭矣。"以上描述类似糖尿病肾病的水肿、蛋白尿等临床表现。对糖尿病肾病的病位病名，当代医家尚无统一认识，而对其病因病机的认识，其观点更是众说纷纭。刘文峰教授赞成"病位在肾"、病名为"消渴病肾病"的说法，他结合自身对糖尿病肾病的发生发展及演变规律的认识，认为"脾肾亏虚"和"痰瘀邪实"是糖尿病肾病的基本病因病机。

糖尿病肾病由糖尿病发展演变而来，与糖尿病存在因果关系，确切地讲糖尿病肾病是糖尿病久病之变。因此，糖尿病肾病的病因，除禀赋肾气亏虚作为内在因素或易感因素之外，余则与糖尿病病因相同，即饮食不节、情志失调、劳欲过度等。而其病机演变却与糖尿病有很大区别。它是糖尿病久病致虚、久病致瘀、久病生痰、久病入络、久病及肾的结果。正虚邪实，虚实相兼，交互为患，损伤肾络，耗伤肾气，肾之气化、固摄功能失常，终使肾关开阖失度而致糖尿病肾病的发生。其病机演变虽错综复杂，但寻其规抓其要，可用"虚、瘀、痰（湿）、热"四个字予以概括。

（一）脾肾亏虚，肾虚为本

1. 脾肾亏虚，是导致糖尿病肾病发生的重要环节

糖尿病日久，脾虚日甚，脾不散精，水谷精微不断从尿中排出，其结果一是肾失后天之培育和充养，肾精乏源；二是脾气不升，过多的精微物质随津液直速达肾，必然增加肾主水、藏精功能的负担，日久耗伤肾气，此即脾病及肾之理。显然，随着持续的"脾不散精"和肾受损程度的加重，最终致使肾失固摄，精微下泄，出现尿糖、蛋白尿。因此说，糖尿病肾病的发生发展，总以脾虚"脾不散精"为始动环节，而肾病则为脾病、糖尿病久病之变。脾为运化水谷之总司，肾为藏精泄浊之总汇。在糖尿病肾病演变过程中，虽有五脏柔弱，累及心肝脾肺、伤阴耗气、阴损及阳是其基本发展趋势，但

脾肾亏虚是导致糖尿病肾病发生的重要环节。

2. 肾虚为本，肾虚是糖尿病肾病的基本病机

（1）糖尿病肾病多有禀赋不足肾气亏虚的内在因素　糖尿病肾病患者存在与生俱来的先天肾精不足，是易患糖尿病肾病的内在因素，这也与现代医学所说的遗传易感因素相吻合。流行病学调查显示，糖尿病肾病具有家族群集性，对 1 型糖尿病患者调查糖尿病肾病，与肾病患者有血缘关系的人比无亲属患肾病者患肾病的危险性高 5 倍。显然糖尿病肾病的发生与遗传有关。

（2）糖尿病久病及肾，肾气亏虚　肾藏精，精化气，寓有元阴、元阳。肾所藏之精气，除保障本藏主水、主骨、纳气、生长生殖等功能外，尚能为其他各脏提供阴精和能量，激发各脏的生理功能，如同"精气之库"，随时保障各脏不时之需，为人体各脏阴阳之本，正如《类经附翼·求正录》所说："五脏之阴气，非此不能滋，五脏之阳气，非此不能发。"因此，若肾气亏虚，必会导致其他各脏阴阳失调。反之，其他各脏亏虚，日久也必然耗伤肾气。糖尿病迁延不愈，五脏柔弱，伤精耗气，日久必累及于肾，致肾气亏虚。此即"久病及肾""五脏之伤穷必及肾"之理。

（3）糖尿病及肾，已演变成独立疾病　在糖尿病肾病演变过程中，脾肾亏虚虽为正虚的关键环节，但糖尿病肾病毕竟是由糖尿病久病及肾、脾病及肾，致肾脏病变发展成为一种独立疾病，且糖尿病肾病由轻到重各期各阶段的临床表现主要由肾主水、肾藏精功能的进行性下降所致，蛋白尿又是糖尿病肾病的唯一临床诊断依据，故糖尿病肾病的发生发展，虽与脾肾虚损直接相关，但总以肾之先天禀赋不足，复因长期失于后天滋养及长期主水藏精功能负荷加重，肾气亏耗，不能藏精泄浊而致。正如《圣济总录》所云："消渴病久，肾气受伤，肾主水，肾气虚衰，气化失常，开阖不利能为水肿。"

上述说明，糖尿病演变至糖尿病肾病过程中，五脏柔弱、正气虚损是疾病发展的重要因素，而脾为始动因素，脾肾亏虚为糖尿病肾病发生发展的重要环节。但由于肾受到长期多因素损伤，已发展至以肾气亏耗为基础，以脾肾气虚为轴线，渐进性加重，并累及他脏为病机演变特点的慢性独立疾病。故言在正虚中，肾虚为糖尿病肾病的基本病机。

（二）瘀血、痰浊、痰瘀交阻，日久蕴结化热成毒，痰瘀浊毒
　　　损伤肾络

1. 肾络瘀阻，贯穿始终

瘀血与消渴关系密切，如《血证论》曰："瘀血在里，则口渴。所以然

者，血与气本不相离，内有瘀血，故气不得通，不能载水津上升，是以发渴，名曰血渴。瘀血去则不渴矣。"而瘀血致水肿，古人论述也颇多，如《素问·调经论》载："瘀血不去，其水乃成。"显然，古代医家已深刻认识到瘀血是造成消渴及并发水肿的重要因素。现代医学通过大量临床和动物实验研究，一致认为，瘀血贯穿糖尿病的始终，是糖尿病各种慢性并发症的病理基础。因此，瘀血与糖尿病肾病关系密切，瘀阻肾络是形成 DN 的重要病因病机，并贯穿糖尿病肾病全过程。这一病理机制已基本被业内认同。

（1）瘀血成因　可分为阴虚血瘀、气虚血瘀、阳虚血瘀、气滞血瘀。在糖尿病肾病病程迁延过程中，始终存在阴阳失调、气血津精不足、脏腑功能紊乱的状态，成为多途径多因素形成瘀血的基础。早期阴虚血瘀：津液流失，阴虚燥热，阴不滋血，血行不利而瘀，燥热煎炼津血成瘀；中期气虚血瘀：脾肾气虚，血行无力而瘀；后期阳虚血瘀：脾肾阳虚或心肾阳虚，阳虚则寒，寒凝而血瘀；气滞血瘀贯穿始终：源于痰湿浊毒阻遏气机，或情志失调肝失疏泄，气机不畅，气滞而血瘀。

（2）久病入络，肾络瘀阻　叶天士指出："大凡经主气，络主血，久病血瘀。""初为气结在经，久则血伤在络。""经年宿病，病必在络。"《灵枢·脉度》曰："经脉为里，支而横者为络，络之别者为孙。"《灵枢》指出，从别络分出的更细小的络脉为孙络，人体通过络脉之间的相互吻合，将气血渗灌到各部位及各组织中，起到营养作用。叶氏的"久病入络""久病必瘀"论，明确指出病邪由经入络、由气入血、由功能性病变发展到器质性病变的慢性过程。而这恰与消渴病日久不愈发展为糖尿病肾病的"久病入络"、肾络瘀阻的病机相吻合。营养肾脏的"孙络"，就相当于负责肾小球供血的毛细血管，瘀血伤及肾络，失于气血的温煦濡养，肾气亏耗，气化、固摄功能失常，肾关开阖失度，多尿或少尿，代谢废物堆积血中，水谷精微物质漏出，形成蛋白尿、氮质血症。

2. 痰瘀交阻，毒损肾络是糖尿病肾病的病理基础

根据《辞源》"物之能害人者皆曰毒"对毒的解释，可以理解为一切对人体有严重损害，使人痛苦的致病因素均可归为"毒"的范畴。因而由脏腑功能紊乱、阴阳失调所形成的病理产物，如痰浊、水湿、瘀血等日久不化，蕴而成为损害人体的致病因素，可谓之浊毒。从现代医学角度看，这种内生浊毒，主要指体内各种超量的代谢成分及未被排谢的代谢产物，如血糖、血脂、血尿酸、血肌酐、尿素氮等。从糖尿病发展到糖尿病肾病的过程中，人体内就存在损害人体的浊毒，如糖毒、脂毒、尿毒、瘀毒、痰毒、湿毒、热毒等。其中痰湿浊毒阻遏气机，壅塞经脉，壅滞三焦，久蕴化热，毒损肾络，是糖尿病肾病发生发展的重要原因及病理基础。

（1）痰浊来源 对糖尿病和糖尿病肾病起损害作用的主要指无形之痰。①脾虚失运，聚湿生痰：《景岳全书》载："盖痰涎之化，本由水谷。使果脾强胃健，如少壮者流，则随食随化，皆成血气，焉得留而为痰，惟其不能尽化，而十留一二，则一二为痰矣。十留三四，则三四为痰矣。"此论深刻阐明脾虚生痰，"脾为生痰之源"的道理。②肾气亏虚，酿生痰湿：肾为胃之关，职司开阖，若肾气亏虚，气化无权，肾关开阖失度，则体内代谢产物及多余水液滞留，成痰成饮，故有"肾为痰之本"之说；也如《景岳全书·杂证谟》所说："五脏之病，虽俱能生痰，然无不由乎脾肾，盖脾主湿，湿动则为痰，肾主水，水泛亦为痰。故痰之化无不在脾，痰之本无不在肾。"③三焦不利，酿生浊痰：三焦气化，靠肾阳的温煦推动，肾阳亏虚，三焦不利，则气血郁滞，水运失常，滞留为痰为饮，久蕴痰湿浊毒。正如《济生方》所说："若三焦气塞，脉道壅闭，则水饮停聚，不能宣通，聚而成痰饮，为病多端。"④津血同源，血瘀酿痰：《灵枢·邪客》指出："营气者，泌其津液，注之于脉，化以为血。"说明津血都来源于脾胃对饮食物质的运化而生成的水谷精微，津是血液的主要组成部分；津血不仅同源，而且与元气、营气、宗气同行脉中，可见两者相辅相成，互为一体；气行血、血载气、津载血，故气或虚或滞，必致血行迟缓而瘀，血瘀甚者，也必致津凝成痰；可谓血滞为瘀，津聚为痰。⑤气不行津，气滞酿痰：气、血、津同行脉中，津血同源，气不行血则津化乏源；若情志不遂，肝失疏泄，气机郁滞，气不行津，津聚为痰。

（2）痰瘀交阻，加重肾络损伤，是糖尿病肾病的病理基础 痰湿浊邪与瘀血一样，作为病理产物，一旦形成又成为新的致病因素作用于机体。痰为阴邪，阻碍气机，遏伤阳气，壅塞三焦，影响气化；痰湿浊邪，阻塞经络，气血壅滞，又成为形成或瘀血加重的重要因素；瘀血与痰浊，一经形成，同居脉中，极易交结，交互为患，凝滞脉道，成为损伤脏腑、损伤脉络更为严重的致病因素；痰瘀交阻，气血不畅，蕴结日久，极易化热成毒，对机体的伤害更大；久病及肾，久病入络，肾为痰之本，故痰瘀交阻必伤肾络，致肾络气血壅滞，肾体失养，久则肾气虚损，肾阳虚衰。随着病程迁延，瘀阻日甚，直至闭阻肾络，肾之阴阳俱竭。

DN 的中医病因病机小结：

DN 是继发于糖尿病的慢性微血管病变，是由肾之先天不足，复因饮食、情志、劳倦、外感等诸因素，致五脏柔弱、脏腑功能紊乱、气血阴阳虚衰，并与由正虚所形成的病理产物瘀血、痰浊、水湿、郁热等邪毒，相互作用于肾络、肾体，最终形成糖尿病肾病。其主要病机特点可概括为以下几点：

1. 糖尿病肾病是糖尿病久病之变，其病机可谓是正虚为本，邪实为标，虚实相兼，寒热错杂。虚则以脾肾气虚为要，肾气亏虚为本；实则为瘀血、痰浊、痰瘀交阻、邪热浊毒。糖尿病肾病是因虚致实，因实致虚，虚实相因，交互为患，损伤肾络，耗伤肾气，肾的气化、固摄功能失常，终致肾关开阖失度而成。

2. 脾肾气虚是糖尿病肾病病机的重要环节，而肾精亏虚是糖尿病肾病的基本病机。由糖尿病演变至糖尿病肾病，已是五脏俱损，气血逆乱，阴阳失调。脾为后天之本，脾虚"脾不散精"既是糖尿病的始动因素，也是各种慢性并发症的始动因素。肾失后天充养，加之消渴日久累及于肾，致使脾肾亏虚成为糖尿病肾病病机的重要环节。然而，肾是糖尿病肾病病理损伤的基本病所，蛋白尿又是糖尿病肾病主要的临床诊断依据之一，并由肾虚肾关开阖失度造成，糖尿病肾病各期临床表现，皆由肾气肾络损伤程度的进行性加重及肾关开阖失度所致。故言脾肾亏虚贯穿糖尿病肾病始终，是糖尿病肾病重要病机环节，而肾精亏虚则是糖尿病肾病的基本病机。

3. 痰瘀交阻，毒损肾络，贯穿糖尿病肾病始终，是糖尿病肾病的病理基础。"脾为生痰之源"，"肾为生痰之本"，在由糖尿病迁延至糖尿病肾病及糖尿病肾病疾病演变过程中，津液代谢失常，脏腑功能紊乱，气血阴阳虚衰，其病理产物如痰浊、水湿、瘀血、超量的代谢成分、未被排出的代谢产物便因此产生。久病及肾，久病及络，痰浊瘀血一旦形成，便相互为因、交互为患，壅塞肾络，气血阻滞，日久蕴结化热为毒，更加重了对肾络的损伤。肾本已虚，加之肾络阻滞不通，肾失气血濡养，便越加亏虚，此即因虚致实、因实致虚形成恶性循环。随着病程的发展，脾肾之气越虚，痰瘀湿热之浊气越盛，肾络肾体损伤越重，随着这种正虚邪实交互为患损伤肾络的进行性加重，糖尿病肾病便始于气阴两虚，终于阴阳俱竭。

刘文峰教授认为，在糖尿病肾病发生发展演变过程中，虽有阴阳之伤，但其所伤由轻到重的过程，是阴损及气，阴损及阳，气损及阳，阳损之甚即竭。就其从临床表现而言，一般遵循"阴虚—气阴两虚—气虚—阳虚—阴阳俱竭"之病理过程，这一过程可视为是糖尿病肾病发生发展由轻至重演变的内在规律。

（李晋宏整理）

论肾虚肾失开阖与蛋白尿的相关性

　　人体物质代谢的过程，就是留精泄浊的过程。通过五脏六腑的功能，将饮食物转化的各种营养物质留于体内，为机体提供所需的营养，同时又把多余津液及其代谢产物及时排出体外，避免蓄积为毒为害。在留精泄浊过程中，尤以肾关的开阖最为重要。肾主水、藏精、司二阴。肾为胃之关，职司开阖。其含义是肾为脾的散精、津液的代谢把关，为后天的水液和水谷精微把关。即肾关开阖具有固精藏精、泄浊升清作用，正如《素问·上古天真论》所言："肾者主水，受五脏六腑之精而藏之。"肾关开阖是一个功能概念，是肾对津液代谢、留精泄浊、阴阳协调、自动调节的功能体现，绝非是机械性的水液闸门开关的概念。肾关开阖过程是：气化则开，固摄则阖；开则泄浊，阖则固精，开中有阖，阖中有开；泄浊中有固摄，固摄中有泄浊。肾关这种有机协调、有序不停的开阖，体现了肾对津液代谢的自动调节功能，谓之开阖有度。肾关开阖是肾实现主水、藏精功能必需的重要环节。正常情况下，肾关开阖有度，开则将体内多余的水液和代谢产物化为尿液排出体外；阖则将机体所需津液及水谷精微留于体内继续发挥生理作用。肾关的开阖，主要由肾的气化和固摄作用协调来完成。如肾的气化不利，肾关开阖失度，肾关开少不能泄浊，不能将代谢产物及多余水液化为尿液排出体外，则尿少、小便不利，津液与代谢产物滞聚为痰、为湿、为瘀、为浊，蓄积为毒、为害，危害机体，损伤肾脏；反之，如肾的固摄功能不足，肾关开阖失度，肾关阖少不能留精，则不能将机体所需津液及精微留于体内，便出现尿频、多尿、糖尿、蛋白尿。肾关开阖失度，还可有开多阖少、开少阖多等多种表现，但都可造成尿量多少和尿液成分的改变。血糖、蛋白质均为脾胃化生的水谷精微，通过血液流经肾脏，不论因虚因实、因寒因热，凡损伤肾的气化和固摄功能，致使肾关开阖失度，不能留精泄浊，便会产生糖尿、蛋白尿。消渴肾病蛋白尿的产生，是肾气亏虚，痰瘀交阻，正虚邪实交互为患，损伤肾络，

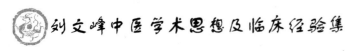

肾的气化、固摄功能失常，最终导致肾关开阖失度而成。

（王德惠整理）

坚持中西医结合、辨病与辨证相结合的思想

（一）中西医结合

刘文峰教授一直倡导用中西医相结合的方法诊治疾病，其思路包括在诊断上的病证结合，在治疗时的综合协调，在理论上的相互为用。"病证结合"就是运用西医诊断方法确定病名，同时进行中医辨证，作出分型和分期，这样就从两种不同的医学角度审视疾病，既重视病因和局部病理改变，又全盘考虑疾病过程中的整体反应及动态变化，并以此指导治疗。这种结合本质上是一种对综合协调方式的把握，要求在治疗的不同环节按中西医各自的理论优选各自的疗法，不是简单的中药加西药，而是有机配合、互相补充，这样往往能获得更好的疗效。理论上相互为用是根据不同需要，或侧重以中医理论指导治疗，或侧重以西医理论指导治疗，或按中西医结合理论指导治疗。比如治疗消渴病，现代医学理论和化学药物在调控血糖方面有自身优势，但不可忽视中医药在改善证候和治疗并发症方面独具特色的疗效。中医学在消渴病的整体诊治中越来越受重视。

（二）辨证与辨病论治相结合

中医辨证必须与西医辨病相结合，中医的辨证思维，是中医的理论精华。中医诊病是从整体观点出发，重视人体的整体和外界环境的联系，重视调整人体内在的正气，重视正气与邪气在疾病发生发展过程中的消长变化，这是中医的优势。但它也受到历史条件的制约，也存在着缺乏客观检查指标的缺点。西医辨病是建立在生理、病理、生化、解剖等现代科学知识基础上的，并通过现代医学的各种检验方法取得临床资料，进行综合分析归纳做出诊断。西医辨病对致病因素及其作用下产生的一系列病理、生理变化认识比较客观、深刻，因而针对性强，这是西医的长处，但西医诊疗偏重于人体局部病变，忽视人体整体。因此，刘文峰教授认为，中医辨证与西医辨病相结合，要各

取所长，克己所短，这种中西医结合的形式，对疾病的观察和认识就比较全面和深刻了，也提升了医疗质量。辨病和辨证是相辅相成的，两者结合才能更全面地诊治疾病。西医虽然有许多运用现代科学知识和方法的诊察手段，但与中医两者应相互补充，取长补短，相得益彰，形成"双辨诊断""双重诊断"。如急性肾盂肾炎，用西医诊察方法可得出诊断，但加上中医辨证（下焦湿热，加用清热利湿之法以去病邪），可获更好效果；又如高血压病（阴虚阳亢型）加用中医药方法，滋阴潜阳亦能取得满意疗效。辨证与辨病相结合的双重诊断，有利于进行全面考虑，扩大思路，完善治疗方法，对中西医的沟通起到重要的推动作用。辨证与辨病相结合，如比较常见的病毒性传染性肝炎分为：①肝郁气滞型，治宜疏肝理气，可用柴胡疏肝散加减；②脾虚湿困型，治宜芳香化浊，燥湿健脾，可用平胃散加减；③气滞血瘀型，治宜活血化瘀，疏肝理气，可用桃红四物汤加减；④肝阴不足型，治宜滋阴养肝，可用一贯煎加减。各型都有相应的治疗原则和方法，如果不分型，统统用护肝疗法，则疗效不够满意。西医认为肝炎多由病毒引起，治宜护肝、抗病毒，因而在疏肝理气中药中加用板蓝根等效果就更好。同样溃疡病，可表现为气滞型，治宜疏肝理气，而按西医认识有溃疡（胃、十二指肠）的部位就有胃酸和溃疡的病变特点，若在疏肝理气药中加止酸解痉药，保护胃肠黏膜与促使溃疡局部愈合的药物，如牡蛎、海螵蛸、瓦楞子、白及、凤凰衣、合欢皮等效果会更好。

（杜瑞斌整理）

遣方用药"衷中参西"不失为中西医结合之理

张锡纯是近代中西医汇通派的先驱，其代表作《医学衷中参西录》开创中西医结合之先河，对后世临床治疗用药产生了极大的影响。刘文峰教授深受张氏学术思想的影响，经过多年的临床实践后，逐步对张氏在遣方用药方面"衷中参西"的理念做了深入探讨和研究。刘文峰教授在临床治疗遣方用药上"衷中参西"表现在两个方面：

其一，在用药方面，中西药物组合应用，发挥各自特长，往往使疗效更加显著，并且使病程明显缩短。比如在治疗糖尿病时，应用西药控制血糖，同时使用中药缓解主要症状，使患者在血糖下降到理想状态之前，临床症状已经明显改善，这是单纯使用西药降糖难以达到的效果，而在临床实践当中还发现，合并应用中药也可以使降糖过程大大缩短。当然，刘文峰教授也认为，治疗上不能只标榜中医而排斥西医。仍以糖尿病为例，如果单纯重视中药疗法，忽视高血糖状态的客观存在，拒绝使用西医降糖药物也往往会使患者病情迁延难愈。

其二，在明确西医疾病的诊断时，临床遣方用药时会结合现代中药药理研究结果，比如西医诊断高血压，在组方时加入夏枯草、杜仲等有明确降压作用的药物；西医诊断糖尿病，用药时加入黄连、桑叶、葛根等能够明确降低血糖的药物，但前提是一定要符合中医辨证的理、法、方、药。特殊情况可以遵循去性存用的原则，保留一些符合中药药理的药物，但处方整体上一定不能偏离中医的辨证。例如金银花为清热解毒药，中医理论认为其走上焦为主，但现代药理研究认为金银花有抗菌作用，故而在泌尿系感染时也可以应用，但一定要加入下焦的引经药，才能使其发挥更好的作用。

（杜瑞斌整理）

"久病必虚""久病必瘀"是治疗慢性疾病应贯穿的理念

现代社会生活节奏快，许多人患病而不自知，又或者知病而治疗不及时，往往使疾病由轻入重，由简入繁，迁延不愈而形成慢性疾病。再者，即使没有上述因素，以现在医学的发展水平，多数疾病并不能从根本上治愈，也就形成了我们常说的慢性病。慢性病是指起病症隐匿、病程较长且病情迁延不愈的一类疾病，如高血压病、糖尿病、慢性胃炎、脂肪肝、溃疡性结肠炎等。这些疾病大多表现为寒热错杂，虚实并见，邪正混乱，为临床诊断与治疗带来极大困难。刘文峰教授重视"久病必虚""久病必瘀"之论，从"虚、瘀"两方面着手治疗慢性疾病，起到了提纲挈领的作用，使我们在临床面对这些疾病时，能够有迹可寻。

（一）"久病必虚"

慢性病往往病程较长，正气在与邪气斗争的过程中，逐渐被耗伤；久病患者往往损及脾胃的功能；一些病人由于自身的饮食习惯或医疗的需要，而偏食、忌口或进食减少等，这些都会造成饮食失调，而致气血生化之源匮乏；不少慢性病经常发生于素体羸弱或年老体弱之人；而且因失治、误治、攻克太过，致伤正气时而有之。由于以上诸方面的原因，慢性病患者因人因病可出现不同程度的脏腑、气血、阴阳亏虚之证。一般病程较短者，多伤及气血，可见气虚、血虚及气血两虚之证；病程较长者多伤及阴阳，可见阴虚、阳虚及阴阳两虚证。脾为后天之本、气血生化之源，一旦中焦受困，脾失健运，气血生化乏源，最先所见即为气虚与血虚。而我们常说的虚证一般包括六个方面，即精虚、血虚、津液不足、气虚、阴虚、阳虚等"六虚"。其中阴虚、阳虚是对虚的性质而言，而物质上的虚则是对精虚、血虚、津液不足、气虚四个方面而言，其中精、血、津液同源互化故而又以气虚、血虚为主。刘文峰教授根据《黄帝内经》"人之所有者，血与气耳"之说，认为气血是形体、脏腑、经络、九窍等一切组织器官进行生理活动的物质基础，气血"行之经隧，常营无已，终而复始"，起着营养和联络脏腑组织、表里上下的作用，人的生、长、壮、老、病、死，尽管其表现形式不同，但归根到底，都离不开气血的变化。气血以流畅和平衡为贵，若气血失畅，平衡失常，则会引起一系列连锁的脏腑寒热虚实病变，从而导致疾病丛生。因此，八纲、卫气营血、六经、脏腑、病因等辨证方法均离不开气血的变化。八纲辨证虽无气血二字，但气血却贯于八纲之中。阴阳的主要物质基础是气血，正如《寿世保元》所谓"人生之初，具此阴阳，则亦具此血气，所以得全生命者，气与血也"，血气调和，阴阳平衡，五脏安定；反之，气血失调，阴阳失衡，病形已成。表里之辨与气血密切相关，表证病邪在卫在气，里证病邪在营在血；虚实辨证不能舍气血而言虚实。《素问·刺志》谓"实者气入也，虚者气出也"，"气实形实，气虚形虚……脉实血实，脉虚血虚"，故而虚证多为气虚或血虚。而气虚与血虚相较又常常以气虚为重，根据《素问·举痛论》"百病生于气"的理论，刘文峰教授指出"气为百病之长"。他认为气为一身之主，升降出入，周流全身，以温煦内外，使脏腑经络、四肢百骸得以正常活动，劳倦过度、情志失调、六淫外袭或饮食失常，均可使气机失常，使人体出现气滞、气逆、气虚、气陷等病理状态，并波及五脏六腑、表里内外、四肢九窍，产生种种疾病。正如张景岳所言："夫百病皆生于气，正以气之为用，无所不至，一有不调，则无所不病，故其在外则有六气之侵，在内则有九气之乱，而病之为虚为实，为热为寒，甚其变态，莫可名状，欲求其本，则正一气字足以尽之，盖气有不调之处，即病本所在之处也。"同时，气机升降失常也是导致痰饮、瘀血等内生的根本原因。气为血帅，气能行津，气机一旦失常，即可引起血滞致瘀，津停致痰，故柯韵伯《伤寒来苏集》谓："诸病皆因于气，秽物不去，由气之不顺也。"据此，刘文峰教授认为，治疗慢性病首应治虚，而治虚则应以治气虚为重。所以在治疗久病气虚之时，刘文峰教授往往以大量黄芪为君药，疗效显著。

（二）"久病必瘀"

刘文峰教授认为，慢性病证中，瘀血为害尤为多见，无论外感六淫，还是内伤七情，初病多气结在经，久病则血伤入络，导致气滞血瘀，故瘀血一证，久病多于新病。久病、频发之病必然兼瘀。其初病在气，久病入络是病变发展的规律，慢性病缠延不去，反复发作，导致体内气血流行受阻，脉络中必有瘀凝，如《素问·痹论》谓："病久入深，营卫之行涩，经络时疏，故不通。"《难经》谓："气留而不行者，为气先病也，血壅而不濡者，为血后病也。"《东医宝鉴》亦谓："久病日轻夜重，便是瘀血。"清代傅山更明确指出："久病不用活血化瘀，何除年深坚固之沉疾，破日久闭结之瘀滞。"故对病时轻时重，时发时止，年久不愈的沉疴、顽症、痼疾当从瘀治。张景岳谓："气血不虚则不滞，虚者无有不滞者。"刘文峰教授认为，五劳七伤，消耗气血，正气不足，推血无力，体内必有瘀血内潜，故《医学衷中参西录》谓："劳瘵者，多兼瘀血。"故久积从瘀，症积久而不去，多由瘀血内结所致，故《诸病源候论》谓："瘀久不消则变为积聚癥瘕也。"刘文峰教授认为，不论寒积、水积、气积、痰积、湿积，积久则碍气阻血，气血不行，瘀从中生，久积为瘀，久瘀必结，故久积不愈，当从瘀论治。同时，刘文峰教授认为，人体是一个整体，脏腑之间由经络相互交通相连，相生相克，本身有很强的恢复与协调的功能。但久病之后夹瘀，脉络不利致经络痹阻不通。五脏功能失调，阴阳失衡，导致自我修复功能下降，也使疾病迁延难愈。所以活血化瘀不仅在于治疗疾病，而且可以激发机体本身的恢复功能，使治疗可以事半功倍。活血化瘀法并非单独地应用活血化瘀药物，而应以"必伏其所主，而先其所因"为原则，结合清除形成血瘀的致病因素，配以其他作用的药物，与其他法则兼施并用，才能充分发挥活血作用。因此刘文峰教授在临床应用治瘀之法时，必先究其所因，提出益气化瘀、养血化瘀、温经化瘀、理气化瘀、除痰消瘀等法，临床应用疗效显著。

（王德惠整理）

以"瘀"为辨证核心论治胸痹

　　胸痹是指胸部闷痛,甚则胸痛彻背,短气,喘息不得卧为主症的一种疾病。胸痛是其典型症状。最早于《黄帝内经》中就已经对其有过描述,《灵枢·五邪》指出:"邪在心,则病心痛。"而正式提出胸痹一名的则是汉代的张仲景,在《金匮要略》一书中进行了专门论述,他在《胸痹心痛短气病》篇中说:"胸痹之病,喘息咳唾,胸背痛,短气,寸口脉沉而迟,关上小紧数。"这些文献都指出胸痛是胸痹的重要表现。后世医家或从虚、或从痰、或从寒皆对胸痹一证有过论述,但都未对其根本病因加以探讨。至《证治准绳》一书提出用红花、桃仁、降香、失笑散等治疗死血心痛,才对血瘀在胸痹一病中的病机有了一些认识,但仍未阐明瘀血在胸痹发病过程中的机制。刘文峰教授总结了前世医师的经验,参考现代医学中的动脉硬化、血管狭窄、血栓等概念,认为血瘀才是胸痹的关键所在。其病机有虚实两方面。在虚不外气虚、阴虚、阳虚,在实则有血瘀、气滞与寒凝。而其病机核心必是血瘀。不论是虚、是实,最终导致心脉瘀阻才引发胸痹。所谓不通则痛,瘀血既是其他虚实病因引起的病理产物,也是导致胸痹发病的根本病因。因此治疗胸痹,活血化瘀是根本大法。再结合引起血瘀的不同原因加以辨证论治,应用在临床疗效甚显。刘文峰教授结合临床经验将典型胸痹分为六型:气虚血瘀型、气阴两虚夹瘀型、阳虚血瘀型、气滞血瘀型、痰浊血瘀型、寒凝血瘀型。虽为六型但临床常有兼证,如虚实夹杂、气滞与痰浊夹杂等,现以分型论治分述如下。

1. 气虚血瘀型

治法:益气活血通络。

处方:

黄芪60g	太子参20g	白术15g	麦冬10g
五味子15g	枳壳15g	丹参20g	当归15g
川芎20g	三七粉3g(冲)	海风藤20g	益母草20g

　　其中黄芪应重用,此方中黄芪60g正是此意;麦冬、五味子养阴,为阴中求阳之意;枳壳理气,因气虚则必兼气滞,故以枳壳理气,行气以助血脉;丹参、三七皆为活血化瘀之品,俱入心经,以化瘀通络。全方以益气活血为核心,佐以养阴理气。辨证清楚,选药得当,故而疗效明显。其后期有伤阴

表现，这是要注意的一个方面，气虚日久必伤阴液，血瘀日久耗伤阴血，故在其发病起始就应注意疾病的转归，原方中用麦冬、五味子等补阴之品也有防病传变之意。

2. 气阴两虚夹瘀型

治法：益气养阴，活血通络。

处方：黄芪60g　　太子参20g　　麦冬15g　　　　五味子15g
　　　玉竹20g　　枸杞子20g　　丹参20g　　　　当归15g
　　　川芎20g　　赤芍20g　　　三七粉3g（冲）　佛手15g

本方黄芪、太子参补气行血，麦冬、玉竹、当归滋阴养血、充实血脉，丹参、川芎等药仍为活血化瘀，以通脉络。患者服本方后，症状缓解但未愈，盖因患者年事已高，气血两亏日久，短期内难以奏效之故。后患者兼背压迫感及便秘等症，其病因不外气阴两虚而使大便难行，血瘀不畅而致背部沉重，其治则与治法则不变，酌情选药入方对症处理即可，如加入五灵脂活血化瘀善解后背之痛，加入大黄泻下通便，降低便秘诱发胸痹发作的风险。应引起注意的是便秘一症，胸痹患者合并便秘症状，常是诱发病情发作的原因，故在胸痹患者治疗用药时应考虑酌加通便之品，以帮助保持大便通畅。

3. 阳虚血瘀型

治法：益气温阳，活血通络。

处方：黄芪40g　　桂枝10g　　制附片10g　　　山茱萸10g
　　　淫羊藿20g　檀香10g　　三七粉3g（冲）　元胡20g
　　　当归20g　　川芎10g　　丹参30g

本方黄芪补气以助阳升，桂枝、附子温壮真阳，山茱萸、淫羊藿补益脾肾，丹参、川芎、元胡、三七活血化瘀，宣痹止痛皆入心经。患者服本方后，诸症皆减，但又见水肿，考虑为阳气虚衰，气不化水所致，患者阳虚表现明显，其症状虽以心脏为主，但考虑诸脏腑除心之外，因阳虚受累，还应兼顾脾、肾两脏。原方中已用山茱萸、淫羊藿补益肾脏，故见水肿症后予茯苓益气健脾，兼顾脾阳，更兼茯苓本身即可利水祛湿，故加茯苓后疗效甚显。由此我们在治疗阳虚证时，不论其症状偏向何脏，心、脾、肾兼顾是其治疗的原则。

4. 气滞血瘀型

治法：行气止痛，活血化瘀。

处方：香附15g　　白芍15g　　枳壳20g　　甘草10g
　　　檀香15g　　佛手15g　　丹参30g　　赤芍20g

牡丹皮 15g　　川芎 20g　　元胡 30g　　白蒺藜 30g

本方白芍、枳壳、甘草合四逆散疏肝理气，香附、檀香行气亦助行血，丹参、川芎、赤芍、元胡活血化瘀、宣痹止痛。患者复诊时胸闷、胸痛缓解明显，但仍夜寐欠安，有情绪波动，考虑患者血瘀日久耗伤阴液，入睡困难不外阴虚或阳亢，结合本例患者虽无明显伤阴表现，但考虑病情的演变过程及寐差的症状，故予酸枣仁、百合养心、养阴、收敛、安神而终见疗效。该病例提醒我们在治疗时辨证与辨病相结合，疗效更著。

5. 痰浊血瘀型

治法：豁痰开窍，活血通络。

处方：瓜蒌皮 20g　　薤白 10g　　半夏 15g　　陈皮 15g
　　　石菖蒲 30g　　檀香 15g　　丹参 20g　　当归 15g
　　　川芎 20g　　红花 10g　　羌活 15g　　海风藤 30g

本方瓜蒌开胸中痰结，半夏化痰降逆，薤白辛温通阳、豁痰下气，石菖蒲除痰以开窍，檀香理气以助行血，丹参、当归活血化瘀，海风藤亦入心经，取其宣痹化湿，行经络之功。患者复诊时，出现痰黏难咯，考虑患者痰浊日久，必郁而化热，尤其是有形之痰更易从火化，故在治疗时，除化痰、祛痰、豁痰等法之外，在不伤阴液的前提下，可加入清热之品以助化痰。本例患者即是如此，在未清热之前虽亦见效，但因痰热互结，交结于肺使化痰之功不显，一经清热则化痰之功立显，诸症也就迎刃而解。

6. 寒凝血瘀型

治法：散寒温阳，活血通络。

处方：薤白 10g　　桂枝 15g　　檀香 10g　　半夏 15g
　　　干姜 10g　　枳实 15g　　丹参 20g　　当归 15g
　　　川芎 20g　　三七粉 3g（冲服）　淫羊藿 20g　海风藤 30g

方中桂枝、干姜温阳散寒，薤白辛温通阳，枳实理气助阳，丹参、川芎、三七活血化瘀，淫羊藿温补肾阳以助散寒，海风藤增强通络之功，合方通阳开痹，活血通脉。患者服此方后出现气短、喘促，此为正气不足之象。此前以邪实为甚掩其正虚本质，待祛寒邪之实后则本虚彰显，再予黄芪益气升阳，则诸症皆愈。原方中淫羊藿亦有扶正祛邪之意，但扶正往往不可过早，否则滋腻过甚，则邪实难祛。故对于虚实夹杂的患者掌握祛邪与扶正的时机非常关键。

（王德惠整理）

临证经验

清热和胃法治疗糖尿病酮症

糖尿病酮症是糖尿病的急性并发症之一，当糖尿病患者体内糖代谢紊乱加重、胰岛素相对不足、血糖升高、脂肪分解加速、酮体生成增加、超过机体的利用能力的时候，酮体在血液内堆积，使血液中酮体量增加，如超过正常上限 2mmol/L，尿酮体会呈阳性，称为糖尿病酮症；如酮体进一步积聚，引起蛋白分解，酸性代谢产物增多，血 pH 值下降，会导致患者发生酸中毒，称为糖尿病酮症酸中毒。临床表现为尿酮体在 + ～ + + 之间，患者具有不同程度的消瘦乏力、恶心纳呆、呕吐、烦渴多饮、口中异味、便秘、舌红苔黄、脉弦细等症状。中药治则为清热解毒，和胃降逆。刘文峰教授自拟中药清热消酮汤治疗本病。

方名：清热消酮汤。

功效：清热解毒，和胃降逆。

主治：糖尿病酮症，证属阴虚燥热。燥热灼液伤津，阴津极度耗损，久之则致气血运行不畅，三焦壅塞，气机升降失常，浊毒蓄积体内。症见具有不同程度的消瘦乏力、恶心纳呆、呕吐、烦渴多饮、口中异味、便秘、舌红苔黄、脉弦细等。

处方：黄连 10g，蒲公英 20g，金银花 30g，大青叶

20g，茯苓 30g，白术 15g，陈皮 15g，半夏 10g，牡丹皮 10g，赤芍 10g，莱菔子 10g，生大黄 10g。

加减：视物模糊加青葙子、决明子；恶心呕吐加代赭石、竹茹；头痛头晕加钩藤、夏枯草等。

方解：糖尿病酮症根据临床症状，当属于中医"消渴""呕吐"等范畴。中医学认为，消渴病以阴虚为本，燥热为标，糖尿病酮症是消渴病的急性危重症。患者由于禀赋不足、长期饮食失节、情志失调、劳欲过度等原因，导致阴津亏虚，燥热内盛而发消渴，在此基础上，若复感外邪，致使燥热灼液伤津，阴津极度耗损，久之则致气血运行不畅，三焦壅塞，气机升降失常，浊毒蓄积体内，故采用清热消酮汤以达清热解毒、和胃降浊之目的。方中以黄连、蒲公英、金银花、大青叶清热解毒；茯苓、白术、陈皮、半夏健脾和胃降浊。诸药合用，能有效缓解糖尿病酮症临床症状，消除酮体，以达治疗之目的，临床疗效确切。

（王德惠整理）

辨病与辨证结合分期论治肺心病

肺心病即慢性肺源性心脏病，是由于各种心、肺及支气管病变所引发的肺动脉高压，最后导致以右室肥大为特点的心脏病。大多数肺心病是从气管炎、阻塞性肺气肿发展而来的，少部分与支气管哮喘、肺结核、支气管扩张有关。肺源性心脏病常年存在，多于冬春季节并发呼吸道感染而导致呼吸衰竭和心力衰竭，病死率较高。肺心病属于中医学喘证、痰证、水肿、饮证范畴。但是这些观点对肺心病的认识大多有些偏颇，往往只是抓住了肺心病部分特点，而不能窥其全貌。刘文峰教授结合自己多年临床经验，认为肺心病的核心病变首先在肺，继则影响肝、脾、肾，后期病及于心。气虚、血瘀、痰浊互结，贯穿始终。适逢外邪侵袭，邪热内盛，虚、痰、瘀更甚，正虚邪盛，致使痰热瘀血交结，造成以肺心两脏病变为主的五脏功能失常，肺气虚痰热内蕴，气滞血瘀，痰瘀互结，故出现喘咳、水肿，肺病及心，肺气虚甚，复加痰热蕴结，气血瘀滞不畅，清气难出，精气难升，终至心阳虚，心脉瘀阻，则出现胸闷、憋气，由肺及心，心阳亏虚，水火不济，肾阳虚衰，不能蒸腾气化，水湿内停则见水肿，水气凌心则见心悸、喘满，阳气不达四肢则四肢冷，子病及母，母病及子，肺气久虚及脾，脾虚痰湿则咳喘重，水湿泛滥则水肿，心阳亏虚不能助肝行血运血则出现肝肿大，颈静脉怒张等症状。总之，肺心病的发生发展是一个由实致虚，由虚致实，长期反复发作的慢性病程，初在肺渐及脾肾，终至心肝，总以五脏俱伤，虚中夹实，上热下寒，虚实寒热错杂之证为主。

《素问·通评虚实论》曰："邪气盛则实，精气夺则虚。"《灵枢·胀论》曰："肺胀者，虚满而喘咳。"《证治汇补·咳嗽》曰："肺胀者……或左或右，不得眠者是也，如痰夹瘀血碍气。"肺气本亏，痰热内蕴，气滞血瘀，痰瘀互结，气道阻塞，肺失通调宣降，气无所主，水道失调，故有咳喘、水肿；肺主气为相傅之官，心主血为君主之官，宰相本应尽辅助君王藏神、主血之职，然肺病及心，气病及血，肺气亏虚日甚，加之痰热蕴结壅塞，气滞血瘀不畅，致使气道内阻，天然清气难入，水谷精气难升，故胸中宗气生成锐减，既亏又滞。宗气不能灌心脉助心行血，终致心阳虚衰、心脉瘀阻，出现胸闷憋气、喘促等症。《类证治裁·卷之二》曰："肺为气之主，肾为气之根，肺主出气，肾主纳气，阴阳相交，呼吸乃和。"肾为气之根，金水相生，久病不愈，由肺及肾，肾失摄纳，则呼多吸少，动则尤甚。《备急千金要方·心脏》曰："夫心者火也，肾者水也，水火相济。"心肾之间，本当水火升降相交，阴阳和调，现肺病及心，胸阳痹阻，心阳亏虚，不能下降于肾，使肾阳虚衰，不能蒸腾气化，水湿内停为肿，水气凌心射肺，则见心悸、喘满，阳气不达四肢，故肢冷、手足不温；子病及母，母病及子，肺气久虚及脾，脾虚聚湿生痰，痰湿上犯于肺，使咳喘加重，水湿泛溢，出现水肿、纳呆、腹胀等症。《黄帝内经·素问》曰："肝藏血，心行之。"藏血者，调节血量之意，所谓"动则血运诸经，静则血归肝脏"。心阳亏虚，不能助肝行血运血，肝藏之血必瘀积无疑，故见肝脏肿大、颈静脉怒张等症。

总之，肺心病形成过程是一个由实致虚、由虚致实，实实虚虚、虚虚实实，长期反复发作的慢性病理过程。初病在肺，渐及脾、肾，终及心、肝。在急性心衰期，多由外邪袭肺而诱发，正虚邪实，以邪盛为主。就正虚而言，五脏皆伤，以肺、心、肾之气耗为著。就邪盛而言，水湿内伏、痰浊壅塞、气滞血瘀、痰热蕴肺、痰瘀交阻，以水湿、痰热、瘀血为甚。因此，该病虽名为肺心病，实则是以肺为主导、以肺心病变为核心、五脏俱损、虚中夹实、上热下寒、虚实寒热错杂的疑难病证。

1. 发作期

刘文峰教授认为，肺心病的发作多由外感而起，或轻或重，累及心、肺、脾、肾、肝诸脏，但以心、肺表现急而突出。临床表现多见咳嗽、喘促、喉中痰鸣，甚者咳喘不能平卧，多咳吐黏痰，色白或黄，伴心悸、胸闷、憋气、动则喘甚、口唇紫绀，舌暗，苔白腻或黄腻，脉细数或滑。治宜清热化痰，泻肺平喘，活血化瘀。方用泻肺强心汤。方中以葶苈子、桑白皮、地龙泻肺平喘，是为君药；积雪草、虎杖、瓜蒌皮清肺化痰，为臣药；丹参、赤芍、沉香活血化瘀、降气平喘，为佐药；黄芪、制附子、益母草、防己益气温阳、活血利尿，为使药。全方扶正祛邪，寒温并用，清热痰，化瘀血，利水湿，清上温下，共奏泻肺强心之功。初诊时喘而难卧、紫绀、水肿是心重于肺，复诊时咳喘、痰黏是肺重于心，治疗时分别轻重缓急，疗效则事半功倍。同时刘文峰教授认为，肺心病急性期虽以心、肺两脏为甚，但有时并非心肺并重，而是有所侧重，肺心病患病日浅，外感较重。肺为娇脏，外邪首先犯肺，疾病则多以肺病表现明显，症状可见咳喘伴发热、痰多黏而黄不易咯出，而胸闷心悸、水肿等症或轻或无。应在前方基础上加鱼腥草、金银花、白花蛇舌草、杏仁等以加强清热化痰、宣利肺气之功。而肺心病日久，或合并其他心脏疾病，且外感较轻时，虽多由肺病而起，但病势迅速累及心脏，以心脏表现更为突出，其咳不甚，动则喘甚，伴胸闷憋气甚或胸痛。在前方基础上可加川芎、红花、降香、延胡索以理气活血；若胸痛明显可加附子温寒止痛。

2. 缓解期

肺心病缓解期多为正气不足或阴虚或阳虚致脏器功能失调。刘文峰教授认为，久病必虚，久病必瘀。肺心病日久必然使诸脏功能下降，而五脏作为一个整体由经络连接，本身有很强的自我恢复与协调的功能。但久病之后，气血本亏，气虚无以行血，血虚脉络不利则日久夹瘀，致经络痹阻不通。五脏功能失调，阴阳失衡，导致抵御外邪功能下降，故而在肺心病缓解期的治疗应以补益正气、协调阴阳兼以活血通络为法。由于肾为先天之本，脾为后天之本，故又以补脾益肾为先。缓解期患者多见倦怠乏力，气短懒言，胸闷心悸，畏寒肢冷，烦热，颧红，舌质胖淡或暗红，苔白腻或少苔，脉沉细。证属气阴两虚，脉络瘀阻。治宜益气养阴，活血通络之功。方用六君子汤合肾气丸加减。方中党参、白术、茯苓、甘草补气健脾；陈皮、半夏理气化痰；熟地黄、山茱萸滋阴补肾，其中熟地黄滋肾阴填精补髓；丹参、川芎、当归活血通络，使经络滋利，兼有活血化瘀之功，使心血不致瘀阻。加用莱菔子、枳壳、大黄理气通便对症治疗，兼通腑气使脏腑协调。若复诊时腑气已通，可减大黄、莱菔子，以防长期服用伤及脾胃；再加黄芪以增强益气之功，气行则血行，以助活血通络。终使其正气得复，五脏协调，而使邪不可干。若畏风自汗可加黄芪、桂枝、白芍益气固表，调和营卫；若形寒肢冷，便溏则加干姜以温脾化饮；若腰瘘腿软，畏寒则加补骨脂、淫羊藿以温肾阳；若腰瘘腿软烦热甚者可改熟地黄为生地黄加麦冬、龟甲以滋肾阴。

（杜瑞斌整理）

荣络除麻汤治疗糖尿病周围神经病变

糖尿病周围神经病变，相当于中医"痹证"和"痿证"等范畴。临床表现以麻木为主，间有刺痛，当属"痹证"中的"血痹""脉痹"。痹者闭也，血气为邪气所闭，不得通行而病。《素问·痹论》篇明确指出："在于脉则血凝而不流……在于肉则不仁，在于皮则寒。"刘文峰教授认为，糖尿病日久不愈，久病必虚，久病必瘀，久病生痰，久病入络，而致"诸气血凝滞，久而成痹"。显然，气血亏虚，营卫不和，痰瘀阻络，血行不畅，筋脉失养为本病的基本病机。刘文峰教授自拟荣络除麻汤，临床疗效显著。

方名：荣络除麻汤。

功效：益气化痰、除痰通络。

主治：糖尿病合并周围神经病变，证属气虚血瘀、痰瘀阻络。症见周围神经病变以麻木为主症者，舌体胖嫩，舌质淡暗，苔白腻，脉沉涩。

处方：黄芪60g，白术20g，当归10g，川芎15g，白芍20g，生地黄10g，桃仁10g，红花10g，陈皮15g，半夏15g，茯苓15g，甘草10g，白芥子10g，全蝎5g，羌活5g。

方解：方中大剂量黄芪，补脾肺之气，因脾为生痰之源，肺为贮痰之器，黄芪扶正以杜痰瘀之源，以增行血化痰之力，为君药；白术健脾祛湿，助脾运化是为臣药；桃红四物以活血化瘀，二陈汤、全蝎、白芥子除痰通络，合而祛其痰瘀，均为佐药；少加羌活，温通散寒，并引诸药至病所，为使药。诸药合用，共奏益气、化瘀、除痰、散寒、通络之功。该方切中病机，标本兼顾，以通为用，使气血流通，营卫调和，筋脉得养，故对气虚而痰瘀阻络或兼外寒侵袭之麻木，疗效较佳。

（杜瑞斌整理）

从病因病机辨治糖尿病周围血管病变

糖尿病合并周围血管病变是糖尿病常见并发症之一，其临床表现可归属于中医的"痹证""血痹""脉痹"等范畴。如《素问·痹论》云："风寒湿三气杂至，合而为痹也。其风气胜者为行痹，寒气胜者为痛痹，湿气胜者为着痹也。"又云："痹在于骨则重，在于脉则血凝而不流，在于筋则屈不伸，在于肉则不仁，在于皮则寒……"其总以脉络瘀阻、血行凝涩、筋脉失养为其基本病机。因此刘文峰教授认为，化瘀通脉是其最基本的治法。由于病因及临床表现不同，大致可分气虚血瘀、气阴两虚血瘀、阳虚寒凝血瘀、寒湿（痰湿）血瘀、湿热（热毒）血瘀等证型，故刘文峰教授临床常相应采用益气化瘀通脉法、益气养阴化瘀通脉法、温阳化瘀通脉法、温阳除湿化瘀通脉法、清热除湿化瘀通脉法等予以治疗。现将刘文峰教授常用方剂整理归纳如下：

（一）益气通脉汤

功效：益气养阴，化瘀通脉。

主治：糖尿病合并周围血管病早期，证属气虚为主兼有阴虚，脉络瘀阻。症见肢体疼痛或麻木，下肢尤甚，酸软无力，间歇性跛行，气短自汗，畏风。舌暗淡或暗红，苔薄白，脉沉细或细涩。

处方：黄芪60g，白芍20g，桂枝15g，生地黄10g，当归30g，牛膝15g，桃仁10g，红花10g，川芎15g，全蝎10g，桑枝30g，鸡血藤30g。

加减：腰膝无力甚者加杜仲、菟丝子；痛甚者加五灵脂、没药、元胡；麻木甚者加地龙、白芥子、二陈汤；阴虚甚者加山茱萸、枸杞、木瓜、白芍；瘀血甚者加水蛭、地龙；气虚甚者加党参、白术。

方解：《景岳全书》曰："凡人之气血犹源泉也，盛则流畅，少则壅滞。故气血不虚则不滞，虚则无有不滞者。"《血证论》曰："人身之气以运血，人身之血，即以载气。"《读医随笔》也曰："气虚不足以推血，则血必有瘀。血虚不足以滑气，则气必有聚。"此言气血亏虚而致瘀之理。又曰："疲劳汗出，则气伤津耗，气不足以运血，津不足以载血矣。……凡气怯津虚之人……而瘀痹作矣。"此道津亏气虚致瘀之理。糖尿病日久，必伤津耗气，致气阴两伤，气血亏虚。气虚不足以运血，津亏不足以载血，使脉络瘀阻筋脉失养，而致肢体疼痛、麻木之主症。因气阴两虚脉络瘀阻，是其基本病机，故益气养阴治其本、活血通络治其标，标本兼顾为其正治。本方以大剂量黄芪补气以运血，生地黄、白芍养血生津和营、载血荣络为君；当归、川芎、桃仁、红花养血通脉，与全蝎、桑枝、鸡血藤通经活络共为臣药；桂枝温经通阳，以助气血运行为佐药；本病多见于下肢，故用牛膝益肾化瘀，引血下行为使药。全方君、臣、佐、使配伍严谨，符合病机，共奏益气养阴、化瘀通脉之功。虑其气为血之帅，气是推动血运的主要动力，本证虽有血虚阴亏致瘀之因，而气虚则是脉络瘀阻的基本因素，故就其益气养阴而言，当以益气为主，酌顾养阴。此也即拟方名为"益气通脉汤"而不称"益气养阴通脉汤"之故。

（二）温阳通脉汤

功效：益气温阳，化瘀通脉。

主治：糖尿病合并周围血管病，证属寒凝阻络型。症见下肢冷凉、拘急、疼痛、麻木，得温痛减，遇寒加重，常以下肢为著，入夜为甚，神疲乏力。舌体胖嫩、舌质淡暗或紫暗，苔白滑，脉沉弱或沉涩。

处方：黄芪60g，白芍20g，当归30g，桂枝15g，牛膝15g，杜仲20g，制附片10g（先煎），川芎20g，五灵脂20g，全蝎10g，鸡血藤20g，甘草10g。

加减：寒瘀痛甚者加制川乌、没药、元胡；下肢拘挛甚者加木瓜、吴茱萸；兼上肢麻木、疼痛者加桑枝、姜黄、羌活；足跟痛者加山茱萸、骨碎补、威灵仙；苔白腻湿盛者加薏苡仁、苍术、陈皮、半夏。

方解：《素问·调经论》曰："血气者，喜温而恶寒，寒则泣不能流，温则消而去之。""寒湿之中人也，皮肤不收，肌肉坚紧，荣血泣，卫气去，故曰虚。"《素问·举痛论》曰："寒气客于脉外则脉寒，脉寒则缩踡，缩踡则脉绌急，绌急则外引小络，故卒然而痛。"又曰："寒气入经而稽迟，泣而不行，客于脉外则血少，客于脉中则气不通，故卒然而痛。"上述所论明确指出，不论外寒、寒湿、阳虚内寒，皆能致经脉瘀阻、气血不通，从而产生肢体疼痛、拘急挛缩、麻木、冷凉等症。糖尿病日久，既有阴损及阳之阳虚内寒、脾肾阳虚之寒湿，又易有正虚邪侵之外寒，内外寒邪袭于脉外、脉内，均可使皮肤、肌肉、经脉筋骨气血滞涩，不通而痛，不荣而麻，寒性收引而挛急。显然，寒中经脉、气血瘀阻，是本证基本病机。故益气温阳、温经散寒、化瘀通脉之治法，与病机甚为合拍。自拟温阳通脉汤，方中制附片既温肾以生元阳，又温经以散寒邪，扶正祛邪是为君药；桂枝、黄芪、牛膝、杜仲益中气、散寒气、温脾肾、强筋骨、通经脉共为臣药；当归、川芎、五灵脂活血化瘀，与鸡血藤、全蝎通经活络共为使药；白芍、甘草酸甘化阴、柔肝缓急，白芍配伍当归以养血荣络，配伍桂枝以调和营卫，故白芍、甘草也为使药。诸药合用，共奏温阳散寒、化瘀通脉、通经活络、益气养血之功。

（三）除湿通脉汤

功效：温阳通脉，活血利湿。

主治：糖尿病合并周围血管病，证属寒湿瘀阻型。症见下肢浮肿，沉重酸困，或疼痛、麻木，舌苔白腻或白滑，舌质淡暗或紫暗，舌体胖嫩，脉沉涩或沉弱。

处方：制附片 10g（先煎），白术 30g，桂枝 15g，茯苓 30g，牛膝 15g，杜仲 20g，葶苈子 30g，泽泻 30g，猪苓 20g，益母草 30g，水蛭 10g，莪术 15g，当归 30g。

加减：水肿甚者加桑白皮、瞿麦，以增利湿之力；水肿兼胀困者加香附、姜黄、乌药，以化瘀行气滞；水肿兼苔白腻、下肢酸困沉重者加苍术、薏苡仁、木瓜，增燥湿渗湿之功；水肿兼下肢疼痛者加五灵脂、没药、蜈蚣，以增强化瘀通络止痛之效；水肿兼下肢冷凉者加细辛，以激发肾中之阳气，而通达四肢；水肿兼恶风畏寒者加黄芪、白芍，以益气固表和营；水肿兼关节痛疼者加独活、威灵仙，以散寒除湿、舒筋活络；水肿兼肢端麻木者加全蝎、黄芪、白芥子、鸡血藤，以益气、化瘀、祛痰、通络。

方解：古人云"湿盛则肿"，而本证之水肿虽为湿盛之状，然其病因乃是经脉不利瘀血所化而成。正如《血证论》所云："瘀血化水，亦发水肿。是血病兼水也。"《张氏医通》云："其经脉不通而化为水，流走四肢，悉皆肿满者，亦曰血分，其证与水肿相类，而实非水也。"《兰台轨范》一书中，不仅阐述瘀血水肿病机，更提出了活血利水的治疗方药，如："治瘀血流滞，血化为水，四肢浮肿，皮肉赤纹，名曰血分。莪术、当归、川芎、赤芍、元胡、陈皮、槟榔、桑皮、大腹皮、赤茯苓、葶苈子、瞿麦、大黄、细辛、官桂、甘草。加姜、枣，水煎服。血分之病，《金匮》有病无方，此为至当。"津液是血液的重要组成部分，正如《灵枢·邪客》所言："营气者，泌其津液，注之于脉，化以为血。"《灵枢·痈疽》也指出："中焦出气如露，上注溪谷，而渗孙络，津液和调，变化而赤为血。"津血同源，津液之"津"，质地清稀，主要分布于体表滋润肌肤及存在于体内脉管之中，以利气血的流通。瘀血化水，是指因血液的浓、凝、黏、稠，血管的狭窄，附壁斑块的形成，甚或血栓闭塞，使载血之津因流通受阻，不能在经脉中正常循行，被迫外渗孙络溢于肌腠而成水肿。因是下肢血管的血瘀，故其肿满也在下肢。既是瘀血致肿，则活血利水当为正治。但虑其糖尿病久病不愈，伤阴耗气，阴损及阳，多为脾肾阳虚。又虑其寒性凝滞最善致瘀之特点，及下肢水肿、冷凉所呈现一派阴盛阳虚之状，故仅言活血利水尚嫌不足，用温阳通脉、活血利湿之治法最为适宜，这也正合《素问·调经论》所说"血气者……寒则泣不能流，温则消而去之"之意。刘文峰教授自拟除湿通脉汤，方中以水蛭破血化瘀峻猛力强，并兼有利水之功，为君药；莪术、当归化瘀养血，辅助水蛭，以增活血化瘀之力，为臣药；制附片、桂枝、杜仲、白术，温脾肾、增气化、通经脉、散寒邪，与茯苓、泽泻、猪苓、泽兰、益母草化瘀利湿，共为佐药；牛膝益肾化瘀、引经，为使药。诸药合用，共奏温阳通脉、活血利湿之功。

（四）清热通脉汤

功效：清热除湿，化瘀通脉。

主治：糖尿病合并周围血管病，症见寒湿化热或湿热下注，脉络瘀阻型。症见舌苔黄腻，下肢浮肿、酸困疼痛或麻木等。

处方：萆薢30g，苍术20g，薏苡仁30g，牛膝15g，黄柏15g，木瓜20g，葶苈子30g，桑白皮30g，虎杖20g，当归30g，地龙20g，忍冬藤30g。

（五）荣筋活络汤

功效：益气养血，化瘀通络。

主治：糖尿病合并周围血管病变。症见精血亏虚，络脉瘀阻，筋脉失养而致的肢体麻木或疼痛等。

处方：黄芪60g，当归30g，白芍30g，鹿角胶20g（烊化），山茱萸30g，葛根30g，木瓜20g，桑枝30g，全蝎10g，鸡血藤30g，丹参20g，白芥子10g。

（六）活络镇痛汤

功效：温经散寒，活络镇痛。

主治：糖尿病合并周围血管病变，以肢体冷凉疼痛为主，或兼有麻木。

处方：桂枝15g，制附片10g（先煎），当归30g，五灵脂20g，牛膝10g，制没药 10g，元胡 30g，全蝎 10g，白芍 30g，姜黄 30g，红花 10g，羌活 15g，甘草 10g。

加减：气虚者加黄芪、白术；冷凉甚者加制川乌；瘀痛甚者加制乳香、水蛭；兼痰湿者加半夏、白芥子、陈皮；局部漫肿者加僵蚕、牛蒡子。

方解：夫血性得温则宣流，得寒则凝涩不利，不通则痛。脉中气血，贵在流通。糖尿病合并周围血管病变以冷痛为主症者，莫不与寒凝血瘀有关。寒性凝滞主收引、主痛，外寒侵袭或阳虚阴盛，必致血凝不行，血脉痹阻而痛甚。寒凝血瘀，血为有形之物，瘀血阻滞，则局部肿胀疼痛，痛有定处，疼痛较剧，刺痛不已，痛处冷凉，得温痛减。此属脉痹、血痹或痛痹范畴。治当以温阳散寒、化瘀通脉之法。方中制附片、桂枝、羌活，内温脾肾之阳，外散寒湿之邪，扶正祛邪，温通血脉是为君；当归、白芍养血活血，与没药、元胡、五灵脂、全蝎、红花、姜黄活血化瘀并善于止痛，共为臣药；牛膝益肾化瘀、引血下行是为佐药；甘草调和诸药是为使药。全方共奏温阳散寒、化瘀通脉、镇痛除麻之功。

（七）益气养阴通络汤

功效：益气养阴，化瘀通络，除麻镇痛。

主治：糖尿病合并周围血管病，证属气阴两虚，脉络瘀阻。症见下肢疼痛、麻木、酸软无力。

处方：黄芪 60g，生地黄 20g，玄参 20g，石斛 20g，当归 30g，牛膝 15g，杜仲 15g，丹参 20g，桃仁 10g，红花 10g，蜈蚣 2 条，全蝎 10g，桑枝 30g，鸡血藤 30g。

（王德惠整理）

清肝明目汤治疗糖尿病视网膜病变

糖尿病视网膜病变是糖尿病的一种常见并发症。本病属于中医学"消渴目病""视瞻昏渺""暴盲"等范畴。前人对本病早有认识，如《河间六书·宣明论方·消渴总论》云，消渴一证可"变为雀目与内障"，《儒门事亲·刘完素三消论》曰"夫消渴者，多变聋盲……之类"，《证治要诀》载"三消久之，精血既亏，或目无见，或手足偏废如风疾非风"，指出了精血亏损是糖尿病致盲的主要病机。目前中医界普遍认为，因久病伤阴，肝肾阴虚，目失所养，虚火内生，上扰目窍，灼伤目络；或因阴血亏虚，气无所化，气阴两虚，血失气帅，溢于脉外；或因脾肾两虚，水湿内生，上扰清窍所致。不同医家，其认识侧重点不同。刘文峰教授认为，糖尿病眼病的病因病机总体可归为气虚血瘀、痰湿内阻、肝肾阴虚、肝郁生热、血热妄行等因素所致的目络阻滞，失于滋养，其中以"虚"为本，以"瘀"为标，诸多病理因素可相互掺杂，交互影响，故治疗中应标本兼顾。刘文峰教授重视肝郁致病因素，自拟清肝明目汤，以辨证加减治疗该病症。

方名：清肝明目汤。

功效：清肝解郁，化瘀明目。

主治：主治眼压高，目胀痛、头痛、视力下降等。

处方：决明子 30g，女贞子 20g，青葙子 20g，牛蒡子 15g，车前子 30g（包），蔓荆子 20g，夏枯草 20g，黄连 10g，香附 10g，羌活 15g，川芎 15g，当归 10g，龙胆草 10g，半夏 10g。

方解：方中龙胆草、黄连、夏枯草、香附，解肝郁、清肝热；决明子、青葙子、车前子、半夏，平肝清热除湿明目；羌活、蔓荆子、牛蒡子，祛风通络止头目疼痛；川芎、当归，祛头风化瘀血治头痛。全方共奏疏肝、清热、利湿、化瘀、明目、降眼压之功效。

（李晋宏整理）

中西医结合辨治消渴肾病

刘文峰教授认为，消渴日久，"久病不已，穷必及肾"，"脾不散精，久必及肾"，"久病必虚，久病必瘀"，"初病在经，久病入络，肾络瘀阻"。消渴日久不愈，由脾及肾，由气及血，由经及络，由气及阴，故消渴肾病早期病机，病变脏腑虽涉及五脏，但主要病变在脾肾肝。而肾主水藏精，职司开阖，肾才是其病变核心脏器。此期病机之气阴两虚，乃为脾肾气虚，肝肾阴虚，其瘀血乃为气虚阴虚所致之肾络瘀阻。而肾精不足，脾肾气虚，肾络瘀阻，肾关开阖失司，肾之气化固摄失调，乃为其主要病机特点。刘文峰教授根据消渴肾病病机演变规律，结合现代医学分期标准，认为消渴肾病的中医治疗，应分早、中、晚三期分型辨证论治。

（一）早期：即微量白蛋白尿期

临床特征：肾脏体积增大，肾小球滤过率升高，尿中出现微量白蛋白，30～300mg/24h。

中医证候：口干，神疲，乏力，腰膝酸软。舌质暗红，或舌胖嫩淡红，舌苔少津或薄白，脉沉弱或沉细。

中医病机：气阴两虚，肾络瘀阻。

治法：健脾益气，益肾固精，化瘀通络。

方名：自拟培元复肾汤加减。

处方：生黄芪60g，生地黄20g，山茱萸20g，女贞子20g，五味子15g，金樱子30g，覆盆子30g，补骨脂30g，牛蒡子15g，丹参20g，川芎20g，降香10g，红花10g，三七粉3g（冲），车前子20g（包），虎杖20g。

方解：本方以大剂量生黄芪温补肺脾肾之宗气、营气、元气，以复肾的气化及固摄作用；生地黄、山茱萸、女贞子、五味子滋补肝肾阴血之中寓有涩精固摄之意，金樱子、覆盆子、补骨脂温补肾阳之中寓有固尿涩精之用，如此阴阳并补而和调，肾气恢复而开阖有度；丹参、川芎、红花、降香、三七化瘀通络，改善肾脏微循环，肾体得以气血濡养，肾主水藏精之功得复；牛蒡子、车前子、虎杖三药清热利湿泄浊护肾，并防湿瘀互结，久蕴化热，浊毒伤肾。全方合用，共奏益气升清，益肾固精，化瘀通络，利湿泄浊之功。扶正祛邪，肾之阴阳平衡，气化固摄功能协调，肾关开阖适度，主水藏精之功自复矣。

（二）中期：临床期消渴肾病（持续蛋白尿期与肾功能不全代偿期）

临床特征：尿中微量白蛋白持续大于300mg/24h，尿蛋白定量大于500mg/24h。肾小球滤过率（GFR）正常或开始下降，肾功能开始进行性减退，并出现高血压、水肿等症状。

1. 临床消渴肾病以蛋白尿为主

刘文峰教授认为，脾不升清，散精障碍，清气下陷，津液精血直趋达肾，致使肾脏负荷加重；肾之气阳不足，肾关开阖失司，肾不藏精主水，肾失固摄，精气随尿下泄，故出现持续蛋白尿。气阳两虚，痰湿瘀热交阻，浊毒内蕴，肾不固精为此证之病机特点。

中医证候：面色萎黄，腰膝酸软，小便频数或清长，浑浊如脂膏，视物模糊，手足冷凉或麻木。舌质淡暗，舌体胖大苔白或腻，脉沉弱。

中医病机：在气阴两虚的基础上，脾肾气虚日益加重，渐致肾阳亏虚，其病理产物之湿、痰、瘀、热也随之增多，正虚邪实相互影响，互为因果损伤肾体，形成恶性循环。

治法：健脾温肾，化瘀通络，清热除湿，泄浊解毒。

方名：培元保肾汤加减。

处方：生黄芪40g，熟地黄15g，山茱萸20g，杜仲20g，骨碎补30g，鹿角胶15g（烊化），丹参20g，川芎15g，三七粉3g（冲），降香15g，红花10g，黄连10g，黄芩10g，积雪草20g，牛蒡子15g。

2. 临床消渴肾病以水肿为主

此症系由大量蛋白质丢失所致。刘文峰教授认为，本证中医病机乃脾肾阳虚，湿瘀肾络，肾体失用。脾既不能运化水湿也不能运化水谷，致使水湿泛溢，精气下泄；肾阳亏虚，气化固摄功能降低，肾关开阖失司，不能正常藏精主水，气化不足而尿少浮肿，固摄不利而精微漏出发生蛋白尿。

中医证候：尿少水肿，以双下肢浮肿多见，甚者可出现全身水肿。舌淡胖，舌苔白，脉沉细或滑。

治法：温补脾肾，化瘀利水。

方名：温阳利水汤加减。

处方：制附片10g（先煎），桂枝10g，白术30g，泽泻30g，猪苓30g，茯苓皮30g，冬瓜皮30g，桑白皮30g，生黄芪40g，当归10g，鹿角胶15g（烊化），赤小豆30g，王不留行30g，泽兰20g，益母草30g。

方解：本方可分三组三层含义，即其一为温阳化气补精血，以扶正治本：附片、鹿角胶、桂枝温脾肾之阳，当归、黄芪、白术合鹿角胶，健脾益肾补精血；其二为化瘀通络兼利水，可谓标本兼顾：王不留行、泽兰、益母草，既能化瘀通络，又可利水；其三为峻猛利水以治其标：泽泻、猪苓、茯苓皮、冬瓜皮、桑白皮、赤小豆，利尿力强而除湿消肿。全方：一是温补脾肾之阳而增化气行水之功；二是益气血、补精髓以顾精气丢失而增扶正之力；三是除湿瘀交结以杜对肾体损伤，而利肾功恢复；四是在温阳利水、化瘀利水基础上加用强效利尿药，扶正去邪、标本兼顾，以达强势利水消肿之功。

3. 临床消渴肾病以高血压为主

此为本虚标实之证，本虚即肝肾阴虚为主，标实为湿热内阻或湿瘀交阻。

中医证候：阳亢症状较少，以阴虚为主要表现，在病变发展过程中始终存在着"水湿""瘀血""湿热"的见症，如面色青黑、唇舌紫暗、尿少色黄、头沉困重、头晕眼花、大便干结、肢体浮肿、舌苔黄腻等。

治法：滋补肝肾，清利湿热，活血化瘀。

方名：育阴利湿化瘀汤。

处方：生地黄15g，山茱萸20g，女贞子20g，墨旱莲30g，牛膝15g，杜仲20g，龟甲15g（先煎），车前子20g（包），泽泻30g，益母草30g，石韦30g，地龙20g，黄芩20g，降香20g。

方解：方中以生地黄、山茱萸、女贞子、墨旱莲、龟甲滋补肝肾之阴，少加牛膝、杜仲温肾阳，以达"阳中求阴"之旨；车前子、泽泻、益母草、石韦清利湿热而不伤阴；地龙、降香、黄芩活血通络清热而降压。全方合用，共奏育阴利湿清热化瘀降压之功。

4. 临床消渴肾病以轻度肾功能不全为主

本证病机主要是脾肾气阳渐虚，瘀血浊毒内停，肾失藏精主水泻浊之能。

中医证候：腰膝或肢体酸痛，手足冷凉，肢体麻木，视物模糊，头晕，神疲乏力，尿少浮肿，舌质淡暗或暗红，舌体胖嫩、有齿痕，舌苔薄白或白腻，脉沉细或沉弱或沉涩。血压明显升高，尿中持续蛋白尿，血肌酐、尿素氮轻中度升高。

治法：益气温肾，化瘀泻浊。

处方：生黄芪40g，熟地黄20g，山茱萸20g，肉苁蓉15g，补骨脂40g，巴戟天15g，牛蒡子15g，水蛭5g，土鳖虫10g，蜈蚣2条，蚕砂30g，虎杖30g，积雪草30g，益母草30g。

（三）晚期或末期：终末期消渴肾病或肾衰竭期或尿毒症期

刘文峰教授认为，本期病机主要是肾元虚衰、浊毒内停、耗气伤血、气血阴阳俱虚、痰瘀互结、水湿浊毒停滞，甚至凌心射肺，上犯清阳，蒙蔽清窍所致。

病理特征：肾小球受损较多，尚维持功能，肾小球可表现为结节样或系膜增生样病变，肾小管间质病变重，血管透明变性。

临床特征：肾功能损害，血肌酐、尿素氮持续升高，高度水肿，贫血及高血压加重。

中医证候：神疲乏力，面色黧黑，头晕目眩，尿少甚至尿闭，周身浮肿，舌淡胖，苔腻，脉沉弱或沉涩或弦滑。

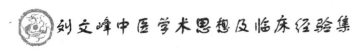

治法：益气温阳，化瘀利湿，解毒泄浊。

方名：温阳化瘀泄浊汤加减。

处方：生黄芪 60g，熟地黄 20g，山茱萸 20g，菟丝子 30g，巴戟天 30g，制附片 15g（先煎），补骨脂 40g，生大黄 15g，桃仁 15g，水蛭 10g，石韦 30g，虎杖 30g，土茯苓 40g，半夏 10g。

方解：方中黄芪补肺脾之气，熟地黄、山茱萸、菟丝子、巴戟天、附子、补骨脂，在补阴基础上温补肾阳以化气行水；大黄、桃仁、水蛭，化瘀泄浊；石韦、虎杖、土茯苓利湿清热解毒泄浊；佐以半夏和胃降浊。全方合奏益气温肾、化瘀利湿、解毒泄浊之功。

（李晋宏整理）

辨病与辨证结合治疗瘿病（甲状腺疾病）

刘文峰教授认为，瘿病的病机累及五脏，始动在肝，肝失疏泄，肝气郁滞。郁则气滞、郁则化火，气滞者血瘀、气滞者津聚为痰、肝郁乘阴土失运生痰；化火者首伤肝阴，肝肾同源而下灼肾水，木火刑金而上灼肺津，肝火肆虐乘阳土而中伤胃津，母病及子而扰伤心阴。肝逆者，上逆则阴虚动风，头晕目眩而手颤；肝气夹痰上逆，湿痰上注于目则突眼。痰的生成与肺、脾、肾、肝的关系密切，脾为生痰之源、肺为贮痰之器、肾为痰之本，肝主气机条畅行津液，气滞津聚为痰，且多为无形之痰。肝经属肝络胆，途经喉咙，肝气横逆夹痰、瘀循经上行，气、火、痰、瘀交结于喉颈部，成肿块为瘿。壮火食气，肝郁则脾虚，故本病病机是本虚标实，虚则气阴两虚，实则气、火、痰、瘀壅滞。瘿病临床多表现在甲状腺功能亢进症、甲状腺功能减退症、单纯甲状腺肿、甲状腺囊肿、甲状腺瘤、甲状腺癌等甲状腺疾病之中，其病机错综复杂，虽有气、痰、瘀交结壅滞之共性，但更有其热盛伤阴痰火交结、阳虚痰凝血瘀、气滞痰瘀凝结等明显之差异。具体而言之：瘿病伴甲状腺功能亢进症者，其病机以气阴两虚、气火痰瘀壅滞为主；瘿病伴甲状腺功能减退症者，其病机以脾肾阳虚、痰凝血瘀为主；瘿病不伴甲状腺功能亢进症、甲状腺功能减退症，单纯甲状腺肿者，其病机以气滞、痰凝、血瘀，气、痰、血交结壅滞为主。

瘿病病机不同，故治法方药各异，刘文峰教授分言如下。

甲状腺功能亢进症伴甲状腺肿大者，治以益气养阴为主，兼以清热、理气、活血、化痰、散结。基本方：黄芪龟甲汤（自拟方）。处方：黄芪60g，黄精15g，生地黄15g，龟甲15g（先煎），知母15g，香附20g，夏枯草30g，黄连10g，浙贝母20g，生牡蛎30g，丹参20g，瓜蒌皮15g，白芥子10g。主治：甲状腺功能亢进症伴甲状腺肿大，甲状腺功能异常、心悸、汗多、怕热、性急易怒、口干、易饥、消瘦、乏力、手颤、舌红、脉弦细数。随症加减：汗多者加浮小麦、山茱萸、五味子；心悸者加龙齿、茯神；心悸脉数者加知母、僵蚕、蝉衣、葛根；手颤甚者加天麻、钩藤、珍珠母；阴虚甚者加百合、玄参；消谷善饥者加生石膏；便溏者加白扁豆、山药、薏苡仁、乌梅；甲状腺肿大坚硬者加王不留行、蜈蚣、制鳖甲、穿山甲；颈项胀闷不适者加郁金、青皮、白蒺藜；外感热毒炽盛者加虎杖、金银花、连翘、大青叶。

方解：甲状腺功能亢进症隶属瘿病范畴，瘿病与经络、五脏有关。显然，甲状腺功能亢进症伴甲状腺肿大者，同样累及五脏，以肝为起病之因，心肺脾为起病之脏，肾为久病之变。甲状腺功能亢进症在早、中期病机，以正虚邪实，热盛为其特点。虚则气阴两虚，实则热盛、痰瘀交结。热在肝心胃，气虚在脾与肺，阴虚在肾肝肺。肝主气机条达，调节情志，是血液和津液运行重要环节。若肝失疏泄，则肝气郁滞。郁则气滞化火，气滞而血瘀，气滞津聚则为痰、土失木达则生痰、郁则肾阳蒸腾气化不利而津聚为痰。肝郁化火为甲状腺功能亢进症热盛之源，肝火盛情志失调则性急易怒，肝火伤阴肝风内动则手颤，肝胆火旺则口苦目眩，夹痰上注则突眼；母病及子，肝火扰心则心悸、脉数、心烦少寐；木火乘阳土，致胃热则消谷善饥。若肝疏泄太过则逆，肝阳夹痰火上逆袭扰清窍而损目动风；肝气横逆夹痰循经上行，气、火、痰、瘀在颈前相互凝结成块则为瘿。热盛伤阴，壮火食气。故气阴两虚，气、火、痰、瘀交结壅滞，为甲状腺功能亢进症早中期的基本病机。黄芪龟甲汤中，大剂量黄芪配伍黄精，益脾肺之气，敛汗固卫；龟甲、生地黄、知母滋补肝肾之阴液；香附、夏枯草、黄连疏肝解郁，清泻肝、心、胃之火热；丹参、瓜蒌皮、浙贝母、白芥子、生牡蛎活血化痰、软坚散结。诸药合用，共奏益气养阴、清热泻火、化痰散结之功。甲状腺功能亢进症后期，随病程迁延，阴损及阳，若过用寒凉之品伤及阳气，其病机则转化为脾肾阳虚为本，气滞、血瘀、痰凝为标之证，治当以温补肾阳、行气化瘀、软坚化痰、散结消瘿为法，本方不宜。根据现代药理学研究，知母、生地黄、龟甲，可减少耗能，降低心率。其机理是抑制钠泵功能，而知母是典型的钠泵功能抑制剂，三味药能抑制β受体蛋白分子的过速合成。黄精具有抑制肾上腺皮质的作用，能改善肾上腺皮质功能亢进引起的糖、脂代谢紊乱，也宜用治甲状腺功能亢进症。白芥子，有降低甲状腺吸碘率，抑制甲状腺功能的作用，宜用治甲状腺功能亢进症及甲状腺结节。知母配伍黄连，滋阴清热降心率，宜用治甲状腺功能亢进症热盛伤阴心悸、脉数之症。黄芪、黄精配伍生地黄、知母、龟甲，是治甲状腺功能亢进症的关键药物，疗效可靠。

甲状腺功能减退症伴甲状腺肿大者治以温肾健脾，行气化瘀，软坚化痰。基本方：肉桂鹿角胶汤（自拟方）。处方：肉桂10g，鹿角胶15g（烊化），肉苁蓉10g，熟地黄15g，青皮10g，浙贝母20g，海浮石20g，海藻20g，夏枯草20g，白术15g，茯苓20g，莪术10g，红花10g。主治：甲状腺功能减退症伴甲状腺肿大，畏寒肢冷，腰膝酸软，小便不利，身肿，舌淡暗，脉迟缓。随症加减：腰背冷凉、心动过缓者加制附子、麻黄、细辛；肢肿者加泽兰、泽泻、防己、益母草；甲状腺结节难消者加蜈蚣、制鳖甲、穿山甲、僵蚕、牛蒡子；腹泻、便溏者加车前子、山药、薏苡仁、炮姜、白扁豆。

方解：正气不足，或外邪直入少阴，致肾阳虚衰；加之忧思恼怒，肝气郁结，致使气滞、血瘀、痰凝，循经上行于喉颈部，凝结壅滞成块而为瘿。故甲状腺功能减退症病机特点是正虚邪实，虚则肾脾阳虚，实则痰血凝滞。治当温补肾脾，尤以温补肾阳为主，行气活血、化痰软坚散结为辅。方中肉桂、鹿角胶、肉苁蓉、熟地黄，壮阳温肾以生少火元阳，加用熟地黄，旨在"阴中求阳"；白术、茯苓，健脾益气、淡渗利湿，以复后天运化；青皮、莪术、红花、浙贝母，疏肝行气、活血化瘀；海浮石、海藻、夏枯草，化痰软坚、散结消瘿。诸药合用，温肾健脾治其本，行气活血化痰软坚治其标，标本兼顾，补泄兼施，但总以温补肾阳治本为主。甲状腺功能减退症为典型的阳虚证，而阳气生成源于肾，肾为先天之本，内寓元阳真火，是一身阳气之根本，人体五脏之阳皆赖肾中阳气得以生发，故甲状腺功能减退症之阳虚，其根在肾，其治也在肾，温补肾阳是治疗的关键。

单纯甲状腺肿大、甲状腺瘤、甲状腺结节等不伴甲状腺功能异常者，治以化痰软坚，行气化瘀，消瘿散结。基本方：加味海藻玉壶汤（自拟方）。处方：海藻20g，昆布20g，海浮石20g，夏枯草30g，连翘15g，青皮10g，浙贝母20g，白芥子10g，半夏15g，当归10g，川芎15g，蜈蚣2条。主治：甲状腺瘤、甲状腺结节、甲状腺肿大。随症加减：颈项胀闷不适者加白蒺藜、香附、石菖蒲；甲状腺肿硬难消者加三棱、莪术、鳖甲；伴有热象者加黄连、大血藤、金银花；伴有寒象者加肉桂、巴戟天；痰多者加陈皮、瓜蒌皮、茯苓、僵蚕、牛蒡子。

方解：本病多由肝气郁结，肝气夹气、痰、瘀，循经上行壅结颈项而成。痰血凝结成块，为其基本病机。在发病过程中，虽有夹虚或转虚之可能，然本病仍属实中夹虚、以实为主，故治当行气化瘀、化痰软坚为主。方中青皮、当归、川芎、蜈蚣，行气化瘀散结；半夏、浙贝母、白芥子，化痰散结；海藻、昆布、海浮石，化痰软坚散结；夏枯草、连翘，清热解毒，消肿散结。全方共奏行气活血、化痰软坚、散结消瘿之功。

（李晋宏整理）

方药心得

温清并用止泻汤治疗慢性腹泻

　　温清并用止泻汤为刘文峰教授治疗慢性腹泻的经验方，组成为干姜15g，肉桂15g，补骨脂20g，黄连10g，黄芩10g，大青叶15g，葛根40g，白芍30g，白术30g，广木香15g，乌梅20g，芡实20g，焦山楂20g，车前子（布包）20g，茯苓20g，甘草10g。此方在葛根芩连汤基础上加味而成。全方可分为五组药物：一组为葛根、黄连、黄芩、甘草、大青叶。葛根解表退热、升阳止利，黄芩、黄连清热燥湿、厚肠止利，甘草甘缓和中、调和诸药。四药合用，外疏内清、表里同治，配大青叶清热解毒，清热燥湿止泻。二组为干姜、肉桂、补骨脂。其中干姜温中散寒，肉桂补火助阳、散寒止痛、温经通脉，补骨脂补肾壮阳、温脾止泻。三药共用，温补中下二焦，可温阳止泻。三组为白芍、白术、广木香。其中白术健脾益气、燥湿利尿，广木香行气止痛、健脾消食，白芍养血敛阴、柔肝止痛，且白芍合肉桂为治泻利要药，白芍能土中泻木，合肉桂则有敛中寓散之意，使酸敛而不碍邪，此三药能柔肝健脾止泻。四组为乌梅、芡实、焦山楂。乌梅涩肠止泻、生津止渴，芡实益肾固精、健脾止泻，焦山楂消食化积、行气散瘀。三者共用，能涩肠止泻。五组为车前子、茯苓。车前子利尿通淋、渗湿止泻，茯苓利水消肿、健脾渗湿，二者并用，可利湿止泻。

综观全方，五组药物分别从清热燥湿止泻、温阳止泻、柔肝健脾止泻、利湿止泻、涩肠止泻五个方面着手，清热温补并用，通利涩肠共行，且助化食滞、行肝郁。全方寒热并用，标本同治，功能清热利湿、温阳止泻，可用于多种慢性腹泻的治疗。

刘文峰教授认为，慢性腹泻的中医治疗有以下几个要点：

1. 以脾为核心，兼调肝肾。慢性腹泻多以脾、肝、肾三脏功能失调所致，而尤以脾胃功能失调为核心。脾失健运，则水谷不分。同时，脾之升清运化有赖于肝气调达，脾阳健运需肾阳温煦。故总以健脾为主，辅以抑肝、温肾之品，脾、肝、肾同调，治有侧重。

2. 疏理消导。前贤云："暴泻属实，久泻属虚。"但因至虚之处，常是容邪之所，故久泻易出现虚中夹滞，或湿热未净，或气机壅滞，或入络留瘀。此时不宜仅予滋补，当加用行气疏导通利之品，以免闭门留寇。值得注意的是，久泻滑脱多损伤津液，对此不宜分利太过，故应加用涩肠生津之品。

3. 温清并用、升清降浊。慢性腹泻多寒热错杂，久泻脾肾阳气已伤，而湿热未净，或复感湿热之邪，抑或又酒食积热，故可加用清热利湿之品。总之，久泻多属脾肾阳虚、湿浊内蕴，致使脾运无权，清浊相干，寒热错杂，故治疗当从清热、温阳、利湿、涩肠等多方面着手。

刘文峰教授指出，凡慢性腹泻者，多为虚中夹实、寒热错杂，均可以此方加减治疗，唯纯实热者不宜。主要加减方法为：湿热重者，重用黄连、黄芩；寒湿重者，重用干姜，并可入藿香、苍术；肝气郁滞，胸胁脘部胀满者，加柴胡、枳壳；食滞重者，可加用焦神曲、麦芽、槟榔；五更泻者，可加煨肉豆蔻、五味子；伴腹痛而泻者，可加防风、甘草；如虚坐努责不出，脾气下陷者，加柴胡、升麻、枳壳；热甚便脓血者，加白头翁、秦皮；大便不畅、里急后重者，加桔梗、枳壳、白蒺藜；伴有肠息肉者，可加僵蚕。

（范琴琴整理）

临床应用全蝎体会

刘文峰教授临床应用全蝎走窜入络、搜剔逐邪之功治疗喉风咳，缓解支气管平滑肌痉挛，减轻咳嗽症状；用其搜剔窜通、通络止痛之功治疗糖尿病伴肢体麻木及疼痛，取得了良好的临床疗效。全蝎，药性辛、平，有毒，归肝经。有息风止痉，攻毒散结，通络止痛的功效。临床常用于治疗痉挛抽搐、疮疡肿毒、风湿痹痛等证。

1. 喉风咳

喉风咳是临床常见病，大多数人既往有慢性咽炎的病史，此病特点是咽痒即咳，咳嗽声重，伴少许痰液或涎唾，甚至干呕、面烘热、咳至泪出方止。病位在咽喉，病机为外感风邪偏胜，侵袭咽喉。治法以疏风利咽为主，方用疏风利咽止咳汤。药物组成：麻黄5g，荆芥20g，紫苏叶20g，陈皮15g，桔梗15g，五味子10g，仙鹤草30g，僵蚕8g，蝉蜕8g，红花8g，全蝎2g，甘草10g，苦杏仁15g，浙贝母15g，黄芩20g，金银花20g，大青叶20g。全蝎善走窜入络、搜剔逐邪，可祛肺经伏邪，增强平喘降逆之功，且可祛风解痉、活血化瘀、疏通气道壅塞和血脉瘀痹。全蝎为治风痛之要药，功在息风，凡抽搐痉挛属实者皆可用之，可缓解支气管平滑肌痉挛及咳嗽等症，配伍祛风利咽之僵蚕、蝉蜕，加麻黄、荆芥以宣肺祛风，祛邪透疹，从而缓解支气管的高敏状态。此方在临床中取得了很好的疗效，大多数病人在服用4~7剂之后，咽痒即咳的症状有明显缓解。

2. 消渴病伴肢体麻木疼痛

消渴病伴肢体麻木疼痛是消渴病最常见的慢性并发症之一，以肢体凉、麻、痛，足部脉搏减弱，感觉迟钝为主要表现，或出现运动功能减退，伴肌肉萎缩，甚至萎废不用。古代无与之相对应的病名，从其临床表现来看属于中医的"痹证""血痹""麻木""痿证"范畴。痹者闭也，血气为邪气所闭，不得通行而病。《素问·痹论》明确指出："痹在于脉则血凝而不流，在于肉则不仁，在于皮则寒。"刘文峰教授认为，糖尿病日久不愈，久病必虚，久病必瘀，久病生痰，久病入络，而致"诸气血凝滞，久而成痹"。显然，气血亏虚，营卫不和，痰瘀阻络，血行不畅，筋脉失养为本病的基本病机。消渴日久，耗伤气阴，气阴两虚，气虚推动乏力而致瘀，或阴虚内热，灼伤血络亦致血瘀，瘀血阻滞四肢经络，故临床上表现麻木、疼痛、乏力等症状。

（1）肢体麻木为主 消渴日久，则伤精耗血，气阴两亏，经络虚涩，气虚不足以运血，津亏不足以载血，使脉络瘀阻，筋脉失养，肢体肌肉不得濡养，故肢体痿软乏力，麻木不仁。临床中应用荣络除麻汤，治以益气化瘀，除湿通络。药用：黄芪40g，白术30g，桃仁10g，红花10g，川芎15g，当归15g，陈皮15g，半夏15g，白芥子15g，全蝎5g，鸡血藤30g，甘草10g。方中全蝎重在通络除麻。若麻木更甚，可配以木瓜、生薏苡仁、青风藤等，共奏荣络除麻之功。

（2）肢体疼痛为主　消渴日久，气虚不能载血，血脉瘀滞，脉络不通，不通则痛，又因寒主痛，临床多见肢体疼痛，手足麻凉，痛剧者，当加用虫类药。缘于痹证日久，邪气深伏筋骨，非草木之品所能宣达，必以虫类搜剔窜通，故治疗以温经散寒，化瘀通络止痛。药用：黄芪40g，桂枝15g，白芍30g，当归20g，川芎15g，制附片10g，五灵脂20g，没药10g，延胡索30g，水蛭5g，全蝎5g，鸡血藤30g，甘草10g。现代药理研究表明，全蝎具有很强的中枢镇痛作用，方中全蝎通络止痛，对糖尿病合并周围神经病变所导致的肢体疼痛有很好的疗效。

全蝎为有毒之品，应严格掌握其炮制方法及用量，服用宜慎。

（张立伟整理）

芩菊降压汤治疗高血压病

刘文峰教授认为，高血压病病位在肝，高血压是以血压升高为主要临床表现伴或不伴有多种心血管危险因素的综合征。一般常见症状有头晕、头痛、颈项强直、心悸等。中医学对本病无特定的认识，也没有相同的病名。但历代医家在头痛、眩晕、肝阳、肝风、中风等病证中均有类似的、较为详细的论述。刘文峰教授认为，高血压属于中医的"眩晕"范畴，肝为风木之脏、刚脏，体阴而用阳，主升主动，易劫阴耗液，肝阴不足，风阳易动而上扰清空，故高血压病患者常见眩晕、头痛。"诸风掉眩，皆属于肝"，故高血压的病因病机在肝。其分型包括：

1. 肝火上炎证

本证多因情志所伤，肝胆疏泄无权，气郁化火，火性炎上，上扰巅顶，故眩晕；临床症见眩晕，头痛，胁痛，面赤，口苦而干，心烦，耳鸣，目赤，小便热涩黄赤，大便秘结，舌边光红，苔黄，脉象弦数。

2. 肝阳上亢证

本证多因素体阳盛，性急多怒，肝阳偏旺；或长期精神抑郁，气郁化火，阳气偏亢暗耗阴液；或平素肾阴亏虚，年老阴亏，水不涵木，阴不制阳，导致肝阳偏亢上扰所致。临床症见眩晕耳鸣，头目胀痛，面红目赤，急躁易怒，失眠多梦，舌红少津，脉弦有力或弦细数。

3. 肝肾阴虚证

本证多因久病失调，阴液亏虚；或因情志内伤，化火伤阴，导致肝肾阴虚，阴不制阳，虚热内扰所致。临床症见头晕，目眩，耳鸣，健忘，腰膝酸软，口燥咽干，失眠多梦，五心烦热，舌红，少苔，脉细数。

刘文峰教授认为，高血压病病因在于血瘀。高血压这种慢性病证中，以瘀血为害尤为多见，高血压初病多气结在经，久病则血伤入络，导致气滞血瘀。久病、频发之病必然兼瘀。高血压初病在经，久病入络是病变发展的规律，慢性病缠延不去，反复发作，导致体内气血流行受阻，脉络中必有瘀凝。如《素问·痹论》谓："病久入深，营卫之行涩，经络失疏，故不通。"《难经》谓："气留而不行者，为气先病也，血壅而不濡者，为血后病也。"《东医宝鉴》亦谓："久病日轻夜重，便是瘀血。"清代傅山更明确指出："久病不用活血化瘀，何除年深坚固之沉疾，破日久闭结之瘀滞。"故此病时轻时重、时发时止，对于年久不愈的沉疴、顽症、痼疾当从瘀治。张景岳谓："气血不虚则不滞，虚者无有不滞者。"刘文峰教授认为，五劳七伤，消耗气血，正气不足，推血无力，体内必有瘀血内潜，故《医学衷中参西录》谓："劳瘵者，多兼瘀血。"故久积从瘀，症积久而不去，多由瘀血内结所致。《诸病源候论》谓："瘀久不消则变为积聚癥瘕也。"刘文峰教授认为，不论寒积、水积、气积、痰积、湿积，积久则碍气阻血，气血不行，瘀从中生，久积为瘀，久瘀必结，故久积不愈，当从瘀论治。刘文峰教授认为，凡高血压病人必有血瘀。

刘文峰教授在临床不同证型的选方用药上，积累了自己丰富而独特的经验。如清泻肝火降压：药用夏枯草、野菊花、黄芩、茵陈等；平肝降压：药用天麻、代赭石、白蒺藜、石决明、决明子等；滋阴潜阳柔肝降压：药用龙骨、牡蛎、生地黄、龟甲、白芍、玄参等；活血通脉降压：药用莪术、红花、川芎、桃仁、丹参、葛根、水蛭、地龙等；除痰祛湿降压：药用石菖蒲、郁金等。从兼夹证选方用药：有便秘者，宜通腑降压，药用莱菔子、大黄、桃仁、当归等；小便不利者，宜利尿降压，药用泽泻、车前子、益母草、防己等，但有热象者不用防己。

刘文峰教授在临证治疗中，创立了治疗高血压的基本方——芩菊降压汤。方中黄芩、野菊花、夏枯草清泻肝火，钩藤清热平肝，石决明、龙骨、牡蛎平肝滋阴潜阳，白蒺藜平抑肝阳，川芎、益母草、地龙活血化瘀、通达气血，杜仲、益母草补肝肾之阴以潜阳。全方针对高血压的病机选方组药，体现了清泻肝火、平肝潜阳、活血化瘀的治疗原则，在临床中取得了很好的疗效。刘文峰教授认为，肝火、血瘀是高血压病的突出病因与病理基础，贯穿于疾病始终。清肝平肝养肝与活血化瘀是重要的治疗方法。在日常生活中，注意养精安神、避免大悲大怒，使机体阴阳时刻保持平衡，身体才可处于一个健康的状态，才能达到降压的目的。

（张立伟整理）

辨证析因治疗眩晕

眩晕是中老年人的常见病症。多见于高血压、颈椎病、耳源性疾病、脑动脉硬化、椎基底动脉供血不足、贫血等患者。刘文峰教授治疗眩晕经验丰富，见解独到，对眩晕的病因病机总结归纳为痰、风、瘀、虚、寒五个方面，临床应用中药辨证论治，尤其在治疗椎基底动脉供血不足所致的眩晕上，疗效甚好。刘文峰教授深谙中医古籍内容，结合临床诊疗经验，总结出眩晕病症的病机应从如下五个方面分析：

1. 因痰作眩

汉代张仲景认为，痰饮是眩晕的重要致病因素之一，《金匮要略·痰饮咳嗽病脉证并治》说："心下有支饮，其人苦冒眩，泽泻汤主之。"朱丹溪宗仲景痰饮致眩之论，首倡痰火致眩之说，主张"无痰不作眩"，《丹溪心法·头眩》谓："头眩，痰挟气虚并火，治痰为主，挟补气药及降火药，无痰则不作眩。"刘文峰教授认为，现代人的生活饮食习惯大多不规律，过食肥甘厚味而损伤脾胃，以致脾虚健运失司，水湿停聚而生痰，痰阻中焦致清阳不得升，清窍失养而引发眩晕。

2. 因虚作眩

《灵枢·海论》曰："髓海不足，则脑转耳鸣，胫酸眩冒。"《灵枢·卫气》曰："上虚则眩，上盛则热痛。"《灵枢·口问》曰："上气不足，脑为之不满，耳为之苦鸣，头为之苦倾，目为之眩。"宋代医家更强调"因虚致眩"理论，如《圣济总录》以风、虚、痰论治眩晕，指出由于素体虚而风邪入中，干忤经络，使五脏六腑之精气不能上养诸窍，致眩晕发生。刘文峰教授认为，中老年人因年老或者身有疾病的原因，大多数人为肝肾阴虚之体，肾为先天之本，主藏精生髓，阴精亏虚，髓海不足，而发眩晕。

3. 因风作眩

《素问·至真要大论》云："诸风掉眩，皆属于肝。"《素问·气交变大论》言："岁木太过，风气流行，脾土受邪，民病飧泄食减……甚则忽忽善怒，眩冒巅疾。"刘文峰教授认为，肝风内动，上扰头目，则发眩晕，此眩晕多归为临床高血压病的范畴，此证多表现为头晕目眩，头胀头痛，心烦易怒，失眠多梦，口苦耳鸣，面红目赤，血压偏高，多因情志刺激而诱发眩晕。

4. 因瘀作眩

虞抟于《医学正传》中提出"血瘀致眩"之说，认为多种因素致血瘀不行，瘀血停聚胸中，迷闭心窍，火郁成邪，发为眩晕，故治宜行血清经，散其瘀结，则眩晕可愈。此说首创了瘀血致眩之论。刘文峰教授结合现代医学理论，提出缺血性眩晕必有瘀血，观点新颖独到。如常见的由于动脉硬化、痉挛、血管狭窄或梗死致瘀血阻滞经脉等原因，导致气血不能上荣于头目，故作眩晕。

5. 因寒作眩

刘文峰教授认为，外寒侵袭，多为眩晕的诱发因素，尤其是椎动脉狭窄型颈椎病引起的眩晕。寒主收引、凝滞，寒邪入侵肌肤，则气血经络阻滞，肌肉僵硬，血液运行不畅，气血不能上行，上窍空虚，而作眩晕。

刘文峰教授从中医整体观出发，以辨证论治为核心，分析眩晕的病因病机，对症遣方用药，充分体现了中医学的精髓。

（刘珈整理）

临床应用石菖蒲配伍经验

石菖蒲，始载于《神农本草经》，原名菖蒲。属天南星科多年生草本植物，药用部位为根茎。本品气芳香、浓烈，味辛苦，性温，归心、胃经，属开窍类药。具有化湿开胃，开窍豁痰，醒神益智之功。常用于脘痞不饥、噤口下痢、神昏癫痫、健忘耳聋，还可用于声音嘶哑、痈疽疮疡、风湿痹痛、跌打损伤等证。《神农本草经》云："主风寒湿痹，咳逆上气，开心孔，补五脏，通九窍，明耳目，出音声。久服轻身，不忘，不迷惑，延年。"刘文峰教授临床应用石菖蒲配伍用药灵活，经验丰富，深得其要，现述如下。

（一）石菖蒲配伍远志

《神农本草经》谓石菖蒲"通九窍"，久服"不忘，不迷惑"，为治痰瘀浊邪蒙闭清窍所致健忘、失眠、痴呆、中风等症之要药；谓远志"主咳逆伤中，补不足，除邪气，利九窍，益智慧，耳目聪明，不忘，强志倍力"。二药均有安神定志、化痰开窍之功，而石菖蒲善于芳香化浊，醒脑开窍，远志则长于安神益智。合而用之，宁心安神、醒脑益智、豁痰开窍之力大增，是治疗健忘、不寐、痴呆、失语、神经及精神类疾病常用的主要对药。

1. 治疗多种类型的神经衰弱

刘文峰教授自拟安神益智汤，药物组成：石菖蒲 15g，远志 10g，茯苓 30g，肉苁蓉 10g，党参 15g，枸杞 30g，淫羊藿 15g，五味子 10g，百合 30g，炒酸枣仁 20g，黄连 10g，阿胶（烊化）15g。治疗神经衰弱、失眠、健忘、精神抑郁、焦虑、神疲乏力等症。本方在开心散、苁蓉散、黄连阿胶汤的基础上演化而成，具有滋而不腻、温而不燥、寒热兼顾、攻补兼施、药性平和的特点。

2. 治疗老年痴呆症及痴呆为主的中风后遗症

刘文峰教授自拟醒脑益智汤，药物组成：熟地黄 20g，龟甲 20g，巴戟天 20g，菟丝子 20g，肉苁蓉 10g，黄芪 60g，丹参 30g，当归 15g，川芎 20g，红花 10g，石菖蒲 30g，远志 10g，茯苓 40g。刘文峰教授认为，老年痴呆症的基本病机是肾气亏虚于下，痰瘀互结，清窍瘀阻于上。肾藏精生髓，脑为髓海、元神之府。肾精不足，脑海空虚，元神失养；痰瘀互结，脑络瘀阻，气血不畅，元神失荣，或瘀血内阻，直伤元神；正虚邪实，损伤清窍，元神失用，神机失灵。可谓脑伤则神亡、神昏、神呆、神乱、神弱，皆以脑伤程度而异。此证属脑伤神呆、神弱、神迷不明，故出现健忘、反应迟钝、焦虑等神志病变，此为虚、痰、瘀所致的下虚上实、本虚标实之虚中夹实证。自拟醒脑益智汤方中熟地黄、龟甲补血滋阴，益精填髓；巴戟天、菟丝子、肉苁蓉温养真元，固精益肾。五药阴阳济和，补肝肾，益精髓，健脑益智。黄芪、丹参、当归、红花益气养血，活血化瘀，除脑脉之瘀阻，畅脑脉之气血；川芎活血化瘀，善达巅顶，可透过血脑屏障，帅众药直达病所，为治脑络瘀阻之要药；石菖蒲、远志、茯苓化痰浊，通神明，开清窍。全方共奏填精益气、除痰消瘀、安神益智、醒脑开窍之功。醒脑益智汤补精髓，益气血，化痰瘀，醒脑益智，攻补兼施。

（二）石菖蒲配伍胆南星

胆南星，是由中药天南星同牛胆汁拌制而成的加工品，温燥之性大减，功专祛痰定惊，是祛经络风痰之要药。石菖蒲则是芳香豁痰开窍之要药。二药配伍用于风痰阻络、脑络瘀阻清窍之中风、癫痫，相互为用，切中病机，其效益彰，除风痰、开清窍之力大增，不失为治疗风痰瘀阻于脑络或痰蒙清窍的对药配伍。

1. 治疗中风后遗症

刘文峰教授自拟醒脑化瘀汤，药物组成：黄芪 60g，葛根 30g，何首乌 20g，龟甲 15g，肉苁蓉 10g，淫羊藿 20g，川芎 20g，红花 10g，水蛭 15g，地龙 20g，胆南星 10g，石菖蒲 20g，怀牛膝 15g。本方升清阳，益精髓，除痰消瘀，醒脑开窍，用于治疗中风后遗症。刘文峰教授认为，凡属风痰上壅，痰浊阻络，出现舌苔厚腻，脉沉涩或沉滑或弦滑者，均可配用石菖蒲、胆南星以涤痰息风，芳香化浊，醒脑开窍。舌苔黄腻属痰热者，加郁金、瓜蒌、黄芩以清热化痰，息风开窍；流涎神呆者，加远志、郁金、白术、益智仁以化痰摄涎；便秘者，加当归、桃仁、生大黄以通腑泄热。中风急性期后期的病机为本虚标实，以本虚为主。所谓本虚，即气血不足，肾精亏虚，脑脉失养，髓海不充，肢体功能障碍；标实，即痰浊、瘀血阻滞脑府脉络，而痰浊、瘀血又为正气亏虚所致。气虚不能行血而成瘀，不能行津而成痰，故根据"急则治其标，缓则治其本"的原则，结合中风病变在脑，偏瘫诸症皆为痰瘀互结、闭阻脑脉、损伤元神所致，以补气填精为主，达到"以补为通，以补为用"的目的。中风后遗症的治疗，既要除痰消瘀，也要益气填精，修复元神，恢复脑府，故治以益气填精，除痰消瘀，醒脑开窍。自拟醒脑化瘀汤中黄芪、葛根补元气、升清阳、助行血、荣脑海，为君药；何首乌、龟甲、肉苁蓉、淫羊藿益精血、和阴阳、填精髓、益脑智，为臣药；佐以川芎、红花、水蛭、地龙、胆南星、石菖蒲逐血中之瘀、化络中之痰、散痰瘀之凝结、开瘀阻之清窍、载血中之清气精血，以滋养脑府之元神；怀牛膝补肾活血，更能引血下行，为佐药。全方针对病机，遣药配伍，层次清晰，共奏益气升阳、填精补髓、除痰消瘀、醒脑开窍之功。

2. 治疗癫痫

石菖蒲因其豁痰开窍，镇静安神，涤痰息风，古今都作为治疗癫痫的重要药物。中医学认为凡癫痫者多与痰有关。刘文峰教授自拟菖蒲定痫汤，药物组成：石菖蒲30g，胆南星10g，郁金15g，生铁落30g，天麻15g，陈皮15g，半夏10g，茯苓20g，全蝎10g，地龙20g，蜈蚣2条，白芍30g，甘草10g。本方豁痰开窍，定痫息风，用于治疗癫痫。刘文峰教授认为，癫痫素有积痰内伏，每逢情志失调、劳累、外伤等诱发，致使气机逆乱，风痰上扰，阻塞脑络，蒙蔽清窍。自拟菖蒲定痫汤方中石菖蒲、胆南星、郁金豁痰解郁，醒脑开窍，涤痰息风；陈皮、半夏、茯苓健脾燥湿，降逆化痰以杜生痰之源；生铁落重镇潜阳息风；全蝎、地龙、蜈蚣化痰通络，解痉息风；天麻、白芍、甘草柔肝平肝，潜阳息风。全方共奏祛痰化瘀、通络解痉、醒脑开窍、息风定痫之功。

（三）石菖蒲配伍骨碎补、葛根

石菖蒲善于开窍，为治耳聋之要药。耳为空清之窍，以通为用。不论虚实耳聋，皆可加用石菖蒲。石菖蒲，辛温芳香，气味浓烈，化浊祛痰、通窍作用较强。虚证渐聋，石菖蒲用之，意在开窍防塞。开窍则能改善耳神经功能，防塞是防止滋补药的滋腻滞塞。石菖蒲用于实证暴聋，重在化浊开窍。另有突发性耳聋，多由气滞血瘀、耳窍闭塞所致，也宜在行气化瘀中加石菖蒲以开耳窍。石菖蒲、骨碎补、葛根三药皆有利窍聪耳之效，石菖蒲长于化痰开窍聪耳，骨碎补长于益肾化瘀聪耳，葛根更长于升阳益气聪耳。三药合用，虚实兼顾，优势互补，相得益彰。配伍适宜可治疗各种耳聋耳鸣病症。刘文峰教授在治疗虚证耳聋上多酌情配伍熟地黄、黄柏、枸杞、五味子、磁石、黄芪、水蛭等以补肾益气为主，佐以除痰化瘀；治疗实证耳聋多酌情配伍通草、泽泻、刺蒺藜、香附、川芎、地龙、磁石等，以芳香化浊、行气化瘀而通耳窍；治疗突发性耳聋多酌情配伍香附、黄芪、当归、赤芍、水蛭、地龙、川芎等，以活血化瘀为主，佐以补肾益气，使瘀祛脉通，精气充耳，自然窍开耳聪。

（四）石菖蒲配伍辛夷、白芷

石菖蒲气味芳香浓烈，善化秽浊通九窍；辛夷善宣壅通鼻窍，为治疗鼻渊之要药；白芷芳香上达，可化湿浊通鼻窍，活血消肿排脓，李东垣云"疗风通用，其气芳香，能通九窍"。三药合用，化浊通窍、除秽复嗅之力大增，适用于各种鼻炎的治疗。刘文峰教授自拟慢性鼻炎汤，药物组成：黄芪40g，白术20g，防风10g，辛夷15g，白芷10g，石菖蒲20g，川芎15g，桃仁10g，地龙10g，黄芩10g，桔梗10g，甘草10g。本方益气固表，化浊止涕，散风祛瘀，宣壅通窍，用于治疗慢性单纯性鼻炎、变态反应性鼻炎。流清涕甚者，去地龙、黄芩，少加桂枝、细辛；浊涕黄稠甚者，加金银花、蒲公英、鱼腥草；鼻窦炎者，加薏苡仁、冬瓜、芦根；头痛甚者，加大川芎、白芷的剂量。

（五）石菖蒲配伍郁金

石菖蒲，芳香化浊，行气止痛，尤善豁痰开窍；郁金，血中之气药，既能活血化瘀，又可行气化痰，更长于解郁，是治疗气血痰瘀之要药。二药配伍，相互为用，相得益彰，行气化瘀、豁痰通窍之功倍增。

1. 治疗痰浊瘀血之心绞痛

可与瓜蒌薤白半夏汤加丹参、三七粉、降香、延胡索等配伍。

2. 治疗神昏

热病神昏，可配清宫汤、安宫牛黄丸等；寒湿痰浊蒙蔽清窍之神昏，可配苏合香丸加胆南星、远志等；中风昏迷，加远志、丹参、安宫牛黄丸等。

（六）小结

石菖蒲，舒心气，畅心神，怡心情，益心志，妙药也。清解药用之，赖以祛痰秽之浊而卫宫城；滋养药用之，借以宣心思之结而通神明。石菖蒲功效多，应用广，故欲要取得佳效，全凭配伍之妙。

（王德惠整理）

白芍的临床配伍心得

刘文峰教授对白芍的临床配伍应用也颇有心得，总结如下。

1. 白芍配伍甘草

白芍酸收柔敛，补肝血柔肝阴，缓急止痛。甘草补中益气，清热解毒，缓急定痛。白芍味酸，得木气最纯。甘草味甘，得土气最厚。二药合伍，酸甘化阴，补血柔肝缓急迫。二药入肝脾，柔肝以健脾，缓急以调中，为治肝之专药。临床用于柔肝缓急止痛，二药均有解痉镇痛的作用，故可用治拘挛急迫症。凡肝血虚不能柔养筋脉引起急迫疼痛均用为要药。胃痛、腹痛、腓肠肌痉挛、筋结、肢体拘急、溃疡病、急慢性胃肠炎等均宜选用，对萎缩性胃炎尤宜；由于胃痉挛、膈肌痉挛引起的呕逆、顽固性呕吐以及神经性呕吐，在辨证中加入二药，可明显提高疗效；二药合伍为"制肝之专药"，肝胆病胁痛、少腹拘急作痛、缩阴症等属肝血不足均宜选用；二药柔肝缓急迫，对血管收缩性头疼有较好疗效；二药缓急迫止血，岳美中称，"白芍，其止血之效力，乃至神效而不可思议"，临床用量30g以上，确有止血作用；二药酸甘化阴，可治消渴，化阴柔养可治习惯性便秘，柔肝缓急可治痛泻，药理研究表明，二药可兴奋胃肠蠕动，又可抑制胃肠蠕动；有医者认为，调养肝阴，首推白芍、甘草、麦芽；白芍、甘草之比例为3:1或4:1最宜。

2. 白芍配伍防风

白芍养血柔肝，敛阴和营，调和肝气。防风疏风解表，胜湿止痛，鼓舞脾气，疏散肝风。二药微辛微温与微苦微寒合伍，散肝与敛肝并用，疏表与和营并施，既能调内以和肝脾，又能调外以和营卫。临床上用于调和肝脾，治疗痛泻、肠鸣属于肝脾不调者。也可用治营卫不和，一身酸痛及产后营血不足之肢体酸痛。

3. 白芍配伍桂枝

桂枝振奋气血，达卫气以和营解肌。白芍敛阴和营，调和肝气。二药合伍，寒温得宜，收敛合拍，刚柔相济。发散不伤阴，酸敛不碍邪。相辅相成，共奏调营卫和阴阳，外调内补之功。临床用于病后、产后体虚营卫不和之自汗、盗汗；营卫不和之低热、汗出、恶风最为相宜；营卫不和之易患感冒、过敏性鼻炎、顽固性荨麻疹；中气虚弱之妊娠呕吐、脐周腹痛用为要药；慢性腹泻，应用得当可增疗效。张路谓"芍药能与土中泻木，为泻痢必用之药，然须兼桂用之，方得敛中寓散之意"。张伯奥认为，脾胃虚弱型慢性肠炎往往夹有垢滞，用桂枝温通祛垢，振奋脾胃功能，既能扶正祛邪，又有通因通用之意，疗效远较纯温补之理中汤为好。

4. 白芍配伍浮小麦

白芍养阴敛营，兼能泻热。浮小麦益气除虚热止汗。二药合伍，敛而阴营不外泻，养则阴液得濡润，相得益彰，调和营阴，敛汗，退热，润燥功效益增。用于劳伤发热、阴虚低热、盗汗、自汗、心神不宁、失眠、脏躁等症。

5. 白芍配伍柴胡

柴胡长于疏肝，条达肝气，流畅气血。白芍补血养阴柔肝，善治血虚诸症，二药刚柔相济，疏不耗肝阴，柔养不碍滞，为疏养肝气之良相。临床用于肝气郁结不舒，或肝气疏泄横逆太过，所致上下内外诸症均可运用，尤多用于肝气不舒之胁痛，肝脾不和，肝胃不和，肝经气血郁滞诸症，用为要药；广泛用于肝胆疾病，脾胃病证，如慢性肝炎、胆囊炎、胃肠道疾病等；对妇科之月经不调、经行低热、痛经、经期乳房胀痛、乳癖、带下腰痛等属肝气不调或郁结或横逆均用为要药。

6. 枳实配伍白芍

枳实破气理气，导脾胃积滞。白芍养肝血柔肝体敛肝气。二药通敛合伍，通不伤正，敛不碍滞，一调肝，一理脾胃。临床肝脾不调，肝胃不和诸症均用为要药。

7. 白芍配伍白术、黄芩

白术补养脾胃，生气血以养胎，脾健能载胎。黄芩清热安胎。药理研究认为黄芩有抗变态反应性损伤等作用，故可安胎。朱丹溪称"黄芩、白术，乃安胎圣药"。白芍敛肝阴养肝血，柔肝收肝气之恣横。三药相伍，补清兼施，肝脾同调，抑制或中断妊娠过程中的某些免疫性损伤反应，从而安和胎元。

8. 白芍配伍枸杞

枸杞生精养血。白芍养血敛阴，柔敛肝气。肝肾同源，精血互生。二药滋养柔敛，合用相辅相成，共奏滋养肝肾阴血，柔肝和肝之功。临床用于肝肾精血交损之失血，非偏寒偏热之品所宜，枸杞则为当选之佳品。二药合用，对肝肾精血不足、肝不藏血之出血均有较好疗效；对阴虚阳亢之眩晕、心悸、不寐也有较好疗效。

9. 白芍配伍何首乌

何首乌补肝肾益精血。白芍养血，柔肝和肝气。二药合用，增益肝肾养肝血之功。肝肾精血得养，心血又奉，心神自宁。临床用于肝肾不足，心血虚亏诸证，如虚烦不眠、头晕耳鸣等均用为要药。对精神分裂症、神经衰弱之失眠属心血虚亏用之有较好的调理作用。

10. 白芍配伍当归

白芍养血柔肝，缓急迫。当归补血活血，消肿排脓止痛。二药合用，养肝、柔肝、平肝气以缓急迫，柔养中行气血以祛垢滞，相辅相成。临床用于下痢日久。盖水泻最忌当归之滑，而痢疾最喜其滑也。芍药味酸入肝以平木，使木不敢再侵脾土。当归能保护肠黏膜，白芍能缓解平滑肌痉挛，若佐以乌药，效力更佳。

11. 其他 白芍配伍甘草、木瓜、薏苡仁、牛膝，对下肢筋脉拘急、腓肠肌痉挛疼痛，疗效佳。

（梅超红整理）

瘿病的病机与治疗体会

对瘿病古人论述颇多，有气瘿、血瘿、肉瘿、筋瘿、石瘿、泥瘿、劳瘿、瘿痈、夹喉痈等之分。宋·陈无择《三因极一病证方论》提出五瘿："坚硬不可移者，名曰石瘿；皮色不变，名曰肉瘿；筋脉露结者，名曰筋瘿；赤脉交络者，名曰血瘿；随忧愁消长者，名气瘿。"

瘿病累及五脏，始动在肝。肝失疏泄，肝气郁滞。郁则气滞、郁则化火，气滞者血瘀、气滞者津聚为痰、肝郁乘阴土失运生痰；化火者不仅首伤肝阴，且肝肾同源而下灼肾水、木火刑金而上灼肺津、肝火肆虐乘阳土而中伤胃津、母病及子而扰伤心阴。肝逆者，上逆则阴虚动风，头晕目眩而手颤；肝气夹痰上逆，湿痰上注于目则突眼。痰的生成与肺、脾、肾、肝关系密切，脾为生痰之源，肺为贮痰之器，肾为痰之本，肝主气机条畅行津液，气滞津聚为痰，且多为无形之痰。肝经属肝络胆，途经喉咙，肝气横逆夹痰、瘀循经上行，气、火、痰、瘀交结于喉颈部，而成肿块为瘿。"壮火食气"，肝郁则脾虚，故本病病机是本虚标实，虚则气阴两虚，实则气、火、痰、瘀壅滞。瘿病多表现在甲状腺功能亢进症、甲状腺功能减退症、单纯甲状腺肿、甲状腺囊肿、甲状腺瘤、甲状腺癌等甲状腺疾病之中，其病机错综复杂，虽有气、痰、瘀交结壅滞之共性，但更有其热盛伤阴痰火交结、阳虚痰凝血瘀、气滞痰瘀凝结等明显之差异。瘿病伴甲状腺功能亢进症者，其病机以气阴两虚、气火痰瘀壅滞为主；瘿病伴甲状腺功能减退症者，其病机以脾肾阳虚、痰凝血瘀为主；不伴甲状腺功能亢进症、甲状腺功能减退症，单纯甲状腺肿块之瘿病者，其病机以气滞、痰凝、血瘀，气、痰、血交结壅滞为主。瘿病病机不同，故治法方药各异。

1. 甲状腺功能亢进症伴甲状腺肿大

益气养阴为主，兼以清热、理气、活血、化痰、散结。

常用药：益气药——黄芪、黄精、党参、太子参、白术、白扁豆、薏苡仁；养阴药——生地黄、熟地黄、制何首乌、白芍、百合、玄参、麦冬、五味子、枸杞、知母；清热解毒药——虎杖、黄连、夏枯草、白花蛇舌草、金银花、连翘、板蓝根、大青叶；理气药——柴胡、香附、青皮、陈皮、白蒺藜、郁金；化痰散结——瓜蒌皮、半夏、浙贝母、白芥子；活血散结——丹参、赤芍、三棱、莪术、王不留行、蜈蚣、穿山甲；化痰软坚散结——夏枯草、海浮石、生牡蛎、制鳖甲、僵蚕、牛蒡子；敛汗药——黄芪、白芍、浮小麦、五味子、山茱萸、桑叶、煅牡蛎；安神定悸——茯苓、葛根、黄连、知母、远志、炒酸枣仁、僵蚕、龙齿、百合、石菖蒲；健脾止泻——白扁豆、薏苡仁、乌梅、山药；平肝息风——天麻、珍珠母、钩藤、龙骨；明目——突眼属痰湿上注予以陈皮、半夏、茯苓、决明子、青葙子、车前子，肝肾阴虚者予以菊花、枸杞、石斛、决明子。

治甲状腺功能亢进症对药：黄芪、生地黄，是治甲状腺功能亢进症关键药物，疗效可靠；生地黄或熟地黄、龟甲；知母、黄连；夏枯草、连翘；葛根、枸杞；黄精、白芥子；百合、五味子；僵蚕、蝉衣；香附、黄连、夏枯草；玄参、浙贝母、煅牡蛎。

基本方：黄芪龟甲汤（自拟方）。

处方：黄芪60g，黄精15g，生地黄15g，龟甲15g（先煎），知母15g，香附20g，夏枯草30g，黄连10g，浙贝母20g，生牡蛎30g，丹参20g，瓜蒌皮15g，白芥子10g。

功效：益气养阴，清热泻火，疏肝活血，化痰散结

主治：甲状腺功能亢进症伴甲状腺肿大，甲状腺功能异常，心悸，汗多，怕热，性急易怒，口干，易饥，消瘦，乏力，手颤，舌红，脉弦细数。

加减：汗多者——加浮小麦、山茱萸、五味子；心悸者——加龙齿、茯神；心悸脉数者——加知母、僵蚕、蝉衣、葛根；手颤甚者——加天麻、钩藤、珍珠母；阴虚甚者——加百合、玄参；消谷善饥者——加生石膏；便溏者——加白扁豆、山药、薏苡仁、乌梅；甲状腺肿大坚硬者——加王不留行、蜈蚣、制鳖甲、穿山甲；颈项咽堵胀闷者——加郁金、青皮、白蒺藜；外感热毒炽盛者——加虎杖、金银花、连翘、大青叶。

方解：甲状腺功能亢进症隶属瘿病范畴，瘿病与经络、五脏有关。明朝李梴提出"瘿内应五脏"的观点，后世沈金鳌进一步阐述"瘿之为病其症皆隶属五脏，其源皆由肝火"。显然，甲状腺功能亢进症伴甲状腺肿大者，同样累及五脏，以肝为起病之因，心肺脾为起病之脏，肾为久病之变。甲状腺功能亢进症在早、中期病机为正虚邪实，热盛是其特点。虚则气阴两虚，实则热盛、痰瘀交结。热在肝心胃，气虚脾与肺，阴虚肾肝肺。肝主气机条达，调节情志，是血液和津液运行重要环节。若肝失疏泄，则一郁二逆。郁则气滞化火，气滞而血瘀，气滞津聚则为痰、土失木达而生痰、郁则肾阳蒸腾气化不利而津聚为痰。肝郁化火为甲状腺功能亢进症热盛之源，肝火盛情志失调则性急易怒，肝

火伤阴肝风内动而手颤，肝胆火旺而口苦目眩，夹痰上注而突眼；母病及子，肝火扰心而心悸、脉数、心烦少寐；木火乘阳土，致胃热而消谷善饥。若肝疏泄太过则逆，肝阳夹痰火上逆袭扰清窍而损目动风；肝气横逆夹痰循经上行，气、火、痰、瘀在颈前相互凝结成块则为瘿。热盛伤阴，壮火食气。故气阴两虚，气、火、痰、瘀交结壅滞，为甲状腺功能亢进症早、中期的基本病机。黄芪龟甲汤中，大剂量黄芪配伍黄精，益脾肺之气，敛汗固卫；龟甲、生地黄、知母，滋补肝肾之阴液；香附、夏枯草、黄连，疏肝解郁，清泻肝、心、胃之火热；丹参、瓜蒌皮、浙贝母、白芥子、生牡蛎，活血化痰、软坚散结。诸药合用，共奏益气养阴、清热泻火、化痰散结之功。甲状腺功能亢进症后期，随病程迁延，阴损及阳，或过用寒凉伤及阳气，其病机则转化为脾肾阳虚为本，气滞、血瘀、痰凝为标之证，治当以温补肾阳、行气化瘀、软坚化痰、散结消瘿为法，本方不宜。据现代药理报告，本方中知母、生地黄、龟甲，可减少耗能，降低心率。其机理是抑制钠泵功能，而知母是典型的钠泵功能抑制剂，三味药能抑制β受体蛋白分子的过速合成。方中黄精具有抑制肾上腺皮质的作用，能改善肾上腺皮质功能亢进引起的糖、脂代谢紊乱，也宜用治甲状腺功能亢进症。白芥子，有降低甲状腺吸碘率及抑制甲状腺功能的作用，宜用治甲状腺功能亢进症及甲状腺结节。知母配伍黄连，滋阴清热降心率，宜用治甲状腺功能亢进症热盛伤阴心悸脉数之症。黄芪、黄精配伍生地黄、知母、龟甲，是治甲状腺功能亢进症的关键药物，疗效可靠。

2. 甲状腺功能减退症伴甲状腺肿大

治法：温肾健脾，行气化瘀，软坚化痰。

常用药：温阳药——鹿角胶、淫羊藿、巴戟天、肉苁蓉、附子、肉桂；益气药——黄芪、党参、太子参、白术、山药、白扁豆；渗湿利湿药——茯苓、薏苡仁、泽泻、猪苓、桑白皮、葶苈子、泽兰、益母草、萆薢、茯苓皮、冬瓜皮；养阴药——熟地黄、玄参、麦冬、五味子、枸杞、女贞子、鳖甲；行气药——青皮、陈皮、郁金、香附、柴胡、白蒺藜；活血药——当归、赤芍、丹参、莪术、王不留行、桃仁、红花、蜈蚣、土鳖虫、穿山甲；化痰散结药——半夏、浙贝母、白芥子、瓜蒌皮、僵蚕、牛蒡子；化痰软坚散结药——海藻、昆布、海浮石、煅牡蛎；清热解毒消肿散结药——夏枯草、连翘、苦参、玄参、败酱草、虎杖。

基本方：肉桂鹿角胶汤（自拟方）。

处方：肉桂 10g，鹿角胶 15g（烊化），肉苁蓉 10g，熟地黄 15g，青皮 10g，浙贝母 20g，海浮石 20g，海藻 20g，夏枯草 20g，白术 15g，茯苓 20g，莪术 10g，红花 10g。

功效：温补脾肾，行气化瘀，化痰软坚，散结消瘿。

主治：甲状腺功能减退症伴甲状腺肿大，畏寒肢冷，腰膝酸软，小便不利，身肿，舌淡暗，脉迟缓。

加减：腰背冷凉，心动过缓者——加制附子、麻黄、细辛；肢肿者——加泽兰、泽泻、防己、益母草；伴甲状腺结节难消者——加蜈蚣、制鳖甲、穿山甲、僵蚕、牛蒡子；腹泻便溏者——加车前子、山药、薏苡仁、炮姜、白扁豆。

方解：正气不足，或外邪直入少阴，致肾阳虚衰；加之忧思恼怒肝气郁结，致使气滞、血瘀、痰凝，循经上行于喉颈部，凝结壅滞成块而为瘿。故甲状腺功能减退症病机特点是正虚邪实，虚则肾脾阳虚，实则痰血凝滞。治当温补肾脾，尤以温补肾阳为主，行气活血、化痰软坚散结为辅。方中肉桂、鹿角胶、肉苁蓉、熟地黄，壮阳温肾以生少火元阳，加用熟地黄者，旨在"阴中求阳"；白术、茯苓，健脾益气、淡渗利湿，以复后天运化；青皮、莪术、红花、浙贝母，疏肝行行、活血化痰；海浮石、海藻、夏枯草，化痰软坚、散结消瘿。诸药合用，温肾健脾治其本，行气活血化痰软坚治其标，标本兼顾，补泻兼施，但总以温补肾阳治本为主。甲状腺功能减退症为典型的阳虚证，而阳气生成源于肾，肾为先天之本，内寓元阳真火，是一身阳气之根本，人体五脏之阳皆赖肾中阳气以生发，故甲状腺功能减退症之阳虚，其根在肾，其治也在肾，温补肾阳是治疗的关键。

3. 单纯甲状腺肿大、甲状腺瘤、甲状腺结节等不伴甲状腺功能异常

基本方：加味海藻玉壶汤（自拟方）。

处方：海藻 20g，昆布 20g，海浮石 20g，夏枯草 30g，连翘 15g，青皮 10g，浙贝母 20g，白芥子 10g，半夏 15g，当归 10g，川芎 15g，蜈蚣 2 条。

功效：化痰软坚，行气化瘀，消瘿散结。

主治：甲状腺瘤，甲状腺结节，甲状腺肿大。

加减：颈项胀闷不适者——加白蒺藜、香附、石菖蒲；甲状腺肿硬难消者——加三棱、莪术、鳖甲；伴有热象者——加黄连、大血藤、金银花；伴有寒象者——加肉桂、巴戟天；痰多者——加陈皮、瓜蒌皮、茯苓、僵蚕、牛蒡子。

方解：本病多由肝气郁结，肝气夹气、痰、瘀，循经上行壅结于颈项而成。痰血凝结成块，为其基本病机。在发病过程中，虽有夹虚或转虚之可能，然本病仍属实中夹虚、以实为主，故治当以行气化瘀、化痰软坚为主。方中青皮、当归、川芎、蜈蚣，行气化瘀散结；半夏、浙贝母、白芥子，化痰散结；海藻、昆布、海浮石，化痰软坚散结；夏枯草、连翘，清热解毒、消肿散结。全方共奏行气活血、化痰软坚、散结消瘿之功。

（李春岭整理）

寒热并用法治疗胃肠病的体会

"寒者热之，热者寒之"是临床治疗寒证和热证常用的温法与清法。而遇有寒热错杂之证，则需寒热并用方可取效。因此，掌握寒热错杂证的病因病机、辨证，组成正确的体现温中有清、清中有温，具有温清双重功效的方剂，对提高疗效、治愈病证至关重要。寒热并用的治法，临床运用十分广泛，可涉及许多系统的多个病证。现就对治胃肠疾病的临床体会简介如下。

1. 慢性腹泻（慢性肠炎）

寒热错杂证者，并不少见。

主要病因病机：久泻脾肾阳气已伤，而湿热未净；阳气已伤，复感湿热之邪；脾肾阳虚，复又酒食积热。总之，久泻脾肾阳虚，寒热湿浊内蕴，致使脾运无权，清浊相干，是慢性腹泻寒热错杂证的基本病机。

辨证要点：腹泻畏寒，遇冷加重，便下黏腻或脓血，苔黄腻。此系寒热错杂证，纯温阳则湿热更甚，纯清利则伤阳更甚，只有寒热同治、温清并用，方与病机合拍。

基本方：寒热治泻汤（自拟方）。

处方：党参15g，白术10g，白扁豆15g，薏苡仁20g，茯苓20g，干姜10g，肉桂10g，黄连10g，苦参10g，木香15g，白芍20g，槟榔6g，焦山楂10g。

方解：本方由理中汤与香连丸合方加味而成。方中党参、白术、白扁豆、薏苡仁、茯苓，健脾渗湿；干姜、肉桂，温脾肾之阳；白芍、肉桂，为治泻利要药，白芍能土中泻木，合肉桂有敛中寓散之意，使酸敛而不碍邪；黄连、苦参，清热燥湿；木香、槟榔、焦山楂，行气导滞。全方脾肾肝同治，以脾为主；温清并用，以温为主。诸药合用，寒热并调，共奏温健脾肾、清热燥湿、行气导滞之功，使湿热积滞尽除，脾肾阳复健运，则腹泻自愈。方中药物剂量，可根据寒热之轻重而增减定夺。

加减：肾阳虚甚五更泻者，可加补骨脂、肉豆蔻；伴腹痛而泻者，可加防风、甘草以抑肝木；如虚坐努责不出、脾气下陷者，加柴胡、升麻、枳壳，以升清降浊；如热甚便脓血者，加白头翁、秦皮、黄芩；若大便不畅、里急后重者，加桔梗、枳壳、白蒺藜；如有肠息肉者，可加乌梅、僵蚕。

2. 胃病之痞满（心下痞）、胃痛、呕吐吞酸（各种胃炎、溃疡等）

寒热错杂证者，也较多见，但易被忽视。

主要病因病机：胃为阳土，寒邪客胃，胃阳被遏，气闭从阳化热，在寒邪未尽之时，致使寒热并存；或胃有痰食积热，复为客寒所遏；或属热证，治过寒凉，胃热未尽，阳气已伤；或情志不遂，肝郁化火，横逆犯胃，复食寒凉；或邪浊在胃，从阳热化，复又传脾，从阴寒化，成上热下寒之寒热错杂证。胃病者，其病变核心虽然在胃，而与脾肝密不可分。脾胃者同为中州之土，互为表里，升降相因，阴阳和调，共同完成食物的受纳与运化。然脾胃的升降，又必赖于肝气的条达，所谓"土得木而达"。反之，若肝病者，或郁或逆，必乘中土，所谓"土恶木也"。即木壅土滞，脾胃升降失调。上述病因，何以致胃脘痞满、疼痛、呕逆？这是因为胸为阳，腹为阴，胃正在心下，属阴阳交界之地。从人体之纵向看，心下乃阴阳上下升降枢纽之处。脾属阴主升，胃属阳主降，脾胃升降失调，极易在这个阴阳交界的心下部位出现病变反应。故上述诸因，终成寒热邪浊内阻，脾胃之气升降失调壅塞心下，致使脾失健运升清，胃失受纳通降。邪气壅结心下则痞满，气机壅滞不通则疼痛，胃气不降反升则呕逆。

辨证要点：胃痛、痞满、呕逆，因寒诱发或加重，得温则减，而反口苦、舌红、苔黄。在治疗上，若纯清热，则胃热未除而中寒更甚；若纯温中，则寒邪未散而胃热更盛。故当寒热并用以和其阴阳，苦辛并投以调其升降。

基本方：寒热降胃汤（自拟方）。

处方：黄连 10g，黄芩 10g，干姜 10g，吴茱萸 2g，陈皮 15g，半夏 12g，枳实 12g，白蒺藜 15g，白芍 15g，茯苓 15g，白术 12g，甘草 10g。

方解：本方以寒热并用、辛开苦降、行气导滞治胃为主，辅以疏肝健脾，以复脾胃升降之功。方药是由半夏泻心汤、枳术二陈汤、四逆散合方加减而成。方中有四组药物，一是寒性苦味的黄连、黄芩；二是热性辛味的干姜、吴茱萸，两组相伍，热清寒散、辛开苦降，苦则降泻于下，辛则开散于上，以使心下阴阳上下升降交界之地畅通；三是陈皮、半夏、茯苓、枳实、白术、甘草，健脾燥湿、化痰止呕、散结消痞，以祛邪滞、调脾胃、复升降；四是白蒺藜、白芍，柔肝平肝，和胃降逆，以除肝郁之犯，并取肝气条达之助。统观全方，肝脾胃同治，疏肝健脾和胃与祛邪行气导滞同治，以寒热并用、辛开苦降，导滞降胃为主。使寒热去、邪浊除、气滞散，脾升胃降，则痞消、痛愈、呕逆除。

加减：泛酸，加煅瓦楞子、乌贼骨；脾虚便溏，加薏苡仁、白扁豆；口苦，加连翘、柴胡、茵陈；嗳气频作，加旋覆花、代赭石；痰热心下痞，加瓜蒌皮；夹食滞者，加焦三仙；胃痛甚者，加佛手、檀香；夹瘀者，加丹参、赤芍；幽门螺杆菌阳性者，加蒲公英、半枝莲、厚朴、白花蛇舌草等。

（扈丽萍整理）

和胃制酸常用方药心得

《素向·至真要大论》曰："诸呕吐酸，暴注下迫，皆属于热。"而东垣辩曰："吐酸不仅属热，也属寒也。"临床中，凡寒、热、湿、食、痰火均可致酸，而嘈杂酸甚者必有热火。且酸多者，多与肝火有关。因肝之在味为酸，肝热犯胃则吐酸也。

1. 左金丸

处方：吴茱萸 2g，黄连 10g。

功效：疏肝清热，制酸止吐。

主治：胃及十二指肠炎症、溃疡、幽门螺杆菌阳性。临床有胃痛、呕吐、泛酸等症。

方解：吴茱萸辛、苦，性热。有温中止痛，疏肝理气，和胃止呕之功。现代药理研究表明，其具有解痉止痛、抑制胃运动而止呕止吐、抗溃疡并抑制胃酸的作用。黄连苦寒，清肝热并燥湿，泻肝、胃之火并解湿热之毒。现代药理研究表明，黄连具有消炎、抑制渗出、抑制幽门螺杆菌、抗溃疡、调节胃运动、解痉止痛等多方面的作用。两药同用，疏肝郁、泻肝火、清胃中湿热、降逆止呕、止痛制酸。吴茱萸辛热，黄连苦寒，一辛一苦，中医称为辛开苦降或辛开苦泻。而且一寒一热，寒为主，热为辅，称为寒热反佐，吴茱萸反佐黄连。

加减：胃痛甚者，加陈皮、佛手、白芍等，以加大理气止痛（解痉）效果；胃热甚者，选加黄芩、蒲公英、栀子、金银花、半枝莲、白花蛇舌草等，以增强清热抗菌力度；胃酸甚者，可选加高良姜、黄芩。

2. 瓦楞汤

处方：煅瓦楞子 30g，元胡 30g，炙甘草 10g。

功效：消痰化瘀，制酸止痛。

主治：各种胃炎、溃疡病之胃酸过多，表现为烧心或泛酸或嘈杂。寒热虚实皆可用之。

3. 姜连汤

处方：干姜、黄连。

功效：辛开苦降，泻热消痞。

主治：慢性胃炎、溃疡、肠炎属于中焦，寒热互结者。症见心下痞满，泛酸或嘈杂，或肠鸣腹泻。

方解：黄连泻火解毒，清热燥湿。干姜温脾阳，除里寒。二药寒热并用，辛开苦降，共奏平调寒热、泻热消痞、健胃厚肠之功。此对药是辛开苦降、清热消痞、调整胃肠功能、消炎解痉制酸止痛的较好对药。

4. 乌贝散

处方：乌贼骨、浙贝母（也有用川贝母）。

功效：消痰散结，制酸止血。

主治：凡消化不良、胃炎、胃溃疡之胃酸过多，症见烧心或泛酸，或嘈杂，不论寒热均可用之。

5. 乌楞汤

处方：乌贼骨、煅瓦楞子。

功效：散结消痰，制酸止血。

主治：胃病胃酸过多者，不论寒热皆可用。

方解：二药均含大量的碳酸钙，为碱性药物。故能中和胃酸，有较强的制酸作用。

6. 茱连丸

处方：吴茱萸、黄连、黄芩、苍术、陈皮。

功效：疏肝清热，除湿和胃，制酸。

主治：湿热吐酸。

方解：方中苍术燥湿，湿除不生热；陈皮行气，气行不生郁；黄芩、黄连清热泻肝火，热去不吐酸；吴茱萸疏肝，温中降逆，辛热也制黄芩、黄连之苦寒。

7. 曲麦平胃散

处方：平胃散加神曲、麦芽。

功效：燥湿消食制酸。

主治：宿食不化，吞酸呃臭。

方解：《医方考》："食经宿而不化，有热则令人吞酸，无热则但呃臭而已。"

8. 火郁越菊丸

处方：苍术、香附、川芎、青黛、栀子。

功效：行气解郁，清热制酸。

主治：气郁化火之吐酸。

方解：苍术、香附、川芎，用解诸郁，尤解气郁；青黛、栀子，清热泻火。

9. 茱萸六一散

处方：滑石6g、甘草1g、吴茱萸1g。

功效：清利湿热制酸。

主治：湿热所致之吐酸。

方解：滑石，淡而寒，清利湿热；吴茱萸，辛热为其佐，疏其肝；甘草性温气平，和中泻火。三药合用，共奏清热去湿、和中制酸之效。

10. 痰火越鞠丸

处方：海浮石、胆南星、瓜蒌仁、青黛、栀子、苍术、香附、川芎。

功效：除痰泻火，行气解郁，制酸。

主治：痰火引起的嘈杂。

方解：嘈杂者，痰火内动也，令人不安。方中海浮石咸能软坚祛顽痰；胆南星，燥可祛湿痰；瓜蒌，苦可下逆痰；栀子、青黛，苦寒清热泻火；苍术、香附、川芎，行气解郁。合用共奏除痰泻火，行气解郁、制酸之效。

（张晓莉整理）

简论脾胃病证的治法与方药

脾胃病证的病因病机与临床表现可总结如下：病因包括情志、饮食、劳倦、外邪；病机可概括为纳运失常、升降失调、气血逆乱、阴阳失衡——虚、寒、湿、痰、食、热、积，气滞、气逆、气陷、出血、瘀血；临床表现可总结为胀、痛、呕、呃、痞、满、酸、秘、闭、泻、痢、湿、肿，久利脱肛、内脏下垂，出血、贫血、身自汗等。基于上述认识，刘文峰教授根据自身的临床经验提出了脾胃病的几个主要治法。

1. 健脾补气法

健脾补气法的基础方为四君子汤。化裁方：异功散——四君子汤加陈皮，治脾虚呕吐、食少；七味白术散——四君子汤加木香、藿香、葛根，治脾虚肌热、泄泻；六君子汤——四君子汤加陈皮、半夏，治脾虚呕吐、咳嗽痰多；香砂六君子汤——六君子汤加木香、砂仁，治脾虚兼食、痰、气滞，食少、呕吐、胀满等；楂曲六君子汤——六君子汤加山楂、神曲、麦芽，治脾虚食后困倦、思睡；黄连六君子汤——六君子汤加黄连，治脾胃虚弱，饥而不能食；连萸六君子汤——六君子汤加黄连、吴茱萸，治胃虚夹热嘈杂，进食少止，止而复作的火热作酸；柴芍六君子汤——六君子汤加柴胡、白芍、当归，治肝郁脾虚之腹痛、胃痛或妇人痛经。

健脾补气法，包括益气升阳法（脾气下陷）、益气固表法（气虚自汗）、益气摄血法（气虚出血）、益气养血法（气血双亏、贫血）、益气健脾止泻法（脾虚腹泻）、益气固表利水法（表虚风水）等。

（1）益气升阳法：补中益气汤——补中益气，升阳举陷，主治身热、有汗、渴喜热饮、恶寒、气短、自汗、脱肛、内脏下垂等；此系脾胃气虚，陷而不升，则阳气内郁故身热；此方补脾升阳，使脾气充而清阳复位，阳气复位则不郁，故身热解，此甘温除大热之理矣。补中升陷汤——益气升陷，治内脏下垂。升阳汤——益气升阳止泻。

（2）益气固表法：玉屏风散——益气实表止汗，益气实表御邪，主治气虚倦怠、汗出、易感冒。牡蛎散——益气固表，潜阳敛汗，也可实表御邪，主治气虚多汗证。

（3）益气摄血法：加味举元煎——益气升阳摄血，主治气虚不摄，月经量多，过期不止，色淡清稀，小腹空坠等证。

（4）益气养血法：八珍汤——益气补血，主治气血两虚证。黄芪当归补血汤——功效主治同上。

化裁方：加味当归补血汤——八珍汤加人参、白术、穿山甲、通草、甘草，炖猪蹄服，主治产后气血不足之乳少症。加减当归补血汤——八珍汤加三七、桑叶，主治年老血崩。固本止崩汤——八珍汤加人参、白术、炮姜、熟地黄，主治崩漏、血流不止、色淡。四妙汤——八珍汤加丹参、金银花，主治疮疡溃后余毒未尽、久不收口，有补气养血、生肌解毒、托里排脓的作用。圣愈汤——四物加党参、黄芪，益气补血，主治气血两虚证。十全大补汤——八珍加黄芪、肉桂，治证同上。归脾汤——四君加黄芪、龙眼肉、远志、生姜、当归、木香、大枣、酸枣仁，健脾养心安神，治心脾两虚证。

（5）益气健脾止泻法：参苓白术散——益气健脾，渗湿止泻，本方加黄连、肉桂、炮姜、白芍、木香，治慢性肠炎比原方效果更好。

（6）益气固表利水法：防己黄芪汤——益气固表，实脾利水，主治风水。

2. 温中健脾法（脾胃虚寒）

（1）理中汤是温中健脾的基础方。主治中焦虚寒，自利呕吐，腹痛，不渴，舌淡苔白。

方义：人参味甘微苦，《黄帝内经》曰："脾欲缓，急食甘以缓之。缓中益脾，必以甘为主，是以人参为君。"白术味甘温，《黄帝内经》曰："脾恶湿，温中胜湿，必以甘为助，是以白术为臣。"甘草味甘，《黄帝内经》曰："五味入脾，甘先入脾。脾不足，以甘补之，补中助脾，必先甘剂，是以甘草为佐。"干姜味辛热，喜温而恶寒此胃也，寒则中焦不治。《黄帝内经》曰："寒淫所胜，平以辛热。散寒温胃，必先辛剂，是以干姜为使。"

加减：吐甚者——理中汤去白术加生姜。气上逆则吐多，白术甘而壅，非气逆者所宜，故去白术。《千金要方》曰："呕家多服生姜，以其辛散，故吐者多加之。"泻多者——理中汤多用白术。白术甘壅补，使正气收而不下泻，另湿盛则濡泻，白术补气又除湿，故下多者宜加白术。腹满者——理中汤去白术加附子。《黄帝内经》曰："甘者令人中满。"白术甘温补，故腹中满者去之。附子味辛热，气壅郁腹为满，以热胜寒，以辛散满，故加附子。心悸者——理中汤加茯苓。饮聚则悸，茯苓甘淡，渗泻伏水，是所宜也。

化裁方：附子理中汤——理中汤加附子，治五脏中寒，手足厥冷。桂附理中汤——理中汤加附子、肉桂，主治脾肾阳虚，腹痛吐泻，手足不温等证。丁萸理中汤——理中汤加丁香、吴茱萸，主治中焦寒盛呕吐。砂半理中汤——理中汤加砂仁、半夏，主治中焦寒湿呕吐。连萸理中汤——理中汤加黄连、吴茱萸，主治中焦寒热错杂吐酸者。枳实理中汤——理中汤加枳实、茯苓，主治脾胃虚寒脘腹痞满、胀痛。连理汤——理中汤加黄连，治脾胃虚寒吐酸，也治慢性肠炎。理苓汤——理中汤合五苓散，治脾胃虚寒兼浮肿，小便不利等证。治中汤——理中汤加青皮、陈皮，主治中焦冷食积滞。理中化痰丸——理中汤加半夏、茯苓，主治脾胃阳虚，呕吐清水，咳吐稀痰等。

（2）小建中汤——温中补虚，缓急止痛。主治脾胃虚寒，肝脾失调所致之腹痛喜温喜按等。方药为桂枝汤倍芍药加饴糖。方中倍芍药，意在土中泻木，缓急止痛。

化裁方：黄芪建中汤——建中汤加黄芪，治胃溃疡、胃炎之胃痛有效。归芪建中汤——建中汤加当归、黄芪，治胃、十二指肠球部溃疡所致饥饿性胃痛及妇人产后腹痛有较好疗效。

（3）大建中汤——温中散寒，缓急止痛。主治中阳式微，阴寒内盛，脘腹剧痛，手不可近，呕不能食。方药为蜀椒、干姜、党参、饴糖。

三方比较：理中汤——以吐泻腹痛为主证，是中焦虚寒升降失调而致。该方重点是温中健脾，恢复中焦的升降功能。小建中汤——以腹痛喜温喜按为主证，是由脾虚肝乘所引起，痛的部位偏在上腹。重点在于调和肝脾，缓急止痛。大建中汤——以大腹剧痛拒按为主证，是中阳式微，阴寒内盛所致。重点在于散寒止痛。

3. 运脾除湿法（寒湿困脾）

（1）平胃散——运脾除湿。主治寒湿积滞，阻于中焦。方药为苍术、厚朴、陈皮、甘草。苍术，苦温辛烈，运脾燥湿为主药；厚朴，苦温，除湿宽胀；陈皮，辛温，行气化痰；陈皮、厚朴，芳香醒脾，行气除湿，有调中之效，为辅药；甘草，调和诸药，为使药。本方是运脾除湿的基础方。

化裁方：楂曲平胃散——平胃散加山楂、神曲、麦芽，主治中焦寒湿并饮食积滞，是除湿与消导并用的配伍形式。枳术平胃丸——平胃散加枳术汤，主治脾虚湿盛引起的脘腹痞满。开胃健脾丸——平胃散去甘草加枳实，主治中焦湿盛之痞满。不换金正气散——平胃散加藿香、半夏，治寒湿引起的呕吐。香砂平胃丸——平胃散加木香、砂仁，运脾除湿，行气和胃之力强。胃苓汤——平胃散合五苓散，燥湿与利湿合用，主治寒湿困脾的湿泻。柴平汤——平胃散合小柴胡汤，主治疟疾，寒多热少。下死胎方——平胃散加芒硝，服后能使死胎排出。茵陈胃苓汤——胃苓汤加茵陈，主治阴黄。除湿利胆排石汤——平胃散加茵陈、金钱草、枳实、生大黄，主治肝胆管结石。

（2）藿朴夏苓汤——芳香化浊，渗湿利湿。主治中焦湿浊脘闷吐泻。本方集化湿、燥湿、渗湿、利湿四法合用，对湿浊引起的吐泻甚为合拍。

（3）苓姜术甘汤（肾着汤）——温中除湿。主治寒湿下注，腰冷重痛。白术有通腰脐之说，故能治腰痛。

（4）苓桂术甘汤——温阳化气，培中渗湿。主治中焦寒湿痰饮所致的脘闷肠鸣，小便不利。

（5）藿香正气散——解表和里，升清降浊。主治外感风寒，内伤湿滞，恶寒发热，头身重痛，呕吐泄泻。

4. 除湿祛痰法

（1）二陈汤为除湿祛痰的基础方，主要功效为燥湿祛痰，降逆止呕；主治胸膈胀满，恶心呕吐，咳嗽痰多，头眩心悸等。二陈汤本为湿痰立法，若化裁得当则风寒热诸痰及各种呕吐等症皆可通用。本方为除湿祛痰的基础方。

化裁方：杏苏散——二陈汤加紫苏叶、杏仁、桔梗、前胡、枳壳，主治凉燥犯肺咳嗽。苏杏二陈汤——二陈汤加紫苏叶、杏仁，治二陈汤证兼表证等。和胃二陈汤——二陈汤加干姜、砂仁，主治咳吐稀痰、呕吐恶心，胸膈满闷。桂附二陈汤——二陈汤加肉桂、附子，治脾肾虚寒，痰水上犯，痰清稀如水，小便不利等。连茹二陈汤——二陈汤加黄连、竹茹，治胆热呕吐、痰热呕吐等，可加旋覆花、代赭石、黄芩等。蒌贝二陈汤——二陈汤加瓜蒌、贝母，治痰黏稠不易咯出。海蛤二陈汤——二陈汤加海浮石、海蛤壳，治老痰、顽痰、胸膈坚满，腹中累累成块。二术二陈汤——二陈汤加苍术、白术，主治呕吐清水或中焦脾虚寒湿不运。楂曲二陈汤——二陈汤加山楂、神曲、麦芽，治二陈汤证兼嗳腐吞酸。平陈汤——二陈汤合平胃散，除湿祛痰之力，均较原方为强。韭汁二陈汤——二陈汤加韭菜汁、香附、莱菔子，治痰滞肝经之胁痛。皂沥二陈汤——二陈汤加皂角、竹沥、白芥子、姜汁，治风痰留滞经络，肢体麻木不仁或疼痛。芎归二陈汤——二陈汤加川芎、当归，治湿痰阻滞，月经不调，白带多。半夏白术天麻汤——二陈汤加白术、天麻，治风痰眩晕、头痛、呕恶、苔白等症。温胆汤——二陈汤加枳实、竹茹，祛痰降逆，调和胆胃，治眩晕、呕吐、不眠、心悸、嘈杂、癫痫等症，症具胸痞痰多、口苦、苔黄腻，脉滑或弦滑数。导痰汤——二陈汤加枳实、胆南星，主治风痰眩晕。

（2）小陷胸汤——清热化痰，宽胸散结。主治痰热互结，胸脘痞满，按之则痛，苔黄腻，脉浮滑。胸膈痞满和舌苔黄腻为本方必具症。本方也可用治痰浊瘀血或痰热瘀血所致的胸痹。

5. 调中降逆法（胃气上逆）

胃失通降则呕逆，但须辨病因、病性，有针对性选择方药。

寒症呕吐——宜吴茱萸、丁香与干姜、肉桂同用；热症呕吐——宜竹茹、半夏与黄芩、黄连同用；虚症呕吐——宜配人参、甘草；痰浊呕吐——宜生姜、半夏；寒湿呕吐——宜苍术、厚朴、茯苓配半夏、藿香；食滞呕吐——宜陈皮、半夏、连翘配消导药；嗳气——宜旋覆花、代赭石配佛手、沉香；呃逆——宜丁香、柿蒂、刀豆。

（1）温中降逆——寒呕。砂半理中汤——虚寒呕吐；丁萸理中汤——寒盛呕吐；吴茱萸汤——肝胃虚寒，干呕吐涎沫，巅顶头痛，腹痛；丁香柿蒂汤——虚寒呃逆。

（2）清热降逆——热呕。连茹二陈汤——胃热呕吐；黄连温胆汤——肝胃不和、胆胃不和呕吐；佐金二陈汤——胃热或肝胃不和呕吐。

（3）祛痰降逆——痰呕。小半夏汤或小半夏加茯苓汤——痰浊呕吐，呕吐痰涎；和胃二陈汤——痰饮呕吐，咳吐稀痰。

6. 导滞消痞法（食滞、气滞、痞塞）

保和散——消积导滞，主治胸脘痞满，嗳腐吞酸等食积停滞证。枳实消痞丸——健脾行气，消痞，主治脾虚食滞心下痞。枳实导滞丸——消积导滞，清利湿热，主治膏粱厚味，湿热积滞诸证。枳术丸——健脾导滞、消痞，主治脾虚食滞，腹胀痞满。陈皮枳术丸——健脾导滞、消痞，主治老幼之气虚弱，饮食不消，脏腑不调，心下痞闷。半夏枳术丸——健脾消积导滞、降逆消痞，主治冷食肉伤，脘腹痞满呕逆。木香干姜枳术丸——破寒滞气、消寒饮食，主治冷食积滞，脘腹痞满。木香人参生姜枳术丸——健脾导滞、开胃进食、消痞，主治脾虚食少，心下痞闷。香砂枳术丸——健脾导滞、和胃消痞，主治脾虚气滞，痞满纳呆，恶心欲吐等。

7. 寒温并用辛开苦降法（寒热错杂证）

半夏泻心汤——补中益气，温脾散寒，清胃降逆，调和脾胃，辛开苦降，消痞散结。主治脾胃虚弱，脾寒胃热，升降失调，呕逆，心下痞满。方药由半夏、干姜、黄连、黄芩、甘草、人参、大枣组成。本方源自《伤寒论》，原文载："伤寒五六日，呕而发热者，柴胡汤证具，而以他药下之，柴胡证仍在者，复与柴胡汤。此虽已下之，不为逆，必蒸蒸而振，却发热汗出而解。若心下满而硬痛者，此为结胸也，大陷胸汤主之；但满而不痛者，此为痞，柴胡不中与之，宜半夏泻心汤。""呕而发热者，小柴胡汤主之"，少阳证当禁吐、禁下、禁汗。误下后，柴胡证仍在者，复与柴胡汤，可战汗而解。但误下后，若心下满，硬痛者，不是柴胡证所在，而是心下结满，按之石硬而痛，即成结胸了。也即少阳半表之热，因误下而入里，热与水结而成结胸。既为结胸，治当泻热逐水，方用大陷胸汤。（结胸证相当于急性腹膜炎一类病证）若误下后，"但满而不痛者，此为痞"，即只是心下满，而不硬不痛，此叫心下痞。柴胡汤、大陷胸汤均不可予之。因为这个"心下痞"，是少阳误下后，脾胃之气受伤，脾胃的升降失调，反应在心下，心下这个部位气的往来出入障碍，发生了痞塞的病变，故有心下痞。痞者塞也，就是痞塞了，不通了，壅塞了。何以壅塞？只因脾胃之气升降失调，脾胃虚弱，升降不利，胃气降不下去，脾气升不上来，故心下痞塞。何以在心下痞而不在腹部痞？因为"胸为阳，腹为阴"，心下是个夹界，在中的夹界，不上不下，是阴阳交换之地，故此地易发生痞塞。心下处在半上半下，也属阴阳上下枢纽之地，脾属阴，胃属阳，脾胃的阴阳升降失调了，其病变应在心下。

此病来源于"呕而发热者"，呕都是胃气不降不和，胃中有痰，所以构成心下痞，古人叫"痰气痞"。半夏泻心汤的主证，一是呕，心下痞，一是大便不调。本方以半夏命名，因半夏善止呕，能祛痰散结。《神农本草经》说"主伤寒寒热，心下坚……胸胀，咳逆"，即半夏能治心下的痞结。

半夏泻心汤由七味药组成，实际上就是小柴胡汤减去柴胡，加上黄连，生姜换成干姜。本方药可分为三组：一是半夏、干姜辛味药；一是黄连、黄芩苦味药；一是人参、甘草、大枣甜味药。古人称之为辛开苦降甘调之法。《黄帝内经》讲："辛甘发散为阳，酸苦涌泄为阴。"阴阳之气痞塞了，具体说是脾胃的升降之气在心下痞塞了，治当调和脾胃，所以此方也为和解之法。脾属寒，胃属热，各代表阴阳一方，黄连、黄芩之苦，能降胃气之逆，使胃气下行，苦降；干姜、半夏之辛，能散脾气之寒，辛散；再加上人参、甘草、大枣的甜药补中益气，则脾胃气足，升则升，降则降，故心下痞塞去也。

（富利燕整理）

活血化瘀药的灵活配伍

1. 蒲黄配伍五灵脂

五灵脂甘温，活血散瘀。蒲黄甘寒性滑，长于行血消瘀，且能止血。二药合用，活血化瘀通利血脉，散瘀止痛，推陈出新之功益增。

（1）气血瘀阻诸痛证，如胸痛、胃脘痛、腹痛等均用为要药。治心绞痛及幽门痉挛，用二药合山楂化恶血，消食滞，通胃肠痞结，有良效；治过敏性紫癜腹部剧痛，配用二药有殊效；一切血滞腹痛，尤宜于血块多，经行欠畅之痛经，如子宫内膜异位症、膜样痛经。血闭者能通，生用。经多者能止，炒用。炒用对瘀阻型崩漏有满意疗效。

（2）蒲黄用于慢性肝炎胁下痛，奏效甚快；五灵脂对降酶有较好疗效。

（3）慢性肾炎舒张压难于下降者，应多在方中加用二药化瘀活血助降压。

（4）为治骨刺要药。

2. 乳香配伍没药

乳香活血化瘀，伸筋定痛，消肿生肌，偏于调气。没药行瘀散血，定痛生肌，偏于调血。"二药每相兼而用"，相辅相成，增强疗效，共奏活血化瘀、宣通脏腑、流动经络之功。

（1）凡一切瘀血证，如瘀血肿块、肝脾肿大、关节顽痹疼痛、拘挛屈伸不利均用为要药。

（2）溃疡病胃脘痛属瘀血阻络者，二药合用，化瘀止痛之力较著。胃痛发作，在止痛药中，以二药最能定痛。其止痛作用优于香附、元胡，又能敛溃疡疗溃疡。但多服久服可引起恶心呕吐。

（3）慢性腹泻久而不愈，"水病及血""血病及水"。用二药可改善局部血液循环，生肌护膜止泻。

（4）无论内伤外伤，伤气伤血，二药均适用。

（5）治疗子宫内膜异位症、膜样痛经，二药相伍为首选之品，其散瘀止痛作用较佳。

3. 三棱配伍莪术

三棱偏于入肝脾血分，莪术偏走肝脾气分，合用气血并调，相辅相成，破气行瘀，散结消积功效甚佳，张锡纯称二药治瘀血癥瘕"性非猛烈而建功甚速"。

（1）各种气血瘀滞证，瘀阻较甚，恶血死血，正气不甚虚者，均可选用。对瘀阻经闭、痛经、癥瘕积聚、瘿瘤痰核、宫外孕等尤用为要药。

（2）肝脾肿大、心源性肝肿大、肝硬化均用为要药。治肝硬化用二药配伍鸡内金，化瘀运脾，三药同用，堪称坚石可摧。

（3）宫颈癌、肝癌、皮肤癌、胃癌，用之有一定疗效。莪术治胃癌有效。

（4）胆结石、肾结石，有气滞血瘀者，用之可促消石或外排。

4. 土鳖虫配伍白芥子

土鳖虫破瘀血，走血分。白芥子，豁痰利气，行气分。二药合用，气血痰瘀同治，相辅相成，通利之性较峻。

（1）化瘀药中土鳖虫作用最佳。二药治疗外伤有较好疗效。以胸胁外伤痛疼更宜。

（2）痹证顽麻、关节肿痛僵硬，属痰瘀阻滞，非通常药所能取效者，用之较宜。

5. 土鳖虫配伍补骨脂

土鳖虫祛瘀通络理伤。补骨脂补肾助阳，主"五老七伤，骨髓伤败"。二药温补肾阳，化瘀通络，相辅相成，共奏温阳化瘀，推陈出新之功。临床可用治骨关节退行性变、骨质增生等骨病。

6. 牛膝配伍泽兰

牛膝入肝肾补肾活血，舒筋利痹。泽兰入肝活血祛瘀行水消肿。合用水湿瘀血通利，痹阻可通。

（1）二药均入肝肾，善通利腰间死血，对瘀血、死血阻滞所致腰膝痛，较其他化瘀药功效更专。

（2）慢性前列腺炎、输卵管积水、闭经、痛经属水湿瘀血交阻者也宜选用。

7. 刺蒺藜、红花、皂角刺配伍

刺蒺藜轻扬疏达，散肝经风热，疏肝活血。红花活血化瘀。皂角刺锐利走窜，祛风解毒，直达病所。三药疏通行达，疏肝助活血，活血以祛风，化瘀以通滞。

（1）三药合伍疏达肝气，通行胸胁肋间，有行瘀散结之能，尤对久病者，能直达病所，斡旋枢机。慢性肝炎、胆囊炎、胁痛均宜选用。

（2）刺蒺藜，泻肝和胃之佳品，凡肝郁犯胃所致之胃痛、呃逆、脘胀等证，用之皆有明显效果。

8. 益母草配伍泽兰

益母草活血祛瘀，行血利水而调经。泽兰疏肝脾祛瘀利水消肿。二药合用，水血并调，相得益彰，共奏活血利水调经之功。活血不峻猛，消水不伤阴。

（1）二药配伍不仅增强疗效，还可扩大应用范围。因水血相关，由血瘀而病水，又由水湿而血瘀，以致水血同病者，表现为水肿、腹胀、小便不利、月经不调等皆可选用。急慢性肾炎可配用，活血利水之功显著。

（2）二药活血通经，行而不峻，为治疗经闭要药，配伍卷柏效优。

牛膝、泽兰、益母草，可用于糖尿病眼病、肾病、周围血管病。

9. 黄药子配伍刘寄奴

黄药子化痰散结，消肿解毒。刘寄奴破血通结，消胀止疼。二药痰瘀并治，相辅相成，共奏化痰散瘀，解毒散结之功，消散之功较著。

（1）治疗卵巢囊肿，为必用之品。黄药子是治疗瘿瘤、瘰疬、癌肿要药，也是治疗卵巢囊肿必用之品。配伍刘寄奴则化痰散瘀消癥块之力益增。

常与大血藤、夏枯草、泽兰等配伍，消散囊肿之功较佳。

（2）黄药子有一定的消瘿作用。但要掌握剂量，一般用 10～15g，使用量少无副作用，使用量大对肝脏有影响，久服会出现黄疸，不过几周后便会消退。

10. 地龙配伍葛根

地龙清热利尿，通络解痉。葛根升津柔筋脉。合用相得益彰，活血通络，清热解痉功效益增。

（1）用于高血压，对于改善头晕、头痛、项强、肢体麻木，有较好疗效。为中风偏瘫必用之品。

（2）颈椎综合征、急性腰扭伤用之均宜。地龙含较多量的硒，有脱敏作用，可减轻腰部酸痛感。

11. 全瓜蒌、红花、甘草配伍

全瓜蒌清涤肺胃痰热阻滞，利气散结宽胸。红花祛瘀止痛。甘草益脾气补虚复脉，甘缓急迫。三药滑涤痰瘀，辛润通络，滑涤辛通中有甘缓，不耗散也不燥烈，相辅相成，共奏消痰散结通络之功。

（1）痰瘀互阻之胸痹闷痛用为要药。可用治冠心病、肋间神经痛、非化脓性肋软骨炎属痰瘀阻络者有较好疗效。

（2）胃脘痛属痰瘀阻滞者，用之颇宜。脘痛顽固者又配伍五灵脂更增活血止痛之功。

（3）带状疱疹局部神经痛用之有解毒通络之功。

（4）三药为治慢性肝炎胁痛的有效配伍。古籍载有赞赏"瓜蒌荡热涤痰夫人皆知，而不知其舒肝郁，润肝燥，平肝逆，缓肝急有独擅"之论。

12. 丹参配伍三七

三七化瘀和血，消肿定痛。丹参活血通脉，清心除烦。合用相得益彰，活血化瘀，止痛定悸功效显著。

（1）冠心病心绞痛用为要药。

（2）二药不燥不腻，活血止痛，对改善肝肿大有一定疗效。

13. 泽兰配伍夏枯草

泽兰散肝郁，活血和营。夏枯草散郁结清肝火，兼补厥阴血脉。二药疏散郁结不刚燥，清肝不寒闭，相辅相成，共奏活血散结调气血，清肝散郁治乳胀之功。夏枯草清火散结，治乳房胀痛疗效极佳。泽兰入肝脾活血，行血中之气。凡体盛血瘀之乳房胀痛者，单味泽兰用之也佳。若乳房胀痛属肝火郁滞，气血郁结者，二药合伍，颇为适宜。

14. 三七配伍沉香

三七散瘀和血，药理研究表明，其有明显增加冠脉血流量，降血压，强心作用。沉香降气行气止痛，温中止呕。二药降气行气以活血，散瘀以止痛，气血双调，相辅相成。

（1）冠心病心绞痛有气滞血瘀者用为要药。

（2）高血压伴有气滞血瘀者颇宜选用。

15. 当归配伍川楝子

当归补血和血，活血止痛。川楝子泻肝胆、膀胱湿热，疏泄肝郁。二药合用，一入血，一走气，气血双调，相辅相成。对少腹痛及筋脉拘急诸症用之常获良效。

16. 水蛭配伍海藻

水蛭破血逐瘀，通经。海藻消痰软坚，利水消肿。二药合用可化瘀消痰散结。用治肿瘤和肾病。许多专家用水蛭治疗肾病、肾炎，对瘀血阻络而水肿、蛋白尿顽固不消者，用之有较好疗效。以生用为好。

17. 大黄配伍桃仁

大黄清热凉血，化瘀止血，通腑泄热解毒，为血症要药。桃仁活血化瘀。二药合用，活血化瘀中有清热凉血泄热解毒之功，相得益彰。

18. 当归、五灵脂、羌活配伍

羌活宣行升散，祛肌表风寒湿邪，"通畅血脉"，"使心气畅快"。当归补血活血。五灵脂活血祛瘀。三药合用，活血助祛风散寒，且不燥烈，相辅相成，共奏通畅血脉散寒滞止痛之功。临床可用治外感风寒诱发的心胸疼痛、肢体痛，有较好疗效。

19. 虎杖配伍山楂

虎杖清利湿热，凉血解毒，活血化瘀。山楂消食滞化肉积，活血散瘀。二药合用，湿热瘀血积滞并化，相辅相成，功效益增。临床用治急慢性肝炎，肝硬化，脂肪肝。

（吴贤顺整理）

黄连的临床配伍心得

1. 黄连与干姜

配伍使用辛开苦降，清热消痞，健胃厚肠。主治寒热错杂之心下痞满、反酸、嘈杂等，也治急慢性泻利。

2. 黄连与苏叶

配伍使用辛开苦降，醒脾止呕。主治尿毒症湿热秽浊之气上逆所致的痞满呕呃；糖尿病酮症所致的湿热秽浊之气犯胃痞满、厌食、呕呃；胃气郁热所致的呕恶、痞满。

3. 黄连与乌梅

配伍使用酸苦涌泄，清热泻火。酸苦合用，增黄连清热泻火作用。使清热泻火不伤阴，生津涩肠不碍邪。主治急慢性泻利及心火亢盛之心烦不寐，口舌糜烂等。另有清热生津止渴之效，故可用治糖尿病。

4. 黄连与吴茱萸

配伍使用辛开苦降，清肝、和胃、制酸。"实则泻其子"，黄连清心，实是清泻肝热，用吴茱萸疏肝解郁、降气和胃。寒热并用，辛开苦降，主治肝胃热盛之胃气上逆反酸、呕恶等症。

5. 黄连与香附

配伍使用疏肝解郁，清肝泻火。主治肝郁化火，郁火扰心之心烦不寐、胸胁胀满不适；更治肝经郁火伤阴所致的消渴病。

6. 黄连与知母

黄连清心泻肝热，知母清肺胃、泻肾火、滋肺肾之阴。二药相伍，清心泻肝，滋肾润肺。主治肝火犯肺顿咳；心火亢盛之不寐、口舌生疮；阴虚燥热之消渴；阴虚内热之甲状腺功能亢进症所致心悸、心动过速。

7. 黄连、细辛与升麻

配伍使用清宣郁火。主治心胃郁火上炎所致的牙痛、口疮、舌体糜烂等症。

8. 黄连与附子

配伍使用泻火护阳。主治脾肾阳虚兼湿热内蕴之慢性泻利；上热下寒之呕血、口疮、心烦不寐等；寒热错杂之心悸。

9. 黄连与益智仁

黄连清热燥湿止泻，益智仁温肾涩肠止泻。二药合用清热温阳止泻。主治慢性泻利阳虚兼有湿热者。益智仁，可提高肠道对水分的吸收。

10. 黄连与肉桂

配伍使用交通心肾，增强胰岛素敏感性。主治心肾不交之失眠；急慢性泻利；2 型糖尿病肥胖型尤宜。

11. 黄连与诃子

配伍使用清热涩肠止泻。使涩肠止泻不敛邪。用于慢性泻利。

12. 黄连与生地黄

配伍使用养阴清热。用于热盛伤阴的甲状腺功能亢进症所致心悸、口渴、性急易怒及心动过速，是治疗甲状腺功能亢进症的有效药物；也主治糖尿病、心肌病及小儿心肌炎。

13. 黄连与夏枯草

配伍使用泻心清胃，泻肝散郁。主治心肝胃火亢盛之甲状腺功能亢进症所致心悸、善饥、性急易怒、手颤、失眠、头晕、怕热等症。因甲状腺功能亢进症之热，源于肝、胃、心三脏，二药切中病机故效佳。也用于治疗肝火亢盛所致青光眼之目痛、眼胀及肝阳上亢之高血压头痛、头晕。

14. 黄连与当归

配伍使用清肝泻火，和血止痛。主治肝火上攻所致的目赤肿痛及青光眼所致的目痛头痛。

15. 黄连、苦参与大青叶

配伍使用清热燥湿止泻。对大肠湿热引起的泻利，其作用强于黄芩、黄连配伍。

16. 黄连、白芍与木香

配伍使用清热燥湿，行气化滞，解痉止痛。主治湿热泻利兼有腹痛者。木香、黄连清热燥湿化滞止泻，白芍抑肝阳养阴解痉止痛。

17. 黄连、黄芩与夏枯草

配伍使用清肺泄胃，清肝散郁。主治胃、肺、肝三脏热盛，火热循经上扰所致之痤疮。痤疮之红色痘疹或脓点，均为三脏之热瘀而成。故用其清热解毒散结，切合病机而取效。

18. 黄连与阿胶

配伍使用清热养血安神。用于阴血不足心火亢盛之失眠、焦虑。治疗神经衰弱、抑郁症、焦虑症。

19. 黄连与僵蚕

配伍使用清热除痰，散郁通络。主治痰火郁结所致之消渴病。

20. 黄连与人参

配伍使用益气清热降血糖。治疗气虚血热型糖尿病，疗效可靠。

（王海英整理）

僵蚕的临床配伍应用

1. 僵蚕与蝉衣

僵蚕，辛、咸平，祛风解痉，化痰散结。《本草图经》云："治中风，急喉痹，捣筛细末，生姜自然汁调灌之。"蝉衣，甘、咸凉，散风热，宣肺、定痉。据药理研究显示，蝉衣有抗组织胺、抗过敏、免疫增强、消除蛋白尿的作用。二药配伍，用于急慢性肾小球肾炎兼有急慢性咽炎和扁桃腺炎的患者，又有降蛋白的作用；祛风化痰、利咽开音，为治咽炎失音、咽痛及咽痒咳嗽之要药；可降心率，可用于甲状腺功能亢进症之心悸、心动过速；用于过敏性病症。

2. 僵蚕与牛蒡子

配伍使用化痰利咽，通络散结。为治痰湿阻络和咽喉肿痛之要药。可用于痰火所致的咽喉肿痛；痰滞筋骨之漫肿、疼痛；因其化痰散结，可用于淋巴结核、淋巴结肿大、甲状腺肿大。

3. 僵蚕、蝉衣与牛蒡子

配伍使用祛风利咽，化痰散结。为治咽喉疾病之妙品，也用治皮肤病。

4. 僵蚕与川芎

配伍使用除痰消瘀，祛风止痛。善治痰瘀头痛。

5. 僵蚕与黄连

配伍使用清热泻火，化痰散结。用于甲状腺功能亢进症之心悸；痰火所致消渴；甲状腺功能亢进症伴甲状腺肿大。

6. 僵蚕、玄参与大青叶

配伍使用祛风清热，利咽散结。用于腮腺炎；咽喉肿痛；淋巴结炎淋巴结肿大。

7. 僵蚕与苍耳子

配伍使用祛风化痰通窍，散结解毒。主治鼻炎及颜面疔疮、痤疮。

8. 僵蚕与地龙

配伍使用化痰通络平喘，解痉抗过敏。主治过敏性哮喘；痰滞脉络之麻木、疼痛。

9. 僵蚕与胆南星

配伍使用化痰散结。肺肝同治，治肝火上犯之顿咳；专治经络之风痰、顽痰。

10. 僵蚕与红花

配伍使用活血利咽，止痒止咳。主治喉风咳，咽痒则咳，干咳少痰，咽部发胀，及慢性咽炎滤泡增生等，颇为相宜。

11. 僵蚕与荆芥

配伍使用疏风化痰，止痒止咳。利咽开音，止痒止咳，治久嗽不止，也为治声嘶音哑之要药。

僵蚕、蝉衣、荆芥、升麻、牛蒡子、玄参、橘红、桔梗、红花、甘草，祛风利咽，化痰散结，止痒止咳，开音化瘀，为治疗喉风咳及咽喉疾病的有效药物。

（梅超红整理）

黄芪的临床配伍应用

1. 黄芪与防己

黄芪补气运湿，升阳固表。防己通经络水湿，泄降行水。二药合伍，益气升提与降泄通行并用，外宣内达，通行诸经，降泄不耗正，相辅相成，共奏益气行水，固表祛湿之功。临床用于肌表气虚，肌腠风水逗留，肌肤浮肿，周身困重麻木，关节痹痛，汗出恶风等症。为治疗肾炎肾病气虚湿滞浮肿之要药。防己对消除局部黑斑，尤以目眶周围黑斑有效。

2. 黄芪、麻黄与细辛

细辛散风寒，激发肾气，以化水饮。黄芪补益脾肺，益气行水。麻黄宣通肺气。三药合用，一宣肺开上源，一下通肾气，一补脾运中，分上中下三焦，肺脾肾，扶正祛邪并施，相辅相成，共奏补脾宣肺激发肾气化水之功。临床用于慢性肾炎急性复发属肺脾气虚，外邪犯表内侵少阴肾经者，较为适宜。细辛能激发肾气，对阳虚不能温化水湿，在方中加入细辛激发肾气，能使虚弱阳气获得生机。

3. 黄芪与肉桂、车前子

三药补气、温阳、利水，合用则升清与降泄并施，温阳与渗利并行，补气与利水并顾，相辅相成，更增淡渗利水之功。临床实践证明，温阳益气与渗利合用的利尿作用，较单用益气，或纯用温阳，或仅用渗利均较好。临床三药合用的消肿利尿效果较好。用治肾炎水肿属脾肾阳虚者，疗效满意。浮肿小便不利者用肉桂，小便多者用附子。

4. 黄芪与金银花

黄芪补气升阳，益气托毒解毒。金银花清热解毒凉血，能透达，为治疗疮疡肿毒要药。二药补清合伍，补不助热，清不伤正，托毒清解之功显著。疮疡肿毒，疮口久不愈合收口；糖尿病易生疮疖，时发时愈，用治颇宜。慢性肾病，久病气虚，热毒蕴结，肾功能损害，蛋白尿不得消除，二药合用益气扶正，托毒解毒，不伤正不助湿热。慢性肝炎，久病气虚，余热未净，肝功能损害，也宜选用，有益气解毒护肝之效。

5. 黄芪与合欢皮

黄芪益气托毒解毒。合欢皮解郁结，活血消痈肿。合用相得益彰，增益气扶正活血、解毒消痈、祛腐生新之功。临床对肺痈、肝痈等内痈，久病气虚，邪毒不盛，痈疡久不收口者较宜。

6. 黄芪与白术

黄芪大补脾肺之气，健脾利水，主肌表之水湿，主在里之水气。药理研究证明，黄芪有保护肝肾功能，促进代谢等作用。白术健脾运湿，补脾益气。药理研究证明，白术有明显而持久的利尿作用，能促进肌力增强，防止肝糖原减少，增加血浆蛋白，纠正血球蛋白倒置等作用。二药合用，能鼓舞脾胃气化，振奋生机，补脾气以化水，运脾气以行水，升脾气以降水，彻表彻里，表里水湿均主。临床用于气虚水湿停滞之肌痹重着、关节痹痛、水肿、假性肢体肥大等的治疗。肾炎肾病水肿属肺脾气虚的常用对药。对消除水肿，消蛋白尿，改善肌体营养状况，增强肌体抗病能力，均有重要作用。用治肝硬化腹水，应大剂量。

7. 黄芪与山药

黄芪补益脾气。山药益脾气养脾阴固精。二药合用，补不滞气，养不腻滞，共奏益脾气养脾阴之效。此为施金墨治疗糖尿病的有效配伍，可降低血糖。治疗溃疡病，辨证选用二药，有补气止血作用，有利于溃疡的愈合。

8. 黄芪与防风

黄芪补气益气升阳而固表。防风疏风而解表。二药合用，补中兼疏，不恋邪不散邪伤正，相辅相成，更增益气固表御外风之功。临床用于气虚易感，表虚自汗，产后畏风。过敏性鼻炎、荨麻疹也可选用，治疗和预防用药均有效验。二药配枳壳为"三奇散"，治虚坐努责、脱肛不收疗效满意。

9. 黄芪与薏苡仁

黄芪补益脾肺元气运毒托毒。薏苡仁清利湿热，解毒排脓，兼能健脾扶正。二药合伍，一以补气扶正为长，一以渗利通行为主，补运托毒，相辅相成，共成益气行水，运毒托毒之功。临床用于慢性肾炎肾病水肿、肝性水肿属脾虚不运者，有消肿、减少蛋白尿功效。肿瘤化疗放疗期间用之扶正解毒，恢复体力，减轻毒副作用。衰弱性疾病用之有振痿起沉疴之效，但须坚持服用才有较好疗效。

10. 黄芪与升麻

黄芪补气升阳，托毒解毒。升麻升中气，透解邪毒。二药合用，补托透解并行，托透邪毒之力愈增。气虚低热，顽固性口腔溃疡久不愈合，随症选用，有较好益气升阳、降阴、火托毒解毒、愈溃疡之功效。若又配伍桔梗治疮口久不收敛尤宜。气虚眩晕，可随症选用。黄芪含丰富的微量元素硒，利于增强体质，抗肿瘤。

11. 黄芪与桑寄生

黄芪补益肺脾元气，益气升清。桑寄生补益肝肾。二药合用，脾肺肝肾并调，相得益彰，更增填补大气之功。张锡纯称二药并用"为填补大气之要药"。

12. 黄芪与当归

黄芪补益脾肺元气，鼓舞气化。当归养血，和血活血。气旺血生。二药合用，补气以生血，气血双调。气血调和，使阴火可敛可降。

13. 黄芪与益母草

黄芪益气行水，托毒运毒。益母草活血祛瘀，利水消肿，解毒。二药合用补通兼施，补不壅滞，通不伤正。临床用于慢性肾炎、肾病综合征属气虚水血瘀滞者，随证配伍二药，有较好消水肿、消蛋白尿、降血压、改善肾功能等作用。肝硬化腹水属气虚血瘀水聚者，用之有较好疗效。

14. 黄芪与地龙

黄芪补脾肺元气。地龙通经活络。二药合用，益气助通络，活络而致新，共奏益气通经活络，促进组织复新之功。临床用于治疗肾炎、肾病属气虚血瘀者。对无明显血瘀者也可辨病选用。二药含有丰富的硒，可增强肾功能，改善体质。配伍运用可获水肿消退，血压归于正常，蛋白尿转阴，肾功能改善等效果。中风偏瘫，口眼㖞斜等属气虚血瘀者用为必备之配伍。又配钩藤，有益气平肝息风之功。三药均有扩张血管作用，合用治疗高血压、中风后遗症及半身不遂颇有效果。

15. 黄芪与大黄

大黄荡涤胃肠之积滞，凉血解毒，活血解毒。临床研究认为，大黄用于治疗尿毒症有通腑泄毒排毒，改善血行，增强肾脏排浊，促进肾脏代谢，补益人体某些氨基酸、蛋白质、微量元素等多方面作用。黄芪补益肺脾元气，益气升阳，托毒运毒。药理研究表明，黄芪有抗肾炎样、促进代谢等作用。二药合用，攻补兼施，共奏振奋肾气，益气摄精，升清降浊之功。

16. 黄芪与丹参

黄芪补益肺脾元气。丹参活血化瘀，养血。二药合用，益气与活血并用，气旺血行，血行气也旺，共奏益气活血之功。中风后遗症、胸痹心悸、肢体麻木等属气虚血瘀者用为要药。肝硬化腹水、肝脾肿大、肾炎肾病水肿，癥瘕积聚属气虚血瘀者均宜选用。再生障碍性贫血、消渴属气虚血瘀者也用为要药。

17. 黄芪与刘寄奴

黄芪大补脾肺之气，益气运毒托毒。刘寄奴活血祛瘀，敛疮消肿，利水。二药合用，益气助行血，补气助利水浊，相辅相成，共奏益气活血，祛瘀浊解毒之功。

18. 黄芪与川芎

黄芪补脾肺之气。川芎活血行气，散风止痛。二药合用相辅相成，共奏益气行血，祛风止痛之功。临床用于中风后遗症，属气虚血瘀者用为要药；用于气虚血瘀型高血压。

19. 黄芪与莪术

黄芪补脾肺，益气升阳，生肌敛疮。莪术行气活血，消积止痛。二药合用，破中有补，补中有行，补消兼施，相辅相成，共奏益气行气活血，祛瘀生新，开胃健脾之功。张锡纯谓"参芪补气，得三棱莪术以流动之，则补而不滞，而元气愈旺，愈能鼓舞三棱莪术之力的消癥瘕"。

20. 黄芪与泽兰

黄芪大补脾肺之气，振奋气化。药理研究表明，黄芪有增加肝糖原，护肝，调节机体免疫等作用。泽兰活血利水，疏肝和营。二药合用，益气助血行，补气以利水，相辅相成，共奏益气活血利水之功效。临床治黄必用泽兰，能促进肝脾血行和胆红素的排泄。黄芪益气有促进肝细胞再生的作用。二药合用对门静脉循环障碍确有通达作用，用治肝硬化之肝脾肿大、腹水有较好改善门静脉循环，改善肝功能，消腹水消肿等作用。

21. 黄芪与葛根

黄芪补肺脾，升清阳。药理研究表明，黄芪有扩张血管、降低血压的作用，其作用机制是对抗肾上腺素，且有利尿作用。葛根升清阳，鼓舞胃气上行，生津。药理研究证明，葛根能增加脑及冠状动脉血流量，对垂体后叶素引起的心肌缺血反应有抑制作用。二药合物，一补气升阳，一升清活血，相辅相成，共奏益气升清，通血脉止眩晕之功。

22. 黄芪与桑叶

黄芪甘温益气，固表止汗，补气摄血。桑叶甘寒清宣，疏解肺卫风邪，清热而宣燥气。《丹溪心法》称之"焙干为末，空心半饮调服，止盗汗"。《本草从新》谓之"止血……止盗汗"。二药甘寒甘温并用，补固清宣并施，补不壅滞，清宣不耗散，相辅相成，共奏固表清宣止汗，益气轻清止血之功。用于各种虚证的自汗、盗汗，气血阴、阳虚所致汗证均可选用。

23. 黄芪与石韦

黄芪补益脾肺，益气行水。石韦清利湿热。二药合伍，补气行水与清利湿热并用，则补不壅滞，利不伤正，相辅相成，共奏益气行水，清利湿热消肿之功。石韦有利湿热消蛋白尿、降血中尿素氮的作用，与有抗肾炎样作用的黄芪配伍，为治疗肾炎肾病脾肺气虚、湿热未净而致水肿、蛋白尿的有效配伍。

24. 黄芪与知母

黄芪益脾肺之气，升举阳气。知母质润，养肺胃之阴，润肾燥。知母得黄芪使药性分毫不觉凉热，黄芪得知母使阳上升而阴液滋润。温补凉润相辅相成，具阳升阴应、云行雨施之妙，共奏益气养阴、养阴升阳之功。

25. 黄芪与菟丝子

菟丝子益肾助阳固精。黄芪补脾肺，升清气提胎元。二药合伍，脾肾先后天兼顾，补固升提并用，相辅相成，共奏补气益肾固胎元、生精血之功。

（杜瑞斌整理）

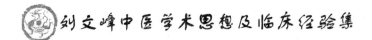

柴银石膏退热汤治外感发热

处方：柴胡 15g，黄芩 15g，羌活 10g，大青叶 20g，葛根 30g，桔梗 15g，金银花 20g，连翘 15g，青蒿 20g，知母 15g，生石膏 30g，芦根 15g，甘草 10g。

功效：解表清里，解毒退热。

主治：外感引起的发热，包括伤寒之三阳经证发热和温病之卫、气分证发热。如普通感冒、流行性感冒、急性扁桃腺炎、腮腺炎、肺感染、胆道感染、泌尿道感染等所导致的发热。

加减：咽喉肿痛较甚者，去羌活，加玄参、马勃、牛蒡子，以解毒消肿；咳嗽较甚者，去羌活，加荆芥、苦杏仁，以宣利肺气；出血者，去羌活、芦根，加白茅根、栀子炭，以凉血止血；舌质红赤、心烦者，去羌活，加生地黄、麦冬，以清热滋阴；热伤津液口渴者，去羌活，加天花粉，以清热生津；无恶寒而高热者，去羌活，加寒水石、少许生大黄，以通腑泄热；舌红、苔黄腻者，去羌活，加滑石、薏苡仁，以利湿泄热；胸膈满闷、呕逆纳呆者，去羌活，加藿香、紫苏梗、莱菔子，以降逆化浊，理气宽中；胆道感染发热者，去羌活、桔梗、葛根，加金钱草、蒲公英、生大黄，以利胆泄热；泌尿道炎症发热，去羌活、葛根、桔梗，加蒲公英、土茯苓、车前子，以通淋利湿泄热。

方解：外感发热多在伤寒和温病的范畴内，如《伤寒论》中有"发热恶寒"之太阳证，"寒热往来"之少阳证，"但热不寒"之阳明证。《温疫论》中有微恶风寒而发热之卫分证；壮热不寒、大渴、脉洪大之气分证；高热入夜为甚，兼见谵昏、斑疹隐隐之营分证；高热兼见出血，甚则昏迷、抽搐之血分证。太阳证和卫分证之发热称为表热，阳明证和气、营、血分证发热称为里热，少阳证之寒热往来称为半表半里之热。

外感发热的病因病机特点，为外感六淫邪毒、疫疠之气，邪毒内侵，正邪相争，阴阳失衡，而致热盛急候。其发病特点是：多实热，起病急，热势高，传变速，易生变证，最易伤阴耗气，而致痉、厥、闭、脱、出血等危象。外感发热病位多在三阳经、卫气营血及相关脏腑。初起多为实热证；中期虽可见虚象，但仍以邪实为主；后期出现逆变证时，则虚损之象较著，以气阴亏损或阳气衰微为常见。

外感发热，多见于急性感染性疾病，其高热由六淫邪毒内侵，即病原微生物细菌、病毒侵入人体，而未被机体非特异性免疫功能所清除，经潜伏期后发病。又根据病原微生物种属差异、毒力大小、浓度、数量、侵袭力强弱及机体抵抗力状态，产生不同的应答反应。这种应答就是邪毒与机体相互作用的反应，是正气抗邪的反应，而发热是其反应的重要标志。热势的高低，取决于正邪双方的盛衰消长：正强邪盛，则争斗激烈表现为实热高热；正强邪衰则表现为实热低热，疾病主退；正虚邪盛，则为虚中夹实之热，疾病主进。《伤寒论》中三阳证发热和《温病学》中卫、气分证发热，均为正气未衰邪毒炽盛，正邪争斗激烈，故表现为实热、高热。如邪毒炽盛高热持续不退，或伤阳或伤阴，三阳证便传至成三阴证，卫、气分证便传至成营血分证，甚或出现亡阳、亡阴证。显然，治疗急性感染疾病发热，迅速清除邪毒，把好三阳或卫气分关，阻断其传变，是第一要务，是至关重要的环节。

据此，在三阳证、卫气证的病因病机及常用古方治疗基础上，在辨证与辨病相结合的基础上，在掌握中西药理的基础上，在遵循中医基本理论的基础上，在总结数十年临床实践经验的基础上，精心、严密筛选药物，组成了三阳同治或卫气同治、解毒退热力大、无毒副作用的柴银石膏退热汤。寒温并用，辛凉重剂，速散表热，既有效的阻断太阳向阳明、少阳传变或卫分向气分传变，又峻药力猛，清透并用，迅速清除毒邪、清泄里热，阻断了三阳传向三阴、卫气传向营血，从而可避免变证危象。

本方由小柴胡汤、银翘散、白虎汤、柴葛解肌汤、蒿芩清胆汤等合方加减而成。方中共有三组药物：一组是辛温、辛凉解表和清热解毒药，即羌活、柴胡、葛根、金银花、连翘、大青叶、黄芩，其中羌活辛、苦、温，解表散寒除湿，长于解热镇痛；余药柴胡等辛凉解表，清热解毒。其中柴胡有显著的中枢解热降温作用，对细菌、病毒、疟原虫有一定的抑制作用，可用治各种发热，如病毒、细菌之感染性发热及功能性发热，表热、里热、实热、虚热用之皆可取效，在常规剂量内服用，无任何不良反应，不失为治疗外感发热之良药。葛根甘、辛、平，解肌退热、生津止渴，现代药理证明，其有解热、消炎、抗菌作用。金银花、连翘、大青叶、黄芩，清热解毒，均有显著的解热降温作用，且有广谱抗菌、抗病毒及抗内毒素作用。上七药配伍，寒温并用解表，取其发散力强、速除毒邪以退热；解表药与清热解毒药并用，一取增强表散退热之力，二取解除热毒之症，三取抗菌、抗病毒以根除发热之因；虽寒温并用，但药性总偏寒凉，表热者宜用之，且表热之实热高热者，均为感受风热之邪所致，最宜用之。但"六淫皆从火化"，既是感受风寒，症有头身疼痛、恶风寒，且有高热者，是寒邪化热之兆，也宜速用之。二组药是石膏、知母、青蒿、芦根，既能清泻阳明或气分之里热，又可助解表药透散表热。生石膏辛、甘、寒，有中枢性退热作用，退热而不发汗。此配伍是最佳降温退热药，临床上对高热、低热、实热、虚热、表热、里热都能使用，只要配伍合理，治疗各种发热都有效。石膏配伍知母，清热、保津，协同退热，使其退热快、作用强而持久；石膏配伍青蒿，清热透邪，既可用治实热、内热，也可用治虚热、表热，再与羌活、柴胡、葛根、金银花、连翘、芦根配伍，则成辛凉重剂，既泻里热又散表热，尤以羌活之辛温，监制石膏之寒凉，取其辛散之力，解退表热较快，长期临床验证，未见寒凉冰伏之弊；此组石膏、知母等药，传统只用治气分实热、高热、里热，临床证明，凡表证且见高热者，不论风寒、风热，适配辛温监制，皆可放心用之，不必拘泥于"到气才可清气"，不必拘泥于气分之热才用"白虎"。第三组药桔梗、甘草，宣肺、化痰、止咳、利咽，利肺气以逐邪，以应对临床最多见肺卫病变的呼吸道感染性发热。

显然，上述第一组药解散表热无疑，而里热同样也宜之。金银花、连翘、黄芩、大青叶，既清热又解毒，既解热降温，又抗菌、抗病毒，对急性感染性疾病引起的三阳经或卫、气分发热，可谓标本兼治，最当用之；柴胡、葛根，因其表散之力不强，退热之功较佳，故表热、里热皆可用之，与石膏、知母等药配伍，清泄透散，用治里热，能增强解热降温之力，而无任何不良反应，用之有利无弊；羌活之辛温，对"但热无寒"之里热，一般不宜用之。第二组药里热、表热皆可用之，且能增强表散退热之力。

全方合伍，共奏解表清里、解毒退热之功。有较强的退热作用，较强的抗菌、抗病毒作用。本方因由解表药、清里药、清热解毒药组成，表散中参有清泄，清泄中参有透散，表散与清泄中参有清热解毒，故既治标又治本，既解表又清里，可退表热、退里热，也可退表里皆热。可谓表里同治之方、卫气同治或三阳同治之方，凡感染性疾病属三阳经或卫、气分之发热者皆可用之，不失为治疗外感发热的良方。

（李晋宏整理）

蠲饮四物汤——治痰饮证基础方

处方：白芥子 9g，桂枝 9g，葶苈子 20g，桑白皮 20g。

功效：蠲饮祛痰，利水消肿。

主治：慢性支气管炎、肺气肿、痰多咳嗽、胸膜炎、胸腔积液、关节腔积液、腹腔积液、盆腔积液、慢性心衰。

方解：《金匮要略》中之痰饮病，细分为痰饮、支饮、悬饮、溢饮四个饮证。其中，慢性肺间质性肺炎、老慢支、肺气肿、肺心病、心衰肺水肿，肺泡和末端细支气管有大量的渗出液，咳吐大量白色泡沫状痰，是为支饮；各种原因引起的胸腔积液，如结核性渗出胸膜炎性、癌性胸水等，是为悬饮；由消化道疾病引起的水流肠胃，肠间辘辘有声、肠鸣腹胀，是为痰饮；水饮流于四肢肌肉，身体疼痛而沉重，是为溢饮。

蠲饮是将体内积液除去，即除去胸、腹、心包、关节滑囊及肺泡细支气管部位的积液水肿是治疗痰饮证的基本法则。但蠲饮之用，当辨寒热。虽有《金贵要略》所言"病痰饮者，当以温药和之"，但就其临床所见，痰饮之病范围广泛，既有寒饮，也有热饮，还有寒热错杂饮，绝非温药一概治之。

方中，白芥子辛温，蠲饮祛痰，有豁痰利气之功，主含硫苷类成分，现代药理证实，白芥子苷能抑制毛细血管通透性，抑制炎性渗出，使浆膜滑膜肺泡壁血管之炎性渗出减少，并使其重吸收，故为方中君药；桂枝辛甘温，能温通血脉，振奋阳气，化气行水，温化痰饮，协助白芥子抑制浆膜毛细血管通透性，抑制渗出，促进微循环，并使积液得到重吸收，是为臣药；葶苈子辛苦寒，泻肺蠲饮，利水消肿，古代用治支饮之主药，主含芥子苷、强心苷等成分，现代药理证实，葶苈子与白芥子相似，均可抑制炎性渗出，并使渗出液重吸收，另有强心和镇咳作用；桑白皮甘寒，泻肺平喘，利水消肿，现代药理证实，其有消炎、抗菌、止咳、利尿作用，可用治各种疾病引起的水肿和积液。古代记载治"肺气喘满"（《药性论》），"水饮停肺，胀满喘急"（《本草汇言》），《本草纲目》言"肺中有水气及肺火有余者宜之"，说明肺部急慢性炎症，桑白皮皆可用。葶苈子、桑白皮均能泻肺蠲饮，其性寒凉，较宜热饮，但正可制约肉桂、白芥子之温燥，并增强其蠲饮利水之力，扩大治疗范围，是为使药。全方寒温并用，温清并使，共奏蠲饮化痰、利水消肿之功，如加减得当，可用治体内各个部位的积液及慢性支气管炎、肺气肿、肺心病、慢性心衰。此方是治疗痰饮或体内积液的有效基本方。

加减：慢性支气管炎、肺心病、肺气肿等缓解期，咳嗽痰多，加当归、熟地黄、补骨脂、沉香、丹参、赤芍，以益肾纳气，活血化瘀；如继发感染，桂枝减量，加黄芩、鱼腥草、积雪草、麻黄、苦杏仁、地龙，以清肺化痰、止咳平喘；心包积液、胸腔积液，加夏枯草、鱼腥草、积雪草、丹参、赤芍、防己、益母草，以泻肺蠲饮、活血利水；慢性心衰咳喘水肿，加黄芪、当归、沉香、玉竹、丹参、赤芍、防己、益母草，以益气温阳，化瘀利水；腹腔积液之腹水，加黄芪、白术、泽兰、大腹皮、陈皮、生姜皮、茯苓皮、猪苓、益母草，以益气、温阳、行气、化瘀、利水；妇科炎症引起的盆腔积液，加茯苓、桃仁、丹皮、薏苡仁、制附片、败酱草、大血藤，以温阳化瘀、清热利湿，寒热并用其效更佳；各种原因引起的关节腔积液，加麻黄、龙胆草、姜黄、土鳖虫、防己、蚕砂、薏苡仁、牛膝，以寒温并用，活血消肿、利湿除痹。

（李春岭整理）

验方汇集

清喉利咽汤治疗喉痹（急慢性咽喉炎）

处方：金银花20g，连翘20g，牛蒡子10g，射干8g，板蓝根15g，黄芩15g，马勃10g，荆芥15g，僵蚕10g，蝉衣10g，桔梗15g，甘草10g。

功效：疏风清热，解毒利咽。

主治：急慢性咽喉炎，咽喉疼痛、咽痒、音哑、咽喉不利等。

加减：喉中有痰，咯痰则舒者，加菖蒲；咽喉干燥者，加玄参、麦冬、生地黄；伴发热者，加柴胡、生石膏；伴失音者，加通草、苦杏仁、木蝴蝶；伴声带息肉者，加乌梅、威灵仙。

方解：急性咽喉炎，多为风热侵袭，滞留咽喉，热毒郁闭，喉咽不利，故或痛或痒或干或声音嘶哑。故治当疏风清热、解毒利咽。方中金银花、连翘、荆芥，疏散风热、清热解毒是为君药；牛蒡子、马勃、射干、板蓝根、黄芩，清热解毒、利咽散结是为臣药；僵蚕、蝉衣、桔梗、甘草，祛风化痰、利咽开音是为佐药。全方合用，共奏辛凉疏风、清热解毒、利咽散结、利咽开音、利咽化痰之功。对急性咽喉炎者，颇为宜之。

通降和胃汤治疗呕逆（反流性食管炎）

处方：柴胡 12g，白芍 30g，枳壳 20g，半夏 15g，厚朴 10g，紫苏梗 15g，乌药 15g，沉香 5g，旋覆花 20g（包），代赭石 30g，白术 20g，吴茱萸 2g，黄连 12g，蒲公英 30g，甘草 10g。

功效：疏肝清热，和胃降逆，宽中导滞。

主治：食管炎、反流性胃炎、胃贲门失弛缓症。症见返酸，呕逆，口苦，心下痞满，胃及胸骨下有烧灼感，两胁胀满，嗳气，便秘，食后痞满益甚，情志不舒病情加重，苔黄或黄腻，脉沉弦或弦滑。

加减：吞酸甚者——加乌贼骨、煅瓦楞子；胃畏寒者——加高良姜；伴胸闷者——加石菖蒲、郁金；呕吐甚者——加竹茹、陈皮；便秘甚者——加生大黄；气虚便溏者——加党参、茯苓；胁痛甚者——加川楝子、元胡；瘀血者——加莪术、丹参。

方解：此证病变部位是肝、胆、脾胃、食管，其病机多为木郁乘土，肝胃气逆所致。其性热者多见，也有寒热错杂者。故治当疏肝清热，和胃降逆，宽中导滞。本方集四逆散、左金丸、半夏厚朴汤、枳术丸、旋覆代赭石汤、四磨汤等方化裁而成，具有疏肝行气、降气和胃、清热制酸、导滞消痞、止呕祛痰之功。此证并非单纯肝郁化热犯胃，更夹脾胃被伐所生之痰热与肝胃逆气相结，致口苦、呕逆、吞酸、胸闷、心下痞满、嗳气等，多于肝、胆、脾、胃、食道等部位发生病变。这也是除用四逆散、左金丸疏肝清热外，还加用半夏厚朴汤、四磨汤、旋覆代赭石汤的道理所在。旨在顺气降气、和胃祛痰、散结消痞。

现代药理：①调节胃、食道平滑肌功能；②止吐、制酸；③消炎、抗菌；④利胆、祛痰；⑤抑制胃肠腺体分泌。

健脾和胃汤治疗痞满（脾胃虚弱证）

处方：党参 20g，白术 20g，茯苓 20g，陈皮 15g，半夏 15g，木香 15g，

砂仁 10g，枳壳 20g，白芍 30g，吴茱萸 2g，黄连 10g，炮姜 15g，肉桂 10g，甘草 10g。

功效：健脾益气，温中和胃，行气消痞。

主治：脾胃虚弱或虚寒，升降失调，心下痞满，食少呕恶，食后胀满益甚，烧心，胃脘隐痛，腹胀或便溏，遇寒则加重，舌苔薄白，舌质淡嫩或边有齿痕，或淡暗，或舌苔白腻。可用于慢性胃炎、十二指肠炎、溃疡等疾病。

加减：吞酸甚者——加乌贼骨、煅瓦楞子；有瘀血者——加莪术、元胡；呕吐甚者——加生姜；疼痛甚者——加高良姜、香附，去枳壳、吴茱萸、黄连；苔白厚腻者——加苍术、厚朴，去木香、白术；食谷不化——加莪术、鸡内金。

方解：本方旨在健脾和胃、温运中焦，使胃降脾升，纳运和调，脾胃虚弱或虚寒所致诸症自消。方中香砂六君加干姜、肉桂，温中健脾益气；白芍、甘草，土中抑木，缓中止痛；四君加枳壳、白术，健脾消痞；吴茱萸、黄连，佐金制酸；四君、炮姜、肉桂、黄连，温中健脾止泻。全方气虚补之，中寒散之，气滞行之，疼痛缓之，痞满消之，胃酸抑之，呕逆降之，便溏止之。总以健脾益气、温中散寒为本，兼以脾胃健、升降调、纳运和之功。

按：方中所用理气药，陈皮、砂仁、木香、枳壳对胃肠平滑肌都有双向调节作用，既能舒张平滑肌解痉止痛、止吐、止泻，又能兴奋平滑肌增强胃肠蠕动，以排出积气而消胀满。

现代药理：①调节胃肠功能；②止吐、止酸；③解痉止痛、理气除胀；④兴奋胃运动增加胃蠕动，增强胃动力；⑤解痉止泻；⑥醒脾开胃助消化。

姜夏芩连调胃汤治疗痞满（消化性溃疡）

处方：干姜 10g，半夏 10g，黄芩 10g，黄连 10g，吴茱萸 2g，白蒺藜 20g，白芍 20g，枳实 20g，白术 20g，陈皮 15g，茯苓 20g，甘草 10g。

功效：疏肝健脾，辛开苦降，行气消痞。

主治：慢性胃炎、十二指肠炎、胃及十二指肠球部溃疡、反流性胃炎、幽门螺杆菌阳性等（胃病寒热错杂型）。症见心下痞满，呕逆酸苦，胸胁胀满，吞酸纳呆，大便不调，遇寒或情志不遂而加重，舌苔薄白或薄黄腻，脉沉弱或弦细。

加减：吐酸甚者——加乌贼骨、煅瓦楞子；苔厚腻湿盛者——加苍术、厚朴；苔黄腻口苦甚者——加连翘、茵陈、香附；呕恶甚者——加竹茹、藿香；病久、舌质紫暗者——加丹参、莪术；胃、十二指肠球部溃疡甚者——加三七、乌贼骨；便溏者——干姜易炮姜，加肉桂、白扁豆、薏苡仁；嗳气甚者——加旋覆花、代赭石；幽门螺杆菌甚者——加蒲公英、厚朴、白花蛇舌草等；脾虚甚者——加大枣、党参。

方解：本证为肝气犯胃、肝木乘脾、胃热脾寒所致，以胃脘痞满、呕逆酸苦、大便不调为主症的虚实夹杂、寒热错杂证。由半夏泻心汤、四逆汤、佐金丸、陈皮枳术丸等合方化裁而成。此方体现寒温并用、寒热相佐、辛开苦降之治法。具有疏肝清胃、温中健脾、清上温下、辛开苦降、行气消痞之功，使脾健可运可升，胃清能纳能降，纳运升降得复，诸症焉能不除。方中干姜、半夏、吴茱萸味辛而温热，辛散开泻寒湿之邪；黄芩、黄连味苦而寒，降泻胃火，此即辛开苦降而散痞结之义；枳壳、白芍、甘草、白蒺藜，四逆散柴胡易白蒺藜，疏肝调脾和胃；陈皮、枳壳、白术，为陈皮枳术丸，健脾和胃消痞；吴茱萸、黄连，即佐金丸，疏肝清热，止呕制酸。全方虽为肝脾胃同治，但重在辛开苦降、行气消痞而调胃，故名曰姜夏芩连调胃汤。

现代药理：①调整胃肠功能，既能增强胃肠运动理气除胀，又可解痉止痛止吐，有双向调节作用；②消炎、抗菌，可抑制炎性渗出，能抑制幽门螺杆菌；③抑制胃酸分泌，有制酸作用；④抗溃疡作用；⑤保护胃黏膜作用。

温肾培土汤渗湿止泻（慢性肠炎）

处方：党参20g，升麻10g，葛根30g，苍术20g，茯苓30g，薏苡仁30g，肉桂15g，炮姜15g，金樱子30g，黄连15g，黄芩15g，白芍30g，木香15g，焦山楂20g，甘草10g。

功效：温肾培土，抑肝健脾，除湿止泻。

主治：慢性肠炎、慢性结肠炎，症见慢性腹泻，溏便，每日下泻3~5次，或黏液便，肠鸣腹痛，腹胀，情志变化或遇寒而腹泻加重，饮食油腻或冷凉而腹泻加重，或腹痛则泻，或五更而泻。舌苔薄白或白腻，或舌苔黄白相兼，脉沉细或沉弱。

加减：腹胀甚者——加乌药、陈皮、砂仁；五更泻者——加吴茱萸、补骨脂；腹痛即泻明显者——加防风、白蒺藜；黏液便或便浓血者——去金樱子，加大青叶、苦参、白头翁；水样便——去金樱子、党参，加泽泻、车前子；里急后重——加枳壳、槟榔；久泻不止滑肠者——加赤石脂、乌梅、五味子。

方解：慢性腹泻，是脾之主病，是脾的运化失司而致。然脾之运化又赖肝之疏泄、肾阳之温煦。久泻，虚证无疑。始之脾虚，其病在脾，此即脾虚腹泻。继之木乘，末之脾肾阳虚，此则脾肝肾同病。显然，慢性腹泻是肝脾肾三脏功能失调所致，而尤以脾胃功能失调为核心，故其治法，总当以健脾培土为主，辅以温肾、抑肝之品，虽是肝脾肾同治，但需有侧重。久泻属虚，指一般而言。因至虚之处，常是容邪之所，故慢性腹泻易出现虚中夹邪，多见者为湿热，次为食滞、湿浊、气机壅滞，如单行滋补止泻，必致"闭门留寇"。故虚中夹实之泻，治当在补虚的基础上，辨明邪之属性，加祛邪之品以泻之，扶正祛邪攻补兼施最为合拍。方中党参、白术、薏苡仁、茯苓、升麻、葛根——健脾益气，升阳渗湿；白芍、甘草——土中抑木，解痉止痛；肉桂、干姜、金樱子——温补脾肾之阳，以复脾之运化；黄连、黄芩、山楂、木香——行气消食，清热燥湿，以除气滞、食浊、湿热之邪。全方肝脾肾同调，以健脾培土为主；扶正祛邪，以扶正为主；温清并用，以温阳益气为主。全方配伍严谨，抑肝温肾，培土祛邪，复脾胃之升降而腹泻自愈。

现代药理：①调整胃肠功能，抑制肠蠕动，有解痉作用；②有抑制肠液分泌，抑制炎性渗出作用；③有利尿作用；④消炎、抗菌作用；⑤有止泻作用。

通脉定痛汤治疗胸痹（心绞痛）

处方：白蒺藜 30g，檀香 10g，丹参 20g，三七粉 3g（冲服），石菖蒲 30g，郁金 10g，生蒲黄 10g，五灵脂 15g，元胡 20g，当归 15g，羌活 10g，海风藤 30g，薤白 10g。

功效：行气化瘀，化浊通络，宣痹定痛。

主治：心绞痛。

加减：寒凝甚者——加桂枝、附子；气虚者——加黄芪、党参；苔厚腻痰浊甚者——加瓜蒌、半夏；阴虚者——加玉竹、麦冬；气阴两虚者——加黄芪、麦冬、五味子、玉竹；心悸者——加茯苓、远志、生龙齿、百合、葶苈子；苔黄心火盛者——加黄连、苦参、虎杖，去薤白；血虚，夜间发作者——去石菖蒲、薤白、羌活、郁金，加黄芪、丹参、熟地黄、枸杞、阿胶；胸痛彻背，背痛彻心，手足厥冷者——加附子、桂枝、干姜、甘草。

方解：冠心病心绞痛，为本虚标实之证。本方旨在行气化瘀，化浊通阳，宣痹定痛，以通脉为主，所谓通则不痛。方中白蒺藜、檀香，行气滞，气行则血行；丹参、三七、蒲黄、五灵脂、元胡，活血化瘀长于止痛；石菖蒲、郁金、薤白，宣痹化浊，畅通胸阳；当归、羌活、五灵脂、海风藤，活血通络，善止前胸后背疼痛。诸药合用，气血畅通，共奏通脉定痛之功。

苍术红藤汤治疗痹证（风湿性关节炎）

处方：苍术 20g，薏苡仁 30g，牛膝 15g，白芍 30g，桂枝 15g，知母 15g，制附片 10g（先煎），防己 20g，鹿衔草 15g，骨碎补 20g，杜仲 20g，虎杖 15g，大血藤 30g，姜黄 20g，白芥子 15g，甘草 10g。

功效：散寒除湿，益肾壮骨，舒筋活络。

主治：风湿性关节炎、退行性骨关节病、类风湿性关节炎、坐骨神经痛、腰腿痛等。

加减：下肢拘挛者——加吴茱萸、木瓜；关节屈伸不利者——加伸筋草、老鹳草；关节剧痛者——加全蝎、蜈蚣；关节腔积液——加麻黄、土鳖虫、葶苈子；关节红肿热痛——去附片、骨碎补，加生石膏、栀子、忍冬藤；骨质疏松者——重用骨碎补，加阿胶；上肢疼痛者——加羌活、桑枝。

黄芪鳖甲汤益气养阴清热治瘿病（甲状腺功能亢进症）

处方：黄芪 60g，熟地黄 20g，制鳖甲 20g（先煎），麦冬 15g，玄参 15g，知母 15g，黄连 15g，夏枯草 20g，连翘 20g，葛根 40g，海浮石 30g，白芥子 15g，煅牡蛎 30g，浙贝母 15g，丹参 20g，白蒺藜 30g。

功效：益气养阴清热，行气化痰，软坚散结。

主治：甲状腺功能亢进症。

加减：舌红少苔，阴虚甚者——去熟地黄，加生地黄、龟甲；甲状腺肿大甚者——加僵蚕、牛蒡子；伴腹泻者——加乌梅、薏苡仁、木瓜、山药；出汗甚者——加桑叶、山茱萸、白芍、浮小麦；伴白细胞减少者——加女贞子、鸡血藤、蚕砂、阿胶。

青光目明汤治疗目疾（青光眼）

处方：决明子30g，女贞子20g，牛蒡子15g，车前子30g（包），蔓荆子20g，夏枯草20g，黄连10g，香附10g，羌活15g，川芎15g，当归10g，龙胆草10g，半夏10g。

功效：清肝解郁，化瘀明目。

主治：青光眼，目胀痛、头痛、视力下降。

方解：方中龙胆草、黄连、夏枯草、香附，解肝郁、清肝热；决明子、女贞子、车前子、半夏，平肝清热除湿明目；羌活、蔓荆子、牛蒡子，祛风通络止头目疼痛；川芎、当归，祛头风化瘀血治头痛。全方共奏疏肝、清热、利湿、化瘀、明目、降眼压之功效。

保肾汤化瘀排浊治膏淋（糖尿病肾病）

处方：生黄芪60g，葛根40g，山茱萸20g，女贞子20g，金樱子20g，补骨脂20g，泽泻20g，牛蒡子15g，僵蚕10g，莪术20g，红花10g，姜黄30g，三七粉3g（冲服），益母草20g，生大黄10g。

功效：益气升清，益肾固精，化瘀通络，解毒排浊。

主治：糖尿病肾病见微量白蛋白尿期。

方解：糖尿病肾病的病机要点是糖尿病日久不愈，导致脾肾两虚，痰瘀凝结，阻滞肾络，久蕴浊毒。因虚致实又因实致虚，相互为患，最终导致脾肾两虚，肾关开阖失度，肾的气化与固摄作用失调、主水与藏精功能失用，加之脾虚失运，不能升清、散精、摄精，致使肾关不能留精排浊，故出现精微下泄于体外，浊毒蓄积于体内。针对病机特点，治当以健脾益肾、升清固精、化瘀通络、解毒排浊为要。方中黄芪、葛根，益元气、补脾气、升清气，以复散精、升精、摄精之用；山茱萸、女贞子、金樱子、补骨脂，四药补肾，调和阴阳，重在温肾固精，以复肾关主水、藏精功能；莪术、姜黄、三七、红花，化瘀通络，以保肾脏气血荣养，以复肾脏病理损伤；僵蚕、牛蒡子、泽泻、益母草、生大黄，除痰利湿、解毒排浊。全方合奏健脾补肾、升清固精、化瘀通络、排毒泄浊之功。

芪菟王不留汤通淋开闭（前列腺炎）

处方：生黄芪30g，菟丝子20g，肉苁蓉12g，金樱子20g，乌药20g，补骨脂20g，益智仁15g，桂枝10g，茯苓20g，桃仁10g，泽兰20g，王不留行30g，败酱草20g，蒲公英20g，石韦20g，甘草10g。

功效：益气温肾，化瘀通络，清热利湿。

主治：慢性前列腺炎，前列腺增生，夜尿多、尿频、尿不尽、尿无力、尿等待，腰酸膝软，小腹坠胀，阴囊潮湿等。

方解：本病属中医"淋证""癃闭"范畴。其病机为虚中夹实，虚者肾阳亏虚，既不能化气行水，又不能固摄尿液；虚者湿、热、瘀，致膀胱气化不利。故虚、瘀、湿、热为本病基本病机。益气温肾、化瘀通络、清热利湿之治切中根本。方中黄芪、菟丝子、肉苁蓉、金樱子、乌药、补骨脂、益智仁、桂枝，益气温肾以化气行水，益气固肾以缩泉止遗；桃仁、泽兰、王不留行，化瘀通络以消癥积；茯苓、败酱草、蒲公英、石韦，清热化瘀利湿通淋以复膀胱气化；甘草以调和诸药。全方虚实兼顾，扶正祛邪，配伍合理，切中本病病机要害，故疗效佳。

益肾壮骨强筋汤治疗腰痹（腰椎病变）

处方：熟地黄20g，肉苁蓉12g，淫羊藿15g，骨碎补15g，鹿角胶15g（烊化），鹿衔草15g，独活10g，薏苡仁20g，牛膝10g，白芍20g，知母12g，桂枝

15g，制附片 10g（先煎），土鳖虫 10g，白芥子 10g，防己 15g。

功效：益肝肾，壮筋骨，通督脉，除寒湿，宣络痹。

主治：腰椎退行性病变，骨质增生，腰椎间盘脱出，腰椎管狭窄等。

方解：腰椎间盘病及退行性病变，其病变部位虽在腰椎，而病变实在肝肾和督脉。病机为虚中夹实，虚则劳欲过度，肝肾亏虚，肾阳不足，筋骨失养；实则寒湿之邪乘虚袭之，初病经络肌腠，久则深入筋骨关节及脏腑，成为脏腑痹。虚实相兼，精血不足，肾阳亏虚，邪阻经络关节，气血不畅，湿瘀互结，经络不通，终致腰椎筋骨失养而产生病理性改变、病理性损伤，引发腰腿痛疼。方中以鹿角胶补精养血，峻补元阳，善通督脉，调补肝肾，强筋壮骨为君；熟地黄、肉苁蓉、淫羊藿、骨碎补、牛膝增强补肝肾、壮筋骨，以助鹿角胶益肾荣养之力为臣，肾气足则骨强，肝气充则筋健；鹿衔草、独活、防己、薏苡仁祛风除湿，桂枝、附片温经散寒止痛，白芥子、土鳖虫化痰散瘀，宣痹通络，诸药驱邪共为佐药；白芍、知母养阴和血，以制桂附等温阳药之燥伤肝肾之阴为使药。全方合奏补肝肾，壮筋骨，除寒湿，通督脉，化瘀血，疗骨伤，定疼痛之功效。

慢性结肠炎效方（慢性结肠炎）

处方：黄连 20g，黄芩 20g，大青叶 20g，干姜 20g，肉桂 10g，补骨脂 20g，芡实 20g，乌梅 15g，车前子 30g（包），白术 30g，白芍 30g，木香 15g，乌药 10g，槟榔 10g，甘草 10g。

功效：健脾温肾，温清合用，行气化滞，除湿止泻。

主治：慢性结肠炎，腹泻脓便，或伴腹痛，或腹泻溏便，日下数次，有后重感。

方解：慢性结肠炎，久病脾肾两虚，阳虚脾失运化，湿盛则泻，遇寒尤甚，得温则舒。然致虚之处更是容邪之所，虽有脾肾阳虚，更夹湿热内蕴，虚中夹实，寒热错杂，迁延不愈。单补脾肾或仅燥湿热，皆失偏颇，只有温清合用，寒热并投，方合病机。方中干姜、肉桂、补骨脂、白术、芡实、乌梅、甘草，健脾温肾，除湿止泻；黄连、黄芩、大青叶，清热燥湿，消炎止泻，温补清热合用，补泻兼施，正合病机；白芍、木香、槟榔、乌药，理气化滞，以除后重。全方合用，共奏健脾温肾、温清合用，行气化滞，除湿止

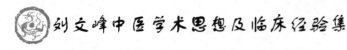

泻之功。

栀芪降糖饮治疗消渴病（糖尿病）

处方：生黄芪60g，黄连20g，栀子20g，金银花20g，蚕砂30g，苍术20g，香附15g，泽泻30g、桑白皮40g，桃仁10g，红花10g，生大黄10g，淫羊藿30g。

功效：益气除湿，化瘀清热。

主治：2型糖尿病，尤以胰岛素抵抗或高胰岛素血症者更为适宜。

方解：2型糖尿病，脾虚"脾不散精"是其基本病机。不良的生活方式，尤以少运动、多肥甘，致脾虚失运，痰浊留滞，久蕴化热，阻遏气机，壅滞经脉，热、湿、瘀相互交阻，致脾不散精，水谷精微过剩，聚集血中，则血糖升高而成2型糖尿病。故本病病机是虚、湿、热、瘀。湿在中焦，热在上、中、下焦，瘀在经脉血分。治当益脾气、除湿热、化瘀血，以复脾气升清、散精之功，而达降糖之效。方中用大剂量黄芪健脾补气，以复脾升清散精为君；香附解肝郁、调肝脾、畅气机，配苍术、蚕砂运脾化浊以除湿，配桃仁、红花以行气化瘀，除湿瘀祛脾困，使脾得运化共为臣；桑白皮、泽泻、金银花、黄连、栀子、大黄，清泄三焦之湿热，以免热盛伤津共为佐药，淫羊藿旨在制约黄连、栀子苦寒伤胃性，并有交通心肾引火归原及培元温肾助脾运化之意。诸药合用，共奏益气除湿、化瘀清热之功。因立法遣方用药与病机颇为合拍，故降糖作用也十分显著。凡2型糖尿病者，皆可用之，尤以胰岛素抵抗或高胰岛素血症者更为适宜，无任何毒副作用，不失为胰岛素增敏剂中安全、有效的中药制剂。

（刘文峰、王德惠整理）

医案选介

咳嗽（慢性咽炎）

患者刘某，女性，56 岁，籍贯天津。2010 年 5 月 25 日初诊。自诉 1 周前因感寒而感冒，起初发热，流涕，周身乏力，就诊于医院治疗后现发热已退，3 天前开始咳嗽，干咳少痰，咽痒即咳，纳差，乏力，便干，数日一行，舌淡，苔薄白，脉弦细。糖尿病史 5 年，慢性咽炎 3 年。中医诊断为咳嗽，证属风邪犯肺。西医诊断为慢性咽炎。

患者既往宿疾多年，又复感受外邪，因风性善性而数变，且易致痒，风夹寒热之邪袭喉，下犯气道，风邪偏盛，侵袭咽喉，累及气道，咽喉不利，致肺失宣发，肺气逐邪而咳嗽、咽痒。舌暗红，苔薄白，脉弦细为风邪犯肺之证。治以疏风利咽止咳之法。刘文峰教授自拟疏风利咽止咳汤加减。

处方：麻黄 5g，苦杏仁 10g，荆芥 20g，紫苏叶 20g，陈皮 15g，桔梗 15g，僵蚕 10g，蝉衣 10g，红花 5g，全蝎 2g，川贝母 10g，百部 30g，黄芩 20g，蚤休 20g，鱼腥草 30g，五味子 10g，甘草 10g。7 剂，水煎服，每日 1 剂，分两次服。禁服辛辣刺激性食品。注意避风寒、节情志、慎饮食。

复诊：服用上方后，患者诉咽痒症状明显好转，仍时有咳嗽，原方加牛蒡子15g，以利咽止咳，继服7剂。

三诊：服药后，诸症均消失。继服原方3剂巩固疗效。

体会：咳嗽病名最早见于《黄帝内经》，并对咳嗽一证的病因、症状、证候分类、病理转归等进行了系统论述，《素问·咳论》指出咳嗽系由"皮毛先受邪气，邪气以从其合也"，"五脏六腑，皆令人咳，非独肺也"，五脏六腑之咳的观点确立了以脏腑分类的方法，为后世医家对咳嗽病证的研究奠定了基础；张介宾将咳嗽分为外感、内伤两大类，《景岳全书·咳嗽》篇指出"咳嗽一证，窃见诸家立论太繁，皆不得其要，多致后人临证莫知所从，所以治难得效。以余观之，则咳嗽之要，止惟二证。何为二证？一曰外感，一曰内伤而尽之矣。……但于二者之中当辨阴阳，当分虚实耳"，咳嗽的辨证也日渐成熟，切合临床实用。咳嗽是指肺失宣降，肺气上逆作声，咯吐痰液而言，为肺系疾病的主要证候之一。咳嗽既是独立性的病证，又是肺系多种疾病的一个症状。咳嗽的病因有外感、内伤两大类。外感咳嗽为六淫外邪侵袭肺系；内伤咳嗽为脏腑功能失调，内邪干肺。不论邪从外入，或自内而发，均可引起肺失宣降，肺气上逆作咳。咳嗽的病变主要在肺，与肝脾有关，久则及肾。因肺主气，司呼吸，上连气道、喉咙，开窍于鼻，外合皮毛，内为五脏华盖，其气贯百脉而通他脏，不耐寒热，成为"娇脏"，易受内外之邪侵袭而致宣肃失司。其咳嗽的特点为咽痒必咳，不痒不咳，干咳无痰，甚或咳痰不爽伴有喘鸣。其咳源于咽痒、咽喉不利。现多为刺激性咳嗽等，其引发咳嗽的病变核心不在肺而在咽喉，累及气道所致。方中麻黄、荆芥、紫苏叶，疏风散寒，宣降肺气，再合五味子一散一敛，宣敛有制，既防发散太过，又避敛肺留邪，而止咳之力大增；僵蚕、蝉衣、红花、全蝎，疏风化痰，活血利咽，解痉止咳；桔梗、苦杏仁、甘草，化痰利咽，宣肺止咳；方中黄芩一防散寒药过于温燥，二防外邪入里化热，三是五味子酸温敛肺止咳，以黄芩苦寒清肺降泄而佐之。全方共奏疏风利咽、宣肺止咳之功。治咳不重在宣肺，而重在疏风利咽。疏风散邪以除致病之因，疏风利咽、化痰利咽、活血利咽以直指病变之所，与病因病机颇为合拍，故其效果甚佳。

（王德惠整理，摘自《刘文峰医案汇编》）

急性扁桃体炎

患者钱某，男性，22 岁，学生，天津人。主因咽喉疼痛、咽痒、音哑就诊。症见咽喉疼痛、咽痒、音哑，伴乏力，无咳嗽、咯痰。舌质红，苔黄微腻，脉滑。心电图示窦性心律。血常规基本正常。查体见咽红，扁桃体Ⅱ度肿大。

患者受风热侵袭，肺为娇脏，又为华盖，最先受累，而咽喉为肺上之门户，则所受之邪滞留咽喉，热毒郁闭，喉咽不利，故见咽喉疼痛、咽痒、音哑。其舌质红，苔黄微腻，脉滑均为外感风热之象。结合舌、脉、证四诊合参此为风热侵袭、滞留咽喉、热毒郁闭、喉咽不利之证，法当疏风清热、解毒利咽。

处方：金银花 20g，连翘 20g，牛蒡子 10g，射干 8g，板蓝根 15g，黄芩 15g，马勃 10g，荆芥 15g，僵蚕 10g，蝉衣 10g，桔梗 15g，甘草 10g。7 剂，水煎服，每日 1 剂，分两次服。嘱避风寒，注意休息，忌食辛辣肥甘，保持大便通畅，保持心情舒畅。

复诊：服用前方后，患者咽痛缓解，但见喉中有痰，咯痰则舒之症。此乃热邪炼液为痰之故，原方加石菖蒲 20g，以宣肺化痰止咳。更服 3 剂诸症缓解。

体会：患者青年男性，外感风热之邪滞留咽喉，热毒郁闭，喉咽不利，而见咽喉疼痛、咽痒、音哑之证。故治当疏风清热、解毒利咽。方中金银花、连翘、荆芥，疏散风热、清热解毒是为君药；牛蒡子、马勃、射干、板蓝根、黄芩，清热解毒、利咽散结是为臣药；僵蚕、蝉衣、桔梗、甘草，祛风化痰、利咽开音是为佐药。全方合用，共奏辛凉疏风、清热解毒、利咽散结、利咽开音、利咽化痰之功。对急性咽喉炎者，颇为宜之。外感风热后期常见两种病变，其一为热盛伤阴，多为老年患者易见，因其自我调节功能较差为故，当加玄参、麦冬、生地黄以养阴；其二为热邪炼液为痰，壮年患者多见，因正与邪争故也，当加石菖蒲、半夏、瓜蒌以助化痰。

（王德惠整理）

喘证（肺炎）

患者李某，女性，59岁，退休，于2013年11月9日来诊。患者主诉1周前出现喘促，咳嗽、咳白痰，胸闷憋气，自诉因感寒引发，纳可，二便可，舌暗红，苔黄腻，脉滑。双肺可闻及痰鸣音。血常规示白细胞计数（WBC）9.08×10⁹/L，中性粒细胞计数（N）78.1%。胸片示双肺炎症。有冠心病病史。中医诊断为喘证，痰热郁肺。西医诊断为肺炎，冠心病，心功能不全，心功能Ⅲ级。

患者为老年女性，饮食不当恣食生冷、肥甘，脾失健运，痰浊内生，致肺气受阻，气津失布，津凝痰生，痰浊内蕴，加之外邪侵袭外感风热之邪，未能及时表散，痰热邪蕴于肺，上阻肺气，肃降失常，发为喘促。舌暗红，苔黄腻，脉滑。此为痰热郁肺之证，故治以降气平喘，清肺化痰之法。

处方：蜜麻黄10g，苦杏仁15g，地龙20g，黄芩20g，辛夷20g，桑白皮30g，莱菔子15g，紫苏子15g，葶苈子30g，当归15g，白芥子10g，鱼腥草30g，金荞麦30g，瓜蒌皮15g，北沙参15g，丹参15g，赤芍15g，全蝎3g，甘草10g。7剂，水煎服，每日1剂，分两次服用。嘱避风寒，注意休息，忌食辛辣肥甘，保持大便通畅，保持心情舒畅。

复诊：患者症状减轻，继续服用原方以加强巩固。水煎服，日1剂，分两次服用，7剂。

三诊：患者症状消失，复查血常规正常。

体会：喘证，亦名喘逆、喘促、喘息。以呼吸急促为临床主症，其发病与肺肾关系密切，盖"肺为气之主，肾为气之根。肺主出气，肾主纳气，阴阳相交，呼吸乃和。若出纳升降失常，斯喘作焉"（见《类证治裁·喘证论治》）。刘文峰教授认为，治喘基本方为麻黄、苦杏仁、地龙、全蝎、当归、甘草，其中麻黄宣通肺气，解表散寒。《本草正义》说，麻黄轻清上浮，专疏肺郁，宣泄气机，是治感第一要药；虽曰解表，实为开肺；虽曰散寒，实为泻邪。风寒固得之而外解，即温热也无不赖之以宣通。苦杏仁通降肺气，化痰润燥。《本草便读》说，苦杏仁功专降气，降则痰消嗽止。麻黄、苦杏仁相伍，一宣一降，以助肺气宣降之职。地龙擅走血分，活血通络，兼清肺平喘。全蝎、当归，解痉、活血，解除气道痉挛。甘草，化痰止咳、调和诸药。全方共奏降气平喘、止咳化痰、解痉活络之功。痰热内蕴者,原方加黄芩、栀子、桑白皮、川贝母、葶苈子;热甚者,再加生石膏;痰浊黏腻、不易咳出者,加海浮石、生蛤壳、沙参、知母;肺有燥热,以咽干舌燥、咽痒频咳、痰少不利、舌红少津为特点者,原方加北沙参、玉竹、桑白皮;外寒里饮,以痰液清稀量多、恶寒为特点者,原方加桂枝、干姜、细辛、五味子。

(张晓莉整理)

喘症（肺心病急性期）

刘某,女,67 岁,退休工人。2010 年 12 月 1 日就诊。主因慢性咳喘 20 余年,加重伴不能平卧 1 周就诊。症见喘促,难以平卧,时咳,咯黄痰,伴心悸、胸闷、憋气,动则喘甚,双下肢水肿,口唇紫绀,舌质黯淡,苔黄腻,脉沉细。心电图示肺性 P 波;血常规示白细胞计数（WBC）8.26×10^9/L,中性粒细胞计数（N）78 %;胸部 X 线示心影增大,双侧少量肺腔积液,肺气肿。西医诊断为肺心病急性期,慢性支气管炎急性发作,肺气肿,急性心功能不全。中医诊断为喘证,证属阳气虚衰,瘀血阻滞,水湿内停。

本例属西医肺心病范畴,刘文峰教授认为,核心病变乃由肺及心,累及肾、肝、脾,气虚、血瘀、痰瘀互结贯穿其始终,逢外邪侵袭,不仅邪热内盛,更使虚、痰、瘀加重而发病,故治疗当以抗邪为主,重在泻肺强心,治以泻肺平喘、活血化瘀、利水逐饮之法。

处方:葶苈子 30g,桑白皮 30g,瓜蒌皮 20g,地龙 20g,丹参 30g,赤芍 20g,沉香 10g,益母草 30g,防己 15g,黄芪 20g,制附子 10g（先煎）,积雪草 30g,虎杖 20g。7 剂,水煎服,每日 1 剂,分两次服。

复诊:服用上方后,患者喘憋较前缓解,小便量增多,可以平卧,但仍咳嗽,微喘,痰黏难咯,考虑痰热郁肺,肺气不宣,原方加黄芩 15g,白花蛇舌草 10g,以清热化痰、宣通肺气。更服 10 余剂诸症缓解。

体会:刘文峰教授认为,肺心病发作期多由外感而起,或轻或重,累及心、肺、脾、肾、肝诸脏,但以心、肺表现急而突出。临床表现多见咳嗽、喘促、喉中痰鸣,甚者咳喘不能平卧,多咳吐黏痰色白或黄,伴心悸、胸闷、憋气、动则喘甚、口唇紫绀,舌暗,苔白腻或黄腻,脉细数或滑。治宜清热化痰，泻肺平喘，活血化瘀。同时刘文峰教授认为，肺心病急性期虽以心肺为甚，但有时并非心肺并重，而是有所侧重，肺心病患病日浅，外感较重的，肺为娇脏首先犯肺，则多以肺病表现明显，其症状以咳喘为主可伴发热、痰多黏而黄不易咯出，而胸闷心悸、水肿等症或轻或无。则应在前方基础上加鱼腥草、金银花、白花蛇舌草、苦杏仁等以加强清热化痰、宣利肺气之功。而肺心病日久，或合并其他心脏疾病，且外感较轻时，则多由肺病而起，迅速累及心脏，而以心脏表现更为突出，其咳不甚，喘为动则喘甚，伴胸闷憋气甚或胸痛。在前方基础可加川芎、红花、降香、延胡索以理气活血；若胸痛明显可加附子温寒止痛。本案方中以葶苈子、桑白皮、地龙泻肺平喘，为君药；积雪草、虎杖、瓜蒌皮清肺化痰，为臣药；丹参、赤芍、沉香活血化瘀，降气平喘，为佐药；黄芪、制附子、益母草、防己益气温阳、活血利尿，为使药。全方扶正祛邪，寒温并用，清热痰，化瘀血，利水湿，清上温下，共奏泻肺强心之功。初诊时喘而难卧，紫绀，水肿是心重于肺，复诊时咳喘、痰黏是肺重于心，治疗时分别轻重缓急，疗效则事半功倍。

［杜瑞斌整理，发表在《河北中医》2011，8（2）：55］

哮证（支气管哮喘）

患者张某，男性，55 岁，退休，2009 年 4 月 23 日初诊。主诉反复咳喘 20 年，近日加重，喉中哮鸣有声，呼吸急促，喘咳气逆，咳痰不爽，多在每年冬春两季及闻及异味时发病，甚则不能行走，原地抱树而喘，痛苦不堪。就诊前曾服用青县药末（具体药物不详）及激素喷剂，咳喘，痰白而黏，二便调，察其舌红偏暗，苔黄腻，诊其脉为脉弦。糖尿病病史 9 年。查体示神志清楚，双肺可闻及哮鸣音，心律齐，心音可，双下肢无水肿。实验室检查结果示血常规正常，胸 X 线示肺纹理增粗。中医诊断为哮证（热哮）。西医诊断为支气管哮喘。

患者咳喘反复发作 20 年，久病肺虚累及脾肾，宿痰内伏，肺虚不能主气，气不化津，则痰浊内蕴，肃降无权，复感外邪而诱发。脾虚不能化水谷为精微，上输养肺，反而积湿生痰，上贮于肺，则影响肺气的升降；肾虚精气亏乏，摄纳失常，则阳虚水泛为痰，或阴虚火灼津成痰，上干于肺，加重肺气之升降失常。肺气壅实，肺失清肃，痰鸣气逆则咳喘、喉中哮鸣、呼吸急促；痰热壅盛则咳痰不爽、舌红偏暗、苔黄腻、脉弦。其病位在肺，累及脾肾，为虚中夹实之证。法当清肺化痰、降气平喘。拟麻杏石甘汤加减。

处方：麻黄6g，苦杏仁15g，地龙20g，紫苏子15g，桑白皮30g，葶苈子20g，瓜蒌皮15g，厚朴15g，当归15g，鱼腥草30g，黄芩20g，蛇床子20g，甘草10g。7剂，水煎服，每日1剂，分两次服。嘱停用青县药末，必要时可使用激素喷剂。禁服辛辣刺激性食品。注意避风寒、节情志、慎饮食。

复诊：服用前方后，症状稍改善，舌脉同前。查体血压偏高，160/90mmHg，原方加车前子30g（单包），夏枯草30g，代赭石30g，以平肝泻火。更服7剂。

三诊：服药后咯痰微黄，舌脉同前。血压正常。上方去车前子、夏枯草，加白花蛇舌草30g，以清热化痰。更服7剂。

四诊：诉症状明显好转，青县药末未曾服用，并且激素喷剂的使用次数明显较少。上方加补骨脂20g，蜈蚣2条，以纳气平喘、息风。更服7剂。

五诊：诉服药后恶心，关节痛，舌脉同前。上方去蛇床子、补骨脂、黄连，加威灵仙20g，车前子20g（单包），牛膝15g，以通经络、止痹痛。更服7剂。

六诊：已停用激素，无咳喘。上方去蜈蚣，加熟地黄20g，土鳖虫15g，以滋肾阴，以纳气。更服7剂。

七诊：病情稳定，刘文峰教授拟加味五子定喘汤加减（三子养亲汤加味）。

处方：白芥子10g，莱菔子15g，紫苏子15g，车前子30g（包），葶苈子30g，蛇床子15g，麻黄10g，苦杏仁15g，黄芩20g，地龙20g，鱼腥草30g，虎杖20g，威灵仙20g，桑白皮30g，丹参30g，当归15g，沉香10g，甘草10g，以温肾壮阳、纳气平喘、清肺化痰。水煎服，每日1剂，分两次服，7剂。

八诊：病情稳定，继服原方，巩固疗效。

体会：支气管哮喘属于中医"哮病"范畴，哮喘是一种发作性痰鸣气喘疾患。发作时喉中有哮鸣声，呼吸气促困难，甚则喘息不能平卧。其病理因素以痰为主，痰伏于肺，遇感诱发。起病理机制为痰气搏结，壅阻气道，肺失宣降。发时以邪实为主，治当祛痰利气，攻邪治标。本病多为反复发作则由实转虚，虚实夹杂。实者在肺，多为痰浊壅滞或痰瘀交阻，肺失宣降；虚者在脾、在肾，在脾者痰湿犯肺，在肾者肾不纳气。因此，在治疗上当扶正祛邪兼施。本患者开始治疗使用麻杏石甘汤加减取其清热宣肺、化痰平喘之功，后期喘平病稳，故改用加味五子定喘汤以温肾壮阳、纳气平喘，巩固疗效。方中三子养亲汤降气豁痰平喘、葶苈子泻肺行水平喘、蛇床子温肾化痰平喘，上述五味药泻肺化痰、降气定喘是为君药；沉香补肾培本纳气平喘是为臣药；佐以丹参、当归、地龙等以养血化瘀通络；麻黄、苦杏仁、黄芩、桑白皮、鱼腥草等以清肺化痰平喘。全方合伍有补有泻，有润有燥，有泄浊化痰，有行气化瘀。泄实治肺为主，扶正兼顾脾肾，降气纳气并施，痰瘀并治，标本兼顾，不失为治疗上实下虚咳喘之良方。

（王德惠整理）

悬饮（肺炎旁积液）

患者刘某，男性，42岁，工人，天津人。主因咳嗽、咳痰伴胸闷一周就诊。症见咳嗽、咳黄白黏痰，较易咯出，伴胸闷，无发热，无胸痛，纳可，二便调。舌质淡红，苔黄腻，脉滑。心电图示窦性心律。血常规 WBC 7.2×10^9/L，胸 CT 显示左肺肺炎，肺炎旁积液。

患者受风热侵袭，肺为娇脏，又为华盖，最先受累，肺主通调水道，肺气失宣，水液输布失常，故见肺炎旁积液，痰热郁肺，则咳嗽、咳痰、痰色黄白相间。其舌质淡红，苔黄腻，脉滑，为痰热郁肺之象。结合舌、脉、证四诊合参此为痰热郁肺，肺失宣肃而发悬饮，法当清热化痰，宣肺蠲饮。

处方：桂枝10g，白芥子10g，桑白皮30g，葶苈子30g，桔梗10g，黄芩15g，鱼腥草30g，丹参30g，防己15g，益母草30g，苦杏仁10g。7剂，水煎服，每日1剂，分两次服。嘱避风寒，注意休息，忌食辛辣肥甘，保持大便通畅。

复诊：服用前方后，患者咳嗽咳痰较前缓解，胸闷减轻，痰色转白，质不黏，伴有乏力，考虑痰热渐去，脾虚而乏力。原方加陈皮15g，茯苓20g，以健脾化痰，更服7剂诸症缓解。

三诊：复查CT肺炎消失，仍有少许积液，只保留桂枝10g，白芥子10g，桑白皮30g，葶苈子30g。更服7剂，再查积液消失。

体会：患者为中年男性，外感风热之邪，郁而化热，使肺失宣肃，见咳嗽咳痰，与一般肺热证不同，因肺通调水道失常，而见水液滞留胸肺形成悬饮，所以治疗时当从痰饮辨证。《金匮要略》中之痰饮病，细分为痰饮、支饮、悬饮、溢饮四个饮证。其中，饮停胸胁（各种原因引起的胸腔积液，如结核性渗出胸膜炎性、癌性胸水等），是为悬饮。《金匮要略》所言"病痰饮者，当以温药和之"，此为治疗痰饮大法。本例患者虽有热象，但其热不著，在温化痰饮的同时，佐以清热化痰是治疗的思路。方中，白芥子辛温，蠲饮祛痰，古称有豁痰利气之功，主含硫苷类成分，现代药理证实，白芥子苷能抑制毛细血管通透性，抑制炎性渗出，使浆膜滑膜肺泡壁血管之炎性渗出减少，并使其重吸收，故为方中君药。桂枝辛甘温，能温通血脉，振奋阳气，化气行水，温化痰饮，协助白芥子抑制浆膜毛细血管通透性，抑制渗出，促进微循环，并使积液得到重吸收，是为臣药。葶苈子辛苦寒，泄肺蠲饮，利水消肿，古代用治支饮之主药，葶苈子主含芥子苷、强心苷等成分，现代药理证实，葶苈子与白芥子相似，均可抑制炎性渗出，并使渗出液重吸收，另有强心和镇咳作用；桑白皮甘寒，泄肺平喘，利水消肿，现代药理证实，其有消炎、抗菌、止咳、利尿作用，可用治各种疾病引起的水肿和积液，古代记载治"肺气喘满"（《药性论》），"水饮停肺，胀满喘急"（《本草汇言》），《本草纲目》言"肺中有水气及肺火有余者宜之"，说明肺部急慢性炎症，桑白皮皆可用之；葶苈子、桑白皮均能泄肺蠲饮，其性寒凉，较宜热饮，但正可制约桂枝、白芥之温燥，并增强其蠲饮利水之力，扩大治疗范围，是为使药。全方寒温并用，温清并使，共奏蠲饮化痰、利水消肿之功，加桔梗、苦杏仁宣肺止咳，黄芩、鱼腥草清热化痰，丹参、防己、益母草，以泄肺蠲饮，诸症缓解后，只留桂枝、白芥子、桑白皮、葶苈子四味药蠲化痰饮之功。

（杜瑞斌整理）

不寐（失眠）

患者马某，女性，43 岁，职员，于 2013 年 7 月 10 日就诊。患者 2 月前因情志因素诱发出现寐差，多梦易醒，乏力，心烦，纳少。舌红，苔腻，脉细。既往体健。心电图示窦性心律。中医诊断为不寐，心肾不交。西医诊断为失眠。

患者为中年女性，素体阴虚，加之情志不遂、肝气郁结、肝郁化火、邪火扰动心神、肝肾阴虚、肝阳偏亢、火盛神动、心肾失交、水火不济而致神志不宁、心烦、多梦，肝火犯胃、胃失和降、痰湿内生则纳少、舌红、苔腻、脉细，为心肾不交之证。故治以交通心肾，滋阴养血，除痰和胃，清心安神之法。

处方：石菖蒲 30g，远志 15g，茯苓 30g，生龙齿 20g，百合 30g，知母 20g，炒酸枣仁 30g，枸杞 30g，五味子 15g，夏枯草 15g，半夏 15g，川芎 15g，黄连 10g，淫羊藿 30g，丹参 30g，夜交藤 30g。7 剂，水煎服，每日 1 剂，分两次服用。嘱忌食辛辣肥甘，避风寒、节饮食、畅情志。

复诊：患者症状较前好转，继服原方。

三诊：患者诸症均明显缓解，继服原方以巩固疗效。

体会：中医称失眠为不寐，是以经常不能获得正常睡眠为特征的一种病征。失眠在《黄帝内经》中称为"目不瞑""不得眠""不得卧"。刘文峰教授十分推崇石菖蒲配伍远志，认为石菖蒲气味芳香，化痰开窍，益心志，醒脑神。《神农本草经》（下称《本经》）谓"利九窍"久服"不忘，不迷惑"，为治痰瘀浊邪蒙闭清窍所致之健忘、失眠、痴呆、耳聋等证的要药。远志祛痰解郁，安神益智。《本经》谓之"主咳逆伤中，补不足，除邪气，利九窍，益智慧，耳目聪明，不忘，强志倍力"。二药均有安神定志、化痰开窍之功，而石菖蒲善于芳香化浊、醒神开窍，远志则长于安神益智。合而用之，优势互补，相得益彰，其宁心安神、醒脑益智、豁痰开窍之力大增。此方是治疗健忘、不寐、痴呆、失语、神经及精神类疾病常用的主要对药。本方可随症加减，如精神焦虑者可加阿胶；精神抑郁者加巴戟天；湿热盛者加苦参。

（李晋宏整理）

水肿（左心衰）

患者徐某，女性，71 岁，退休，于 2010 年 10 月 4 日初诊。主因眼睑、双下肢水肿 1 周，胸闷，喘憋 2 天就诊。自诉 1 周前出现尿少，眼睑及下肢水肿，2 天前出现胸闷，喘憋，活动后加重，自服依姆多后无明显缓解。现症见眼睑及下肢水肿，胸闷、喘憋，活动后加重，下肢麻木，视物模糊，纳少，尿少，大便调，舌质暗，苔白腻，脉滑。既往冠心病史3年，平素间断憋气，未系统治疗；糖尿病8年；慢性支气管炎10年。查体示口唇紫绀，颈静脉无怒张，胸廓对称，双肺呼吸音粗，肺底可闻湿啰音，心浊音叩之向左下扩大1cm，心率（HR）72次/分钟，心音可，律齐，肝脾未及，双下肢水肿（＋＋）。心电图示ST－T缺血改变、随机血糖17.8mmol/L、血氧饱和度100%、血压150/80mmHg、血钾3.22mmol/L、血钠134.9mmol/L、血氯89.5mmol/L、尿素氮19.73mmol/L、血肌酐164.8μmol/L。中医诊断为水肿，证属脾肾阳虚夹痰瘀。西医诊断为冠心病、心功能不全、心功能Ⅲ级；高血压1级、极高危；2型糖尿病、糖尿病肾病、糖尿病周围神经病变、糖尿病眼病白内障术后；慢性支气管炎。

患者为老年女性，素体肝肾阴虚，加之平素饮食失节，脾胃运化失司，痰浊内生，郁久化热，热扰津伤耗气而致气阴两虚，气虚推动无力，血液运行不畅，阻滞脉络而致瘀；日久阴损及阳而致阴阳两虚，脾肾阳虚，膀胱气化不利，水湿内停，溢于肌肤而见眼睑及下肢水肿；水气凌心则见胸闷、憋气等。证属本虚标实，法当益气温阳，活血利水，佐以化痰泄浊。

处方：黄芪60g，当归15g，玉竹30g，沉香30g，泽兰20g，赤芍20g，桂枝10g，益母草30g，葶苈子30g，防己30g，桑白皮30g，地龙20g，丹参30g，枳壳20g，茯苓30g，鱼腥草30g，虎杖20g，甘草10g。7剂，水煎服，每日1剂，分早晚两次服用。禁食辛辣等刺激性食物。注意避风寒，节情志，慎饮食，避免活动。

复诊：服用前方后，患者胸闷、喘憋、双下肢水肿症状均减轻，仍活动后气短、乏力，尿量较前增加，舌脉同前。原方加车前子15g（单包），泽泻20g，以增强利水消肿之力，更服7剂。

三诊：服药后，水肿缓解，胸闷、憋气好转，舌质暗，苔薄白。继服上方3剂巩固。

体会：心力衰竭属于中医学的"心悸""怔忡""水肿""喘证""痰饮""心痹"等范畴，水肿在《黄帝内经》分为"风水""石水""涌水"，《素问·水热穴论》又述"勇而劳甚则肾汗出，肾汗出逢于风，内不得入于脏腑，外不得越于皮肤，客于玄府，行于皮里，传为胕肿"，"故其本在肾，其末在肺"，《素问·至真要大论》又指出"诸湿肿满，皆属于脾"。可见，《黄帝内经》时代，对水肿的发病已认识到与肺、脾、肾有关。对于水肿的治疗，《素问·汤液醪醴论》指出"平治于权衡，去菀陈莝……开鬼门，洁净府"的治疗原则，这一原则一直沿用至今；《金贵要略·水气病脉证并治》以表里上下为纲，分为风水、皮水、正水、石水、黄汗五种类型，在治疗上又提出发汗、利尿两大原则，如"诸有水者，腰以下肿，当利小便，腰以上肿，当发汗乃愈"；《备急千金要方·水肿》首次提出水肿必须忌盐，宋代严用和将水肿分为阴水、阳水两大类，这一区分法为后世水肿的临床辨证奠定了基础；《仁斋直指方·虚肿方论》创用活血利水法治疗瘀血水肿。以上对水肿的论述对后世医家治疗水肿具有巨大的指导价值。方中大剂量黄芪益气兼温补脾阳，配以茯苓健脾利水消肿，当归、赤芍、丹参养血活血，地龙、益母草活血通瘀以利水消肿，桂枝通阳化气，泽兰、葶苈子、防己、桑白皮利水消肿力专，沉香、枳壳调理中焦，玉竹、鱼腥草、虎杖清热利水，甘草调和。水肿病因复杂，病机总属肺失通调，脾失转输，肾失开阖，三焦气化不利。临床辨证应以阴阳为纲，分清病因、病位，还需注意寒热、虚实的错杂与转化；本患者以眼睑、双下肢水肿1周就诊，故中医考虑为"水肿"，为本虚标实之证，以心气不足、脾肾阳虚为本，水湿、痰饮、瘀血为标。治以益气温阳，活血利水，佐以化痰泄浊之法，使阳气得复，饮瘀得消；同时应注意以扶正为主，配以活血、利水、化痰等法，使邪去而不伤正。水肿病证，病因繁杂，病理变化复杂多变，累及脏腑众多，因此，准确辨证就尤为重要。水肿各法中尤应慎用攻逐法，以免伤正。

（王德惠整理）

头痛（神经性头痛）

凌某，女性，37岁，主诉间断头痛、甚至呕吐3年余。于2013年6月20日就诊。患者阵发头胀痛，甚至呕吐，失眠，诱因与情绪紧张、失眠有关，舌暗，苔黄，脉弦。患者曾就诊多家医院进行检查，诊为神经性头痛，否认高血压等其他慢性病史。中医诊断为头痛，肝阳上亢。西医诊断为神经性头痛。

患者长期精神紧张忧郁，肝气郁结，肝失疏泄，气郁化火，日久肝阴被耗，肝阳失敛而上亢，气壅脉满，清阳受扰而头痛。舌暗，苔黄，脉弦为肝阳上亢之证。故治以平肝化痰，祛风通络之法。

处方：天麻15g，白芍30g，川芎20g，白蒺藜30g，野菊花20g，煅代赭石30g，白芷15g，蔓荆子20g，地肤子20g，百合20g，半夏15g，全蝎5g，羌活15g，甘草10g。7剂，水煎服，日1剂，分两次服用。嘱避风寒，注意休息，忌食辛辣肥甘，保持大便通畅，保持心情舒畅。

复诊：患者头胀痛明显减轻，无呕吐，自觉头脑更加清醒。原方加枸杞、夏枯草、香附以加强平肝之功。更服7剂。

三诊：患者症状均缓解，继续服用原方巩固疗效。

体会：中医认为"头为诸阳之会"，由于外感诸邪，内伤诸疾都能直接或间接地影响于头，以致清阳郁滞，脉络痹阻而发生头痛。凡外感六淫，内伤脏腑，导致阳气阻塞，浊邪上锯，肝阳上亢，精髓气血亏损，经络运行失常者，均能发生头痛。按病因分，头痛有外感、内伤之别。外感头痛，有感冒风寒、风热、风湿、伤暑、火邪致痛及伤寒头痛等。内伤头痛，有气虚、血虚、阳虚、阴虚、伤食、瘀血致痛等。从经络分，有三阳头痛（太阳头痛、阳明头痛、少阳头痛）、三阴头痛（太阴头痛、少阴头痛、厥阴头痛）等。按病情轻重、病程长短、发作规律及疼痛部位分，有真头痛、头风、偏头痛、雷头痛、脑风、巅顶痛、久头痛等。刘文峰教授认为，头痛应分外感与内伤，外感头痛，外邪日久，久病入络，入血分，耗伤正气而致内伤头痛。基础方：天麻，白芍，川芎，白蒺藜，全蝎，羌活，蔓荆子，地肤子。其中天麻擅于治眩晕、头痛、麻木，平肝息风，治疗肝阳肝风疼痛，作用于神经系统。白芍配川芎，川芎为活血药，血中之气分药，祛风药，可扩张脑血管，但性过于温燥，故配伍白芍可减少副作用。白蒺藜疏肝、平肝，明目，善于治疗各种眩晕、头痛。全蝎为虫类药中最善于止痛之药，息风通络，解痉止痛，善于治疗神经性头痛。羌活走膀胱经，祛风散寒，除湿。蔓荆子镇痛，入血分，为止痛药。地肤子取其除湿之功，能治疗各种头痛。

（富利燕整理）

眩晕（高血压）

患者冯某，女性，61岁，退休，籍贯天津。2010年10月11日初诊。自述昨日晨起后头晕，站立则头重如有物裹，卧床则缓解，时有胸中憋闷，自行含服硝酸甘油后稍有缓解，于家中自测血压180/90mmHg。今日晨起后头晕难忍，不能自行行走，遂来就诊。现患者头晕阵作，自感头部困重，无视物旋转，自感懒言、乏力，无胸闷、憋气，夜寐欠安，纳可，大便质稀，舌胖大质淡，苔白腻，脉弦滑。既往糖尿病病史7年，冠心病病史10余年，高血压病史10余年，脑梗塞病史2年，未遗留明显后遗症。查体示空腹血糖7.4mmol/L，血压（BP）180/100mmHg，头颅CT回报陈旧性梗死，颈椎X线片示老年性退变，实验室检查示血脂升高，轻度贫血。中医诊断为眩晕，证属风痰夹湿上扰证。西医诊断为高血压。

患者既往高血压、冠心病、糖尿病病史多年，素体亏虚，气虚则清阳不开，血虚则脑失所养，气血亏虚，不能上荣头目，且平素忧思恼怒，情志失司，肝阴耗伤，肝火偏亢，风阳内动，令风阳上扰，加之恣食肥甘，损伤脾胃，健运失司，以致水谷不化精微，湿聚生痰，痰湿交阻，则清阳不开，浊阴不降，风、痰、湿相互夹杂而上扰清空，发为眩晕。故治应以祛风化痰，除浊利湿为主。拟半夏白术天麻汤加减。

处方：半夏15g，白术20g，天麻10g，茯苓15g，陈皮10g，苍术10g，钩藤10g，黄芪20g，当归10g，决明子10g，野菊花10g，泽泻20g，生姜10g，大枣20g，甘草10g。5剂，水煎服，每日1剂，分两次服。注意避风寒，节情志，清淡饮食，规律起居，积极控制血糖、血压。

复诊：服用上方后，患者诉头晕症状明显好转，可以自行行走，继服原方4剂巩固疗效。

三诊：服药后，自感头晕转好，病愈。

体会：中医学历代医书对"眩晕"病论述很多，《内经·至真要大论》记载"诸风掉眩，皆属于肝"，指出眩晕多属肝的疾病；《河间六书》认为，本病是因风火为患，有"风火皆阳，阳多兼化，阳主平动，两阳相搏，则为之旋转"的论述；《丹溪心法》提出"无痰不作眩"，主张以"治痰为先"；《景岳全书》强调"无虚不作眩"，当以治虚为主。这些理论从各个不同的角度阐明了眩晕的病因病机和临证治疗方法。刘文峰教授也秉承先代医家对"眩晕"共同而义最为关键病机的认识。他认为"痰"应作为眩晕病辨证施治的基础病因因素，此提及的"痰"可分"有形之痰"和"无形之谈"。而眩晕病脏腑辨证乃应主要属肝，但可涉及肾、心脾等脏。其病理性质又分有实有虚，以虚者为多，实证病理主要是肝阳和痰浊，虚证为阴精或气血的亏耗，但是虚实之间往往互相夹杂而成本虚标实之证。由此可以给后世医家启迪，对于眩晕病应抓住"痰"这一中心病机，再具体辨证论治后可以收到较为理想的疗效。方中以半夏燥湿化痰、降逆止呕，天麻平肝息风而止头眩为君；白术运脾燥湿，茯苓健脾渗湿为臣；苍术可助祛风除湿之功，钩藤、野菊花、决明子清肝平肝，黄芪、当归补气养血，泽泻可助除痰化湿，为止眩晕专药，陈皮理气化痰，生姜、大枣调和脾胃为佐；甘草协合诸药为使。诸药相伍，共奏燥湿化痰，平肝息风以止眩晕之功。

（杜瑞斌整理）

心悸（心律不齐）

患者赵某，女性，61 岁，患糖尿病 6 年，近 1 周时感心悸、胸闷，情志失和或稍感劳累后加重，休息后稍缓解，晨起后时有头晕阵作，神疲乏力，常心烦，夜间心悸发作后影响睡眠，口干，纳少，偶有大便干结，小便尚可，舌质暗，苔薄白、中裂，脉结代。就诊时因上楼心悸、胸闷正作。心电图示心率 90 次/分，室性早搏二联律。中医诊断为心悸，证属气血亏虚、瘀阻心脉型。西医诊断为心律不齐。

患者为老年女性，年迈体虚，气血阴阳亏乏，脏腑功能失调，心脉失养，又气虚则血运不畅，心脉瘀阻而发为心悸，舌质暗，苔薄白、中裂，脉结代，证属气血亏虚，瘀阻心脉。治以益气养血，活血化瘀，佐以宁心安神之法。

处方：黄芪 60g，当归 30g，沉香 10g，远志 15g，赤芍 20g，葶苈子 30g，桑白皮 30g，地龙 20g，丹参 30g，枳壳 20g，防己 30g，益母草 30g，浙贝母 15g，鱼腥草 30g，虎杖 20g，火麻仁 30g，炙甘草 10g。7 剂，水煎服，每日 1 剂，分两次服。禁服辛辣刺激性食品。注意避风寒、节情志、慎饮食。

复诊：诸证大致如前，继服上方 7 剂。

三诊：服药后心悸、疲乏症状较前明显好转，大便干结之象已除，口不干，唯时有失眠、头晕，舌暗，苔薄白，脉沉。原方去火麻仁，加酸枣仁 30g、百合 20g，以养心安神，更服 7 剂。

四诊：心悸、胸闷症状已去八九，诸症改善明显，大便正常，纳食可。

体会：心悸是病人自觉心中悸动、惊惕不安的一种病症，每因情志波动和劳累后呈间断性发作。《素问·举痛论》云"惊则心无所倚，神无所归，虑无所定，故气乱矣"，《素问·痹论》亦云"脉痹不已，复感于邪，内舍于心""心痹者，脉不通，烦则心下鼓"，并记载脉律不齐是本病的表现。心悸病名首见于《金匮要略》和《伤寒论》，并记载了心悸时表现的结、代、促脉及其区别，提出了基本治则，并以炙甘草汤为常用治疗方剂。《丹溪心法·惊悸怔忡》所言"人之所主者心，心之所养者血，心血一虚，神气不守，此惊悸之所肇端也"，《医林改错》重视瘀血内阻导致心悸怔忡，记载了用血府逐瘀汤治疗每多获效。心悸病机有虚实之分，虚为气、血、阴、阳亏虚。心神失养，常补气血之不足，或调阴阳之盛衰以求气血调和，阴平阳秘，心神得养。方中黄芪、炙甘草益气健脾以资气血生化之源，当归补养心血，酸枣仁、远志宁心安神，沉香温中理气、使补而不滞，枳壳健脾助运，赤芍、丹参、地龙、益母草活血化瘀通心脉，葶苈子、桑白皮、防己利水清心以除悸动，浙贝母化痰散结，鱼腥草、虎杖清新除烦解郁以助宁心安神。全方共奏益气养血，活血化瘀，宁心安神之功。心悸有轻重缓急之分，亦应辨病与辨证相结合，心悸相当于西医的心律失常，心律失常如病情较重，则往往变化比较迅速，故必要时应采取综合疗法，中西医结合以取长补短，以免延误病情。

（扈丽萍整理）

痫病 （癫痫）

患者李某，男，16岁。于2010年1月6日初诊。反复抽搐一年余，加重一月，发作时四肢抽搐，口吐白沫，双眼上窜，意识丧失，历时数分钟能自行缓解，约每周发作1~2次。发作前曾有头部外伤史，患者发育良好，反应较迟钝，注意力不集中，左侧肢体肌力较差为Ⅳ级。诊其脉弦，舌淡红，苔黄腻。此痫病由脑外伤瘀血阻络、脑神失养所致。法当活血化瘀、醒脑通窍、息风止痉。

处方：丹参15g，川芎20g，天麻15g，石菖蒲15g，远志15g，半夏15g，胆南星15g，天竺黄15g，甘草15g，僵蚕15g，全蝎5g，蜈蚣2条，厚朴20g。14剂，水煎服，每日1剂，分两次服。

二诊：2010年1月20日。服上方后，抽搐明显减轻，精神稍差，查舌脉同前，上方加生石膏30g，党参30g。4剂，水煎服，每日1剂，分两次服。

三诊：2010年2月3日。患者抽搐减轻，近一周未发。精神稍好转，查舌脉同前。首方去全蝎，加蝉衣 10g，黄芩 15g，更服 14 剂。患者病情稳定继续服本方，嘱患者定期复诊。

体会：患者脑外伤致脑窍受损，瘀血阻络，经脉不畅。脑神失养，发为痫病，兼有痰湿之症，如口角流涎，脉弦，苔黄腻，予以活血化瘀、醒脑开窍、息风止痉、祛痰开窍治法，可有效控制病情。

（梅超红整理）

呃逆（膈肌痉挛）

患者段某，男性，59 岁。2009 年 9 月 8 日初诊。主诉呃逆 1 天。患者脑梗死后遗症 15 年，因发热 10 天入院。后经鼻饲后突然出现呃逆不止，不能自制。中医诊断为呃逆。西医诊断为膈肌痉挛。此病属久病素体虚弱，中气不足，胃失和降，胃气上逆则呃逆。治以和胃降气，辛开苦降之法。

处方：瓜蒌皮 20g，半夏 15g，枳壳 30g，黄连 10g，黄芩 15g，陈皮 15g，干姜 6g，苍术 15g，厚朴 15g，旋覆花 30g（包煎），代赭石 30g，莱菔子 15g，佛手 15g，紫苏梗 20g，当归 20g，生大黄 5g，桃仁 10g。3 剂，水煎服，每日 1 剂，分早晚两次温服。注意避风寒、节情志、清淡饮食。

二诊：呃逆感平，更服 3 剂，巩固疗效。

体会：小陷胸汤合旋覆代赭石汤加减。本案关键之处在于干姜配黄连以取辛开苦降之功。

（杜瑞斌整理）

口腔溃疡

患者高某，女，70 岁。患口腔溃疡史 30 余年，常肿胀疼痛不能进食，服用过多种消炎药及各类口腔溃疡粉，短期缓解，停药则复发，疼痛难忍，查免疫全项、风湿全项均无异常，故希望中药调理。患者左侧口腔黏膜及舌体边缘多处溃疡点，中间基底部凹陷，四周隆起，四周黏膜红肿，左侧牙龈及耳根部疼痛尤甚，口苦纳差，神疲乏力，偶有头晕，舌淡红，苔黄腻，脉弦细。刘文峰教授拟口腔溃疡宁加味。

处方：黄连 10g，蒲公英 15g，细辛 3g，山药 20g，陈皮 15g，佛手 10g，当归 10g，生地黄 15g，牡丹皮 10g，白芷 10g，升麻 10g，天花粉 15g，苦参 20g，乌梅 20g，生蒲黄 20g，土茯苓 30g，甘草 10g，牛膝 15g，僵蚕 10g，全蝎 3g。7 剂，水煎服，每日 1 剂，分两次服。嘱清淡饮食，保持心情舒畅，二便通畅。

复诊：溃疡面明显缩小，疼痛减轻，周围红肿颜色变浅。

三诊：溃疡基本痊愈，胃稍感不适，嘱原方加煅瓦楞子 30g，元胡 30g。更服 7 剂，溃疡基本痊愈，嘱其适量服用维生素，随访未再复发。

体会："口腔溃疡宁"也是刘文峰教授自创的一首方剂，全方清热解毒，消肿止痛之力较强，主要用于心脾蕴热型口腔溃疡。其中黄连、苦参清热燥湿、泻火解毒、主泻心经实火，蒲公英、土茯苓清热解毒、消肿散结、利湿通淋，细辛、白芷解表散寒、祛风止痛、通窍、温肺化饮，生地黄、牡丹皮养阴生津清热凉血，升麻清热解毒、升阳，天花粉清热生津、消肿排脓，乌梅敛肺涩肠、止痛生津以增强收敛之功，生蒲黄止血化瘀，僵蚕、全蝎攻毒散结、通络止痛，因其病程较长恐伤及脾胃故用山药补脾养胃、生津益肺、补肾涩精，陈皮、佛手理气健脾、燥湿化痰，当归补血调经、活血止痛、润肠通便，加用牛膝活血、补肝肾，甘草调和诸药，煅瓦楞子可以制酸止痛、化痰散结，元胡以活血止痛。

[范琴琴整理，发表在《长春中医药大学学报》2012，28（5）：810 – 811]

便　秘

患者孙某，男性，69 岁，退休。2010 年 9 月 2 日初诊。近 3 年来，患者由于患冠心病，动则心悸甚，故长期卧床休养，周身乏力，大便干结，面色无华，经常服用肠润茶以助排便。近 2 周时感排便困难，用力努挣则汗出气短，便后神疲，时有夜不能寐，纳可，舌淡苔白，脉细，化验常规检查示贫血。中医诊断为便秘，证属气血两虚。西医诊断为功能性便秘。

患者为老年男性，既往宿疾多年，年老体虚，又久卧有失调理，气血两亏，气虚则大肠传导无力，导致排便困难，大便艰涩；血虚则津枯肠道失润，导致大便干结，面色无华。故气血两亏，肠道失荣是本案基本病机，治以益气养血，润肠通便之法。

处方：黄芪60g，百合30g，枸杞30g，五味子15g，炒酸枣仁30g，知母20g，石菖蒲30g，远志15g，云茯苓30g，大腹皮30g，当归30g，桃仁10g，火麻仁30g，生大黄10g，枳实20g，龙齿20g，丹参30g。7剂，水煎服，每日1剂，分两次服。禁服辛辣刺激性食品。注意避风寒、节情志、慎饮食。

复诊：服用上方后，患者诉大便干结好转，时进食后自感脘腹胀满，原方加白扁豆20g，砂仁20g，以健脾和胃以助排便。7剂，水煎服，每日1剂，分两次服。

三诊：继服上方后，大便通畅甚多，寐转安，神疲、乏力也较前明显好转，然患者诉大便时有结不净，观患者仍面色少华，故再拟处方。黄芪60g，当归30g，熟地黄20g，制首乌20g，枸杞30g，阿胶20g（烊化），龟甲20g（先煎），黄精20g，木香20g，枳壳30g，焦槟榔10g，桃仁10g，火麻仁30g，黑芝麻30g，大腹皮20g，甘草10g。7剂，水煎服，每日1剂，分两次服。

四诊：服用上方后，排便通畅，精神转好，继续服上方5剂巩固疗效，并嘱患者适量运动。

体会：便秘是由多种原因引起的，临床分证较复杂，但不外虚实两大类。实证有热结、气滞、寒积，虚证有气虚、血虚、阴虚和阳虚，总由大肠传导失职而成。其病位在大肠，又常于肺、脾、肝、肾等脏腑相关。《黄帝内经》认为大小便的异常与肾关系密切；《伤寒杂病论》则提出便秘当从阴阳分类；《圣济总录》将本病的证治分类概括为寒、热、虚、实四个方面；《景岳全书·秘结》主张张仲景把便秘分为阴结、阳结两类，"阳结者邪有余，宜攻宜泻者也；阴结者正不足，宜补宜滋者也，知斯二者即知秘结之纲领矣"，此即指出了便秘的治疗总则。刘文峰教授指出，老年性便秘有其证治特点，老年人或真阳亏损、温煦无权、阴邪凝结，或阴亏血燥、大肠液枯、无力行舟，均易致便秘，且多属虚证，故不宜一见便秘便予猛攻进伐之剂，而犯虚虚之戒，变生他证。刘文峰教授临证针对老年性便秘特点，多予润下之法以"增水行舟"，然又考虑患者多有津血不足存在，故又配以益气养血之品，并常佐以适量大腹皮、枳壳、大黄以助通下之功，屡获良效。刘文峰教授强调，便秘辨证时不可忽略各证相兼，如气郁化火，气血两虚，气虚及阳，以及夹湿、夹痰、夹食、夹瘀等，故临证时应慎审其因，详辨其病，权衡轻重主次，贵于灵活变通治疗。

（梅超红整理）

痞满（慢性胃炎）

患者张某，女性，55 岁，职工，籍贯天津。2010 年 5 月 10 日初诊。主诉腹部胀闷 5 年余，加重半月来诊。患者 5 年前因腹部胀闷不适而被诊断为慢性胃炎，近半月自感症状加重故来就诊。现患者时有脘腹满闷，时轻时重，进食后明显，纳差，饥不欲食，大便溏，乏力，舌质淡，苔薄白腻，脉弦细。观形体羸瘦，少气懒言，查腹部喜按。糖尿病史 3 年，血糖水平控制理想。中医诊断为痞满，证属脾胃虚弱。西医诊断为慢性胃炎。

患者为中老年女性，既往糖尿病史，素体虚弱，气血亏虚，复感外邪，邪气乘虚内陷，结于胃脘，阻塞中焦气机，以致脾胃纳运无力，升降失司，食滞内停，又或脾失健运，化痰生湿，痰湿积滞，而发为痞满；舌质淡，苔薄白腻，脉弦细，为脾胃虚弱之证。治以补气健脾、升清降浊之法。拟补中益气汤加减。

处方：黄芪 40g，党参 20g，白术 15g，炙甘草 15g，柴胡 15g，当归 20g，陈皮 15g，枳壳 10g，木香 10g，厚朴 15g，砂仁 15g，白扁豆 15g，神曲 10g，莱菔子 15g，鸡内金 10g。7 剂，水煎服，每日 1 剂，分两次服。禁服辛辣刺激性食品。注意避风寒、节情志、慎饮食。

复诊：服用上方后，大便略成形，余症同前，舌淡，苔薄、白腻，原方加半夏 15g，茯苓 15g，以增强化痰利湿之功。7 剂，水煎服，每日 1 剂，分两次服。

三诊：大便已成形，腹满明显减轻，乏力好转，饥而欲食。继服原方 5 剂巩固疗效。

四诊：诸症悉除，舌淡，苔薄白。

体会：痞满以自觉心下痞塞，胸膈胀满为主要症状，痞满在《黄帝内经》中称为"痞""痞塞""痞隔"等，痞满病名首见于《伤寒论》，张仲景明确指出"满而不痛者，此为痞"；金元《丹溪心法·痞》则简明云"痞者与否同，不通泰也"，且作与鼓胀鉴别，"胀满内胀而外亦有形，痞者内觉痞闷，而外无胀急之形也"；《景岳全书·痞满》指出"凡有邪有滞而痞者，实痞也，无物无滞而痞者，虚痞也；有胀有痛而满者，实满也，无胀无痛而满者，虚满也；实痞实满者可消可散，虚痞虚满者，非大加温补不可"。痞满者位在胃脘，责之肝脾，中焦气机不利，脾胃升降失司乃病机关键。方中黄芪、党参、白术、炙甘草益气健脾，鼓舞脾胃清阳之气；柴胡升举清阳；当归养血合营以助脾；陈皮、枳壳、木香、厚朴理气健脾以消痞；白扁豆、砂仁、神曲理气开胃；半夏、茯苓化痰祛湿，以助健脾理气；莱菔子、鸡内金消食除积。刘文峰教授认为，治疗痞满，应重视醒脾健脾，调畅气机，脾胃同居中焦，最易互相影响；治疗实痞时多用辛温燥湿之品，用量太过易伤胃阴，因此治痞必须顾及胃阴；对于久痞虚实夹杂，寒热并见者，宜温清并用，行辛开苦降之法。刘文峰教授在辨证论治的基础上结合辨病遣方用药，灵活运用，又不顾此失彼，收效颇佳。

（富利燕整理）

胃痛（十二指肠溃疡）

患者李某，男性，65岁，退休干部，天津人。主因胸闷，腹胀，食少呕恶十余天就诊。症见食后胀满益甚，伴烧心，胃脘隐痛，腹胀，便溏，遇寒则加重，喜温喜按，查舌、脉，舌苔薄白，舌质淡嫩、边有齿痕，脉滑。心电图示窦性心律；血常规基本正常；胃镜示十二指肠溃疡。结合舌、脉、证四诊合参，此为脾胃虚寒而发胃痛。

患者年逾六旬，平素饮食不节，损伤脾胃。脾为后天之本，气血生化之源，脾失健运，中焦运化无权，终致脾阳受损，脾气不能升清，则胃气不能降浊而见胸闷、腹胀、食少呕恶等症。其舌苔薄白，舌质淡嫩、边有齿痕，脉滑为脾胃虚寒之象，治以健脾益气、温中和胃、行气消痞之法。

处方：党参20g，白术20g，茯苓20g，陈皮15g，半夏15g，木香15g，砂仁10g，枳壳20g，白芍30g，吴茱萸2g，黄连10g，炮姜15g，肉桂10g，甘草10g。7剂，水煎服，每日1剂，分两次服。嘱避风寒，注意休息，忌食辛辣肥甘，保持大便通畅，保持心情舒畅。

复诊：服用前方后，患者胸闷、腹胀较前缓解，无明显恶心、呕吐，但有反酸咳嗽，此乃胃火上逆之故。原方加乌贼骨 30g，煅瓦楞子 30g，以和胃降逆、中和胃酸，更服 10 余剂诸症缓解。

体会：患者为老年男性，平素饮食不节导致脾胃虚弱，而见诸症，治宜健脾益气，温中和胃，行气消痞。本方旨在健脾和胃，温运中焦，使胃降脾升，纳运和调，脾胃虚弱或虚寒所致诸症自消。方中香砂六君加炮姜、肉桂，温中健脾益气；芍药甘草汤，土中抑木，缓中止痛；四君枳术汤健脾消痞；吴茱萸、黄连，是左金丸用以制酸；四君、炮姜、肉桂、黄连，温中健脾止泻。全方气虚补之，中寒散之，气滞行之，疼痛缓之，痞满消之，胃酸抑之，呕逆降之，便溏止之。总以健脾益气，温中散寒为本，脾胃健、升降调、纳运和，诸症全无。同时，现代药理学研究认为，方中所用理气药，陈皮、砂仁、木香、枳壳对胃肠平滑肌有双向调节作用，既能舒张平滑肌解痉止痛、止吐、止泻，又能兴奋平滑肌增强胃肠蠕动，以排出积气而消胀满。本方辨证准确，选药精良，疗效显著。

（李晋宏整理）

痤　疮

陆某，女性，27 岁。患者有痛经病史 12 年，颜面部痤疮 2 月余，四处求医，曾服用各种抗生素，效果不明显，故求助于刘文峰教授，望中药调理。症见颜面部痤疮颜色鲜明，红肿，瘙痒有热感，偶有脓包，小便黄，大便可，舌红，苔薄黄，脉细数，且自觉行经前后加重。刘文峰教授拟痤疮宁加味。

处方：当归 10g，赤芍 10g，生地黄 10g，川芎 10g，牡丹皮 10g，桃仁 10g，红花 10g，玄参 15g，牛蒡子 15g，黄芩 15g，凌霄花 20g，栀子 10g，白芷 10g，僵蚕 10g，煅牡蛎 30g，制何首乌 20g，黑芝麻 20g，皂角刺 20g。7 剂，水煎服，每日 1 剂，分两次服，早晚各 1 次。嘱清淡饮食，禁食辛辣鱼腥之物，保持心情舒畅、二便通畅。

复诊：服用上方后，面部红肿、瘙痒感明显减轻，予原方去牛蒡子再服 7 剂，痤疮颜色明显变浅。

三诊：原方去黄芩、凌霄花、皂角刺、黑芝麻，加连翘 10g，玉竹 15g，百合 15g，菟丝子 20g。更服 7 剂，再诊基本痊愈。

体会："痤疮宁"是刘文峰教授总结了临床几十年的经验而自创的一首方剂，全方清热解毒、活血化瘀之力较强，主要用于瘀热蕴毒型痤疮，刘文峰教授认为，青年人多数素体阳盛，营血偏热，血热导致气血郁滞不散，因而发病。且患者本身就有痛经病史，经行不畅，瘀血留滞，阻遏气机，气血瘀滞则化毒化火，而痤疮颜色鲜明红肿真是一派火毒热盛之象。方中含四物汤补血调经、活血止痛，牡丹皮、玄参养阴生津、清热凉血，桃仁、红花、凌霄花增强活血祛瘀的作用，牛蒡子透疹解毒消肿，黄芩、栀子清热燥湿、泻火解毒、凉血解毒，白芷燥湿止带、消肿排脓，僵蚕攻毒散结、通络止痛，煅牡蛎重镇安神、滋阴潜阳、软坚散结，制何首乌、黑芝麻补肝肾，皂角刺祛痰通窍、消肿排脓。复诊去牛蒡子减轻透疹之力；三诊去黄芩、凌霄花、皂角刺、黑芝麻，加连翘、玉竹、百合、菟丝子，减轻了活血清热的作用，防止寒凉太过伤阴，而加重了滋阴补益、调理气血的作用。

［范琴琴整理，发表在《长春中医药大学学报》2012，28（5）：810－811］

癃闭（前列腺炎）

患者李某，男性，67 岁，退休工人，天津人。主因小便不利 1 年余，加重 1 周后就诊。症见尿频、尿急、尿等待，小便淋沥不尽，次数增多，伴有腰酸，腰冷，乏力等症。舌质淡暗，苔白腻，脉沉。心电图示窦性心律。血常规基本正常。尿常规显示白细胞（＋），尿培养未见细菌生长。B 超示前列腺炎。

患者年逾六旬，素体气虚而见乏力，肾为先天之本，肾气不足使肾阳衰微，失于温煦气化故见小便不利，肾阳不足故伴见腰酸，腰冷气虚不能推动，日久夹瘀使下焦气化不利，同时湿热下注膀胱，膀胱气化无权而见小便淋沥不尽，次数增多等症。其舌质淡暗、苔白腻、脉沉，为肾虚血瘀、湿热内蕴之象，法当补肾益气、活血化瘀、清利湿热。

处方：黄芪 60g，菟丝子 20g，益智仁 15g，山药 20g，五味子 15g，桂枝 10g，泽兰 20g，王不留行 15g，泽泻 30g，车前子 30g（包煎），忍冬藤 30g，败酱草 30g，甘草 10g。7 剂，水煎服，每日 1 剂，分两次服。嘱避风寒，注意休息，忌食辛辣肥甘，保持心情舒畅。

复诊：服用前方后，患者尿频、尿急有所缓解，伴有小腹坠胀，考虑兼有下焦气滞，原方加乌药 20g，枳壳 20g，以增强理气之功。更服 20 余剂诸症缓解。

体会：前列腺炎、前列腺肥大，属中医"淋""浊""白淫""癃闭"范畴。多由败精瘀浊，湿热下注，肾气亏虚，气化无权，固摄失职，故而形成虚中夹实、寒热共存之证。治宜益气温肾，以复水湿之气化及肾阳之固摄，使小便正常通利而顾其本。清热利湿，化瘀泻浊，以消炎杀菌、消除前列腺增生而祛邪治其标。方中三组药，一是黄芪、菟丝子、益智仁、山药、五味子、桂枝益气固肾，温肾气化；二是泽兰、王不留行，活血化瘀；三是泽泻、车前子、忍冬藤、败酱草、甘草，清利湿热。诸药合奏益气温肾、清热利湿、化瘀泻浊之效。气虚血瘀常兼气滞，气虚时其症不显，待正气渐复时，气滞转而突出，故加强理气之法可收其效。

（杜瑞斌整理）

汗　证

患者赵某，女性，35 岁，退休，籍贯天津。2011 年 2 月 25 日初诊。自诉生产后出现乏力、气短、多汗等症，甚则穿衣物这种程度的活动量即汗流不止；现神疲乏力，面色不华，纳可，寐差，二便正常，舌质淡，苔薄白，脉细。中医诊断为汗证之自汗。

患者产后体虚，肺气不足，肌表疏松，表虚不固致腠理开泄，又因产后易耗伤阴津，虚火内生，阴津被扰，不能自藏而汗泄。舌质淡，苔薄白，脉细为阴血耗伤，肺卫不固之证。治以滋阴养血，益气固表，调和营卫之法。

处方：生黄芪 60g，白芍 30g，桂枝 10g，浮小麦 30g，煅牡蛎 30g，五味子 20g，山茱萸 30g，酸枣仁 20g，百合 20g，白术 20g，枸杞 30g，生薏米 30g，阿胶 15g（烊化），莲子肉 10g，防风 15g，当归 10g，甘草 10g，大枣 5 枚。7 剂，水煎服，每日 1 剂，分两次服。禁服辛辣刺激性食品。注意避风寒、节情志、慎饮食。

复诊：服用上方后，症状较前稍好转，仍有动则汗出的情况，原方加萆葶苈子 20g，玉竹 20g，桑叶 20g，三七粉 3g（冲服），以增强益气养阴，调理营卫而止汗的功效。7 剂，水煎服，每日 1 剂，分两次服。

三诊：症状较前明显好转，多汗减少，继以养阴补血，益气固表止汗之法巩固疗效。再拟处方如下，生黄芪 60g，白术 30g，云茯苓 20g，当归 10g，白芍 30g，枸杞 20g，肉桂 6g，浮小麦 20g，山茱萸 20g，五味子 20g，炒酸枣仁 20g，葶苈子 20g，杜仲 30g，桑叶 20g，煅牡蛎 30g，甘草 10g。水煎服，每日 1 剂，分两次服。

四诊：症状明显好转，汗出后可自止，诉服药后小孩上火，故上方加黄连 6g 以清热，加太子参 10g 以增强补气之功。

五诊：症状消失，更服后方 3 剂巩固疗效。

体会：自汗是指由于阴阳失调，腠理不固，而致汗液外泄失常的病症，辨证治疗应着重辨明阴阳虚实，虚证治以益气、养阴、补血、调和营卫等法，实证当清肝泄热、化湿和营，虚实夹杂则根据虚实主次而适当兼顾。宋·陈无择《三因极—病症方论·自汗论治》谓"历节、肠痈、脚气、产褥等病，皆有自汗"，并指出应针对其病原治疗。此病案值得特别提出的是，桑叶的止汗作用，常用的敛汗药物如煅牡蛎、浮小麦、麻黄根等为众多医家所熟知，然桑叶作为止汗药应用，多数医家体会不深。桑叶具有疏散风热，清肝明目之功效，《神农本草经》云桑叶"气味苦甘寒，有小毒，主寒热出汗"，《本草纲目》亦云"经霜桑叶，除寒热盗汗，末服"，《得配本草》有载桑叶"甘，寒。入手足阳明经，清西方之燥，泻东方之实。去风热，利关节，疏肝，止汗"。刘文峰教授用桑叶治疗汗证之精妙处尽现也。

（王德惠整理）

郁证（梅核气）

患者刘某，女性，61 岁。1 年前因事生气后自觉咽喉不舒畅，未予重视，继则食道喉结处似有物阻，咯之不出，咽之不下，曾于医院就诊，病情未见改善；近日自觉梗阻之物增大如乒乓球大小，妨碍吞咽，进食甚有微痛，形体渐瘦，自疑为肿瘤，心情更加忧郁；近日日渐不思饮食，时有胸部刺痛，时有腹胀，嗳气，寐差，多梦，大便时干，小便正常，舌质紫暗，苔白腻，脉弦滑。既往糖尿病病史4年，冠心病病史10余年；外院查体排除食道癌及甲状腺疾病。中医诊断为郁证之梅核气。西医诊断为癔症。

患者为老年女性，年迈体虚，肝肾不足，复加情志刺激，七情过极伤肝，肝失条达，气失疏泄，而至肝气郁结；气郁则湿不化，湿滞则生痰，痰气互结阻于喉部，如《杂病源流犀烛》所云："诸郁，脏气病也，其源本于思虑过深，更兼脏气弱，故六郁之病生焉。"又兼胸有刺痛，舌质紫暗，苔白腻，脉弦滑，为痰气郁结，瘀血阻滞之证。治以行气开郁，化痰散结，活血化瘀之法。拟半夏厚朴汤加减。

处方：半夏15g，厚朴20g，紫苏梗20g，云茯苓30g，枳实20g，桔梗15g，石菖蒲30g，郁金15g，威灵仙30g，代赭石30g，陈皮15g，野菊花30g，丹参30g，金银花15g，香附15g，甘草10g，降香15g。7剂，水煎服，每日1剂，分两次服。嘱患者禁服辛辣刺激性食品，放松身心，调理情志，勿久日思虑所患之疾。

复诊：咽部梗阻症状自觉较前好转，诉服药后口干，小便稍黄，舌质暗红，苔黄腻，此为上火症状。原方减去金银花，加黄连10g，瓜蒌皮20g，以清化郁热以助化痰。7剂，水煎服，每日1剂，分两次服。

三诊：服药后喉部阻塞感明显减轻，肠鸣，矢气多，腹胀、嗳气减轻，食欲好转，大便日1次，睡眠略安，舌质暗，苔薄白。上方加炒枣仁15g，以养心安神，改善睡眠，续服10剂。

四诊：服药后自觉病症已除八九，精神转佳，饮食可，寐安，嘱改变急躁的性情，并继服越鞠丸善后。

体会：梅核气多见于青中年女性，多因情志抑郁而起病，自觉咽中有物梗塞，但无明显咽痛及吞咽困难，咽中梗塞的感觉与情绪波动有关。梅核气属于中医郁证范畴，古代医籍对郁证多有论述，如《素问·举痛论》言"思则心有所存，神有所归，正气留而不行，故气结矣"；《灵枢·本神》言"愁忧者，气闭塞而不行"；《丹溪心法·六郁》提出了六郁之说，并创六郁汤、越鞠丸等相应治疗方剂；《临证指南医案·郁》充分注意到精神治疗对本病的重要意义，认为"郁证全在病者能移情易性"。刘文峰教授在辨证与辨病相结合的基础上施以治疗，辨证全面，辨病准确，《医宗金鉴》中将本证称为"梅核气"，《金匮要略》有云"妇人咽中如有炙脔，半夏厚朴汤主之"，故予半夏厚朴汤化裁。全方厚朴、紫苏梗、野菊花理气宽胸，开郁畅中；半夏、茯苓、陈皮、代赭石化痰散结，和胃降逆；香附、枳实、威灵仙理气和中；桔梗宣肺顺气，以散气结；石菖蒲、郁金、丹参、降香活血化瘀，以助理气；甘草调和。由于本证与精神因素甚为相关，故精神方面的治疗对本证的治愈也有重要意义。使病人保持精神舒畅，正确认识和对待自己的病情，增强治愈疾病的信心，避免不良的精神刺激，对促进疾病的好转乃至痊愈都甚有裨益。

（王德惠整理）

瘿病（甲状腺功能亢进症）

患者颜某，女性，50岁，教师，主因口干、消谷善饥、多汗2年就诊。患者口干，多饮，急躁易怒，乏力，消谷善饥，心悸，多汗，失眠，腹泻，舌红苔薄，脉细。既往有甲状腺功能亢进症病史。甲状腺功能检查示血清总T_3（TT_3）4.48nmol/L、血清总T_4（TT_4）275.23 nmol/L、血清促甲状腺素（TSH）0.13μU/mL。中医诊断为瘿病，气阴两虚。西医诊断为甲状腺功能亢进症。

患者为中年女性，由于长期情志内伤、忧思郁虑，使气机郁滞、肝气失于条达。津液的正常循行及输布均有赖于气的统帅。气机郁滞，则津液易于凝聚成痰。气滞痰凝，壅结于颈前，则形成瘿病。由于痰气郁结化火，火热耗伤阴津，肝火旺盛则见急躁易怒，胃阴不足则消谷善饥，心阴不足则心悸、汗出、失眠，虚火旺耗伤津液则见口干、多饮，火热伤气，气虚则乏力。舌红，苔薄，脉细，为气阴两虚之证。故治以益气养阴清热为主，化痰祛瘀软坚散结为辅之法。

处方：生黄芪40g，熟地黄15g，鳖甲15g（先煎），白芥子10g，夏枯草20g，连翘20g，知母10g，黄连15g，浮小麦30g，牡蛎30g，葛根40g，乌梅20g，芡实30g，仙鹤草30g，土茯苓30g，山药20g。7剂，水煎服，每日1剂，分两次服用。嘱忌食辛辣肥甘，避风寒、节饮食、畅情志。

复诊：患者消谷善饥、多汗症状好转，仍口干明显。故原方减熟地黄，加生地黄、龟甲，以加强养阴之功。更服7剂。

三诊：患者诸症缓解，继续服用前方14剂以巩固疗效。坚持服用2月，病情稳定，复查甲状腺功能。甲状腺功能检查示$TT_3$3.52nmol/L、$TT_4$176.09 nmol/L、TSH 0.34μU/mL。

体会：瘿病一名，首见于《诸病源候论·瘿候》。在中医著作里，又有称为瘿、瘿气、瘿瘤、瘿囊、影袋等名称者。早在战国时期的《庄子·内篇·德充符》即有"瘿"的病名。而《吕氏春秋·季春纪·尽数》所说的"轻水所，多秃与瘿人"不仅记载了瘿病的存在，而且观察到瘿病的发病与地理环境密切相关。刘文峰教授认为，瘿病的主要病理基础为气、火、痰、瘀，病位在肝、胃、心，主要源于肝气郁结，久则肝火犯胃，致性急易怒、消谷善饥。肝火扰心则心悸、失眠，肝气郁结，津液运行不畅而生痰，痰随气郁结于颈前喉结旁则出现颈前喉旁肿大。其病理演变为，肝火日久则伤阴，而致口干、口渴，壮火食气则乏力。此患者此阶段以气虚、邪热为主，故治疗以益气养阴清热为主，化痰祛瘀软坚散结为辅。方中益气首选黄芪，以补气兼则固表止汗，与熟地黄、龟甲或鳖甲、知母配伍，共奏益气养阴之功，其中清热为重要环节。夏枯草配伍连翘，可清肝火、散结；知母配黄连，清心火、清胃火；两组对药，既清热又散结，心、肝、胃三脏均可顾及。浮小麦，益心气敛汗。白芥子以祛痰通络，现代药理研究显示，其能降低甲状腺激素水平。牡蛎以软坚散结。本方加减有，舌红少苔、阴虚甚者，去熟地黄，加生地黄、龟甲；甲状腺肿大甚者，加僵蚕、牛蒡子；伴腹泻者，加乌梅、薏苡仁、木瓜、山药；出汗甚者，加桑叶、山茱萸、白芍、浮小麦；伴白细胞减少者，加女贞子、鸡血藤、蚕砂、阿胶。

（杜瑞斌整理）

瘿病（甲状腺功能减退症）

患者于某，女性，35 岁，职员，天津人。主因乏力、畏寒半年余就诊。症见乏力、胸闷，精神萎靡，畏寒，记忆力减退，食欲不振，大便秘结，3～4 天一行。查舌、脉，舌淡红，苔白腻，脉沉细。实验室报告示心电图示窦性心动过缓，HR 58 次/分钟，甲状腺 B 超显示甲状腺肿大，甲状腺功能血清游离甲状腺素 T_4（FT_4）15.2pmol/L、血清促甲状腺素（TSH）6.11μU/mL。血常规基本正常。中医诊断为瘿病。西医诊断为甲状腺功能减退症。

患者中年女性，平素工作紧张，压力较大，耗伤脾肾之阳而见乏力，精神萎靡，畏寒，阳虚失于温养，精微不能上达故记忆力减退，脾失健运则食欲不振，大便秘结，情志不调，肝气郁结，致使气滞、血瘀、痰凝，循经上行于喉颈部，凝结壅滞成块而为瘿。中医结合舌、脉、证四诊合参此为脾肾阳虚，痰瘀互结而发瘿病。法当温补脾肾，行气化瘀，化痰软坚，散结消瘿。

处方：肉桂 10g，鹿角胶 15g（烊化），肉苁蓉 10g，熟地黄 15g，青皮 10g，浙贝母 20g，海浮石 20g，海藻 20g，夏枯草 20g，白术 15g，茯苓 20g，莪术 10g，红花 10g。7 剂，水煎服，每日 1 剂，分两次服。嘱避风寒，注意休息，忌食辛辣肥甘，保持大便通畅，保持心情舒畅。

复诊：服用前方后，患者乏力好转，情绪较前舒畅，胸闷缓解，甲状腺仍肿大，便秘未缓解，考虑脾虚不能运化故而便秘，原方中白术加量 30g。两周后复诊，乏力明显好转，大便 1~2 天一行，甲状腺肿大较前减小。前方服用 2 月，诸症缓解，甲状腺功能大致正常。守前法继续服药 1 月，无甲状腺肿大后停药。

体会：患者中年女性，平素工作压力大，耗伤正气致正气不足，或外邪直入少阴，致肾阳虚衰；加之情志不遂，肝气郁结，致使气滞、血瘀、痰凝，循经上行于喉颈部，凝结壅滞成块而为瘿。故甲状腺功能减退症病机特点是正虚邪实，虚则脾肾阳虚，实则痰血凝滞。治当温补脾肾，尤以温补肾阳为主，行气活血、化痰软坚散结为辅。方中肉桂、鹿角胶、肉苁蓉、熟地黄，壮阳温肾以生少火元阳，加用熟地黄者，旨在"阴中求阳"；白术、茯苓，健脾益气、淡渗利湿，以复后天运化；青皮、莪术、红花、浙贝母，疏肝行气、活血化痰；海浮石、海藻、夏枯草，化痰软坚、散结消瘿。诸药合用，温肾健脾治其本，行气活血、化痰软坚治其标，标本兼顾，补泻兼施，但总以温补肾阳治本为主。甲状腺功能减退症为典型的阳虚证，而阳气生成源于肾，肾为先天之本，内寓元阳真火，是一身阳气之根本，人体五脏之阳皆赖肾中阳气以生发，故甲状腺功能减退症之阳虚，其根在肾，其治也在肾，温补肾阳是治疗的关键。

（梅超红整理）

眩晕（颈椎病）

患者杨某，男性，52 岁，工人，籍贯天津。2011 年 3 月 25 日初诊。主诉头晕 3 月，加重 1 周后就诊。现头晕阵作，视物不旋转，时有双手指麻木，纳差，乏力，舌淡，苔白腻，脉弦滑。既往糖尿病病史 5 年，高血压病史 7 年。查颈部 X 线提示颈椎生理曲度消失，颈椎退变。中医诊断为眩晕，证属痰浊内蕴。西医诊断为颈椎病。

患者为男性，既往宿疾多年，久病体虚，复加饮食不节，忧思劳倦，以致中焦健运失司，水湿内停，积聚生痰，痰浊内蕴，清阳不升，头窍失养，发以头晕阵作，乏力、纳差；痰阻中焦，阻滞气血，气血运行不畅，失于濡养肢节，则见时有手指麻木；舌淡，苔白腻，脉弦滑为痰浊内蕴之证。故治以化痰祛湿，通阳开窍之法。拟半夏白术天麻汤加减。

处方：半夏 15g，陈皮 15g，白术 20g，薏苡仁 30g，茯苓 15g，天麻 15g，砂仁 20g，郁金 15g，石菖蒲 20g，红花 10g，地龙 6g，桃仁 15g，黄芪 20g，当归 15g，甘草 6g。7 剂，水煎服，每日 1 剂，分两次服。禁服辛辣刺激性食品。注意避风寒、节情志、慎饮食。

复诊：服用上方后，患者诉头晕等症状好转，更服原方。7 剂，水煎服，每日 1 剂，分两次服。

三诊：服药后，诸症明显好转。更服原方 3 剂以巩固疗效。

体会：眩是指眼花或眼前发黑，晕是指头晕甚或感觉自身或外界景物旋转，二者常同时并见。眩晕轻者闭目自止，重者如坐车船，旋转不定，不能站立。眩晕最早见于《黄帝内经》，称之为"眩冒"，认为眩晕属肝所主，与髓海不足、血虚、邪中等因素有关；张仲景认为，痰饮是眩晕的重要致病因素之一；《丹溪心法·头眩》中也强调"无痰不作眩"，并提出痰水致眩学说；此外，《医学正传·眩运》还记载了"眩运者，中风之渐也"，认为眩晕和中风之间有一定的联系。眩晕基本病理分虚实两端，虚者髓海不足，或气血亏虚，清窍失养，实者为风、火、痰、瘀扰乱清空；病位在头窍，病变与肝、脾、肾相关，如肝阳偏亢、脾失健运、肾精空虚皆可发为眩晕。刘文峰教授紧紧抓住了"眩晕"致病的病理病机，辨证施治，故疗效甚佳。方中半夏、陈皮健脾燥湿化痰；白术、薏苡仁、茯苓燥湿化痰；天麻化痰息风，止头眩；砂仁芳香和胃；石菖蒲、郁金通阳开窍；桃仁、红花活血化瘀；地龙善行经络，缓解手足麻木；当归、黄芪益气养血，活血通经；甘草调和。刘文峰教授认为"眩晕"临床较为多见，其病变以虚实夹杂为主，若肝阳暴亢，阳亢化风，可夹痰夹火，窜走经髓，有发生中风的可能，警惕"眩晕乃中风之渐"。故应嘱病人调节情志，忌肥甘醇酒，监测病情变化，以防突变。

（王海英整理）

腰痛（腰肌劳损）

患者李某，男性，54岁，工人，籍贯天津。2010年11月13日初诊。主诉腰痛1年余，加重半月就诊。患者平素工作劳累，1年前雨中劳作后出现腰痛，其痛悠悠，尚可忍耐。近半月痛势加剧，腰部酸痛滞重，下肢畏冷，痛时喜手按摩，腿足痿软无力，不能久立，更不耐远行。纳可，舌质淡，苔薄白，脉弦细。查腰部X线未见明显异常。中医诊断为腰痛，证属肝肾亏虚，肾阳不足。西医诊断为腰肌劳损。

患者为男性，年迈体虚，久役劳累，气血亏虚而肾气不充，损及肾阳，肾阳虚则腰腑不得温煦，又复感外邪，外邪痹阻经脉，气血运行不畅，腰腑失于濡养，而发为腰痛；舌质淡，苔少薄白，脉弱无力，为肝肾亏虚、肾阳不足之证。治以补益肝肾、温补肾阳之法。拟右归丸加减。

处方：黄芪40g，党参20g，白术15g，肉桂10g，山药30g，山茱萸15g，补骨脂15g，怀牛膝20g，巴戟肉10g，淫羊藿15g，制龟甲10g，熟地黄15g，鹿角胶15g，菟丝子10g，甘草6g。7剂，水煎服，每日1剂，分两次服。禁服辛辣刺激性食品。注意避风寒、节情志、慎饮食。

复诊：服用上方后，患者腰部酸痛滞重减轻，下肢畏冷渐轻，苔薄白，脉细，原方加杜仲20g，桑寄生20g。继服7剂，水煎服，每日1剂，分两次服。

三诊：服药后，腰痛明显好转，腿足较前有力。更服原方5剂巩固疗效。水煎服，每日1剂，分两次服。

体会：腰痛又称"腰脊痛"，以腰脊或脊旁部位疼痛为主要表现，腰痛在古代文献中多有论述。《素问·脉要精微论》载"腰者，肾之府，转摇不能，肾将惫矣"，首先提出肾与腰部疾病的密切关系；《诸病源候论·腰背病诸候》认为，腰痛是由于"肾经虚损，风冷乘之"，强调肾虚、风寒留着、劳役伤肾、坠挫闪腰和寝卧湿地等因素；《证治汇补·腰痛》指出"治惟补肾为先，而后随邪之所见者以施治，标急则治标，本急则治本，初痛宜疏邪滞，理经隧，久痛宜补真元，养血气"，这种分清标本先后缓急的治疗原则，在临床中具有重要指导意义。腰痛基本病机为筋脉痹阻，腰腑失养；病因分内伤、外感及跌仆挫伤，内因多责之禀赋不足，肾亏腰腑失养；外感为风、寒、湿、热诸邪痹阻经脉，或跌仆挫伤，气滞血瘀，经脉不通。全方主用温补肾阳、强壮腰脊之补益药，配以滋肝益肾，阴中求阳之品，佐以健脾益气，升举清阳，予补益肝肾，健脾培土，驱邪与扶正并用，以达扶正驱邪目的。刘文峰教授临证多教诲"腰为肾之腑"，腰痛者皆有肾之亏虚，腰腑失养之变，故皆可治以补益肝肾、强壮腰脊之品以治其本。诚如《景岳全书·腰痛》言"腰痛之虚证十居八九，但察其既无表邪，又无湿热"，"则悉属真阴虚证"。

（吴贤顺整理）

痹证（类风湿性关节炎）

患者杨某，女性，63岁，退休。主因四肢关节肿胀、疼痛5年余加重1月余就诊。现病史：患者近5年来四肢关节肿胀、疼痛，小关节疼痛尤著。2009年12月查，抗链球菌溶血素O（ASO）495IU/mL、类风温因子（RF）66 IU/mL、红细胞沉降率（ESR）24mm/h，患者自觉近1月来四肢关节肿胀、疼痛明显加重遂来就诊。患者就诊时症见四肢关节肿胀、疼痛，重着，肌肤麻木不仁，手指关节晨起不能拳握，夜寐欠安，二便畅，舌质暗，苔白腻，脉弦。既往冠心病病史10年；高血压病史10余年，现服用代文80mg，一日两次；糖尿病史2年。实验室检查示空腹血糖9.3 mmol/L，C反应蛋白（CRP）5mg/L，ESR 33 mm/h，ASO199 IU/mL，RF 58U/mL，双手X光片示骨质密度减低。中医诊断为痹证，证属风寒湿痹。西医诊断为类风湿性关节炎，2型糖尿病，冠心病，高血压。

患者为老年女性，平素体虚，阳气不足，卫外不固，腠理空虚，易为风、寒、湿之邪乘虚侵袭，痹阻筋脉、肌肉、骨节，而致气血痹阻，经络不通，发生疼痛、肿胀、酸楚、麻木，肢体活动不利。证属风寒湿痹之着痹，法当除湿通络、祛风散寒。

处方：苍术20g，薏苡仁30g，牛膝15g，黄柏15g，杜仲20g，骨碎补20g，续断20g，防己30g，桂枝15g，白芍30g，知母20g，生地黄20g，制附片15g（先煎），大血藤30g，金银花20g，虎杖20g，姜黄20g，土鳖虫10g，白芥子10g，独活15g，甘草10g。7剂，水煎服，每日1剂，分早晚两次服用。禁服辛辣刺激性食品。注意避风寒、节情志、慎饮食。

复诊：服用前方后，诸症稍缓解，仍疼痛，故前方加当归20g，忍冬藤30g，以增强活血通络之力。更服7剂。

三诊：服用前方后，疼痛症状明显好转，关节红肿明显消退，继服原方4剂巩固。

体会：类风湿性关节炎属于中医学的"痹证"范畴，早在《黄帝内经》中就有较详细论述，如《素问·痹论》指出"风、寒、湿三气杂至，合而为痹"；《素问·四时刺逆从论》云"厥阴有余病阴痹，不足病生热痹"；因感邪季节、部位及症状不同，《黄帝内经》又有五痹之分。历代医家对痹证治疗日渐成熟，张仲景《金匮要略》有湿痹、血痹、历节之名，所创之桂枝芍药知母汤、乌头汤等方，至今仍为临床所常用；后世医家又分别有称"历节风""白虎病""白虎历节""痛风""鹤膝风"等病名。《医宗必读·痹》阐明"治风先治血，血行风自灭"的治则。叶天士倡导活血化瘀法治疗，并重用虫类药物剔络搜风，对临床用药均有较大指导意义。痹证的发生主要是由于正气不足，感受风、寒、湿、热之邪所致。治则当以祛风、散寒、除湿、清热及舒经通络为主。本证属风寒湿痹之着痹，治疗应以除湿为主，兼以祛风散寒，佐以健脾。方中苍术、薏苡仁、甘草益气健脾除湿，即脾旺能胜湿，气足无顽麻；杜仲、骨碎补、续断补肾壮骨；附子、白芥子温经散寒，即"阳气并则阴凝散"；桂枝、芍药、知母寒热并用，散寒解肌，以防寒邪入里化热；大血藤、独活祛风除湿，通络止痛；牛膝活血通络，引血下行；防己、生地黄清利湿热，通络宣痹；黄柏、金银花清热坚阴；虎杖、姜黄、土鳖虫活血逐瘀，以增强活血通络止痛之效，即所谓"治风先治血，血行风自灭"。痹证的治疗中，风寒湿痹的疼痛剧烈者，常用到附子、川乌等祛风除湿、温经止痛的药物，如本方应用制附片，应用这些药物时，剂量应由小量开始，逐渐加量，先煎或与甘草同煎可以缓和其毒性。痹证之病程较久的抽掣疼痛，常配伍土鳖虫、蜈蚣、全蝎、地龙等通络止痛、祛风除湿作用的虫类药，如本方之土鳖虫，这些药物大多性偏辛温，作用较猛，也有一定毒性，故用量不宜过大，不宜久服，中病即止。本症患者应加强体育锻炼，避免居住在潮湿环境，注意冷暖，防止外邪侵袭。

（王德惠整理）

消渴眼病（糖尿病视网膜病变）

患者孙某，男性，57岁，公司经理。2010年6月5日初诊。主因双眼视物模糊3月余就诊。既往糖尿病病史10年，虽经多种口服降糖药物治疗，但血糖水平控制不满意，时常波动。半年前曾因眼底出血行激光光凝（PRP）治疗，治疗后视力较前恢复，也遂改用诺和锐30胰岛素皮下注射控制血糖。患者近3月自感视物模糊，久视后双眼疲劳、时有眼前飞蚊影。患者自感PRP治疗不除根本，遂求于中医药调理。初诊时症见视物模糊，视力下降，双目酸胀，伴有口苦、乏力、大便干、时有头晕、头痛等症，查舌、脉表现为舌质淡暗，苔黄腻，脉弦滑。糖化血红蛋白（HbA1c）7.9%，空腹血糖8.2mmol/L，餐后2h血糖11.7mmol/L，血压140/80mmHg。眼科检查示左眼视力0.5，右眼视力0.3，双眼眼底视盘界清，眼底动脉硬化、渗出，视网膜散在微小血管瘤，散在小灶性出血，右眼黄斑区细小渗出，左眼眼压20mmHg，右眼眼压21mmHg，诊断为糖尿病性视网膜病变（DR）。

患者年近六旬，久病消渴，素体气阴两虚。气虚无以行血，阴虚脉络不利，日久而夹瘀，脉络瘀阻，气血不能上荣，双目失其濡养而见视物模糊。久病伤阴，虚火内生，上扰目窍，灼伤目络，又阴血亏虚，气无所化，气阴两虚，血失气帅，溢于脉外则见眼前飞蚊影。加之平素情志失调，肝气郁滞，气郁则化火，因肝开窍于目，肝阴不足，肝火上炎而见双目酸胀。乏力、头晕是为气阴两虚，头痛、口苦、便干是为肝火上炎。结合舌、脉、证四诊合参可辨为气阴两虚夹瘀、肝火上炎而发的消渴眼病，法当益气养阴，清肝解郁，化瘀明目。自拟清肝明目汤加味。

处方：黄芪30g，生地黄15g，决明子30g，女贞子20g，牛蒡子15g，车前子30g（包），蔓荆子20g，夏枯草20g，黄连10g，香附10g，羌活15g，川芎12g，当归10g，龙胆草10g，半夏10g。7剂，水煎服，每日1剂两煎，分两次服。嘱避风寒，注意休息，忌食辛辣肥甘，保持情志舒畅。继续应用胰岛素合理控制血糖。

二诊：患者口苦、头晕、头痛、大便干诸症较前缓解，双目酸胀稍减轻，仍有视物模糊、久视后眼前飞蚊影。舌质淡暗，苔白，脉滑。考虑热证渐去、火旺渐平，应加强活血止血之力。故原方去黄连、羌活、龙胆草，加三七粉

3g（冲），丹参 15g，更服 7 剂。

三诊：患者双目酸胀感明显减轻，视物模糊较前明显好转，眼前飞蚊影减少，口苦、头晕、头痛等症均消失，大便不干。继服上方数剂后患者自行复查眼科示左眼视力 0.7，右眼视力 0.6，视网膜散在渗出、小灶出血较前明显吸收，未见新出血斑，左眼眼压 15mmHg，右眼眼压 17mmHg。病情较治疗前明显好转。患者自复查后数月内多次（平均每月 1 ~ 2 次）来寻刘文峰教授调理，处方仍在清肝明目汤原方基础上加减，病情未见反复。

体会：刘文峰教授认为，糖尿病眼病的病因病机总体可归为气虚血瘀、痰湿内阻、肝肾阴虚、肝郁生热、血热妄行等因素所致的目络阻滞、失于滋养，其中以"虚"为本，以"瘀"为标，常常虚实夹杂，诸多病理因素又可相互掺杂，交互影响，故治疗中应补虚泻实、标本兼顾。该案结合病史、舌、脉、症等诸要素辨为气阴两虚夹瘀、肝火上炎可谓切中病机，方中黄芪益气而不燥，生地黄滋阴而不腻，龙胆草、黄连、夏枯草、香附解肝郁、清肝热，决明子、女贞子、车前子、半夏平肝清热、清火明目，羌活、蔓荆子、牛蒡子祛风通络、止头目疼痛，川芎、当归活血止痛、化瘀开络。全方共奏益气养阴、疏肝清热、活血化瘀、止血明目之功效。其后热证渐去、火旺渐平，则加三七粉、丹参增强活血止血之力，瘀血通则气血不滞，血行畅则血不妄行，气血恢复濡养之功，故诸症消失。

（梅超红整理，摘自《刘文峰医案汇编》）

医话随谈

浅析降低转氨酶的中药

刘文峰教授不拘泥于古人，在临床用药擅长与现代药理相结合。目前临床上多见无症状的转氨酶升高，西药无特效，此时中药则可发挥其优势。血清转氨酶升高，提示肝细胞受损，持续升高可见于各种肝脏疾病、脂肪肝、药物性肝损害、心肌炎、传染病、胆系疾病及严重肺感染等。

能够降低转氨酶的中药有很多，如清热药的败酱草、连翘、龙胆草、山豆根、水牛角等，收涩药的五味子，利水渗湿药的垂盆草，补阳药的女贞子等。

败酱草：具有清热解毒，消痈排脓，祛瘀止痛之功效。常入煎剂，一般用量为 6～15g。其含齐墩果酸、挥发性油精、黑芥子苷等成分，能促进肝细胞再生，因而能降转氨酶。转氨酶的活性显著下降对各种肝损伤有对抗和修复作用。

连翘：具有清热解毒，消痈散结，疏散风热之功效。其含齐墩果酸、皂苷、维生素 P 等成分，可使肝脏变性和坏死明显减轻，使肝细胞内蓄积的肝糖原及核糖核酸含量接近正常。

龙胆草：具有清热燥湿，泻肝胆之火的作用。其成分含龙胆苦苷，龙胆碱，龙胆黄素，龙胆糖等。其水浸剂，有降低转氨酶和利胆作用，促进肝细胞再生和修复，抗肝细胞纤维化作用，同时具有抑制毒素吸收的功能。

水牛角：具有清热，凉血，解毒之功效。其成分含多种氨基酸。药物研究证实，其具有抑制病毒，改善肝脏炎性坏死，降低转氨酶，维持肝脏功能正常的作用。

五味子：具有敛肺滋肾，生津敛汗，涩精止泻，宁心安神之功效。研究发现，其能明显减轻和抑制肝组织损害，能使人体和动物的谷丙转氨酶活性降低。

垂盆草：利湿退黄，清热解毒。含有甲基异石榴皮碱等生物碱，果糖等成分。除可抑制多种细菌外，还有保肝和降低转氨酶作用，尤其可使谷丙转氨酶活性降低。

女贞子：具有补益肝肾，乌须明目之功效。所含成分为齐墩果酸，甘露醇等。齐墩果酸对急慢性肝损伤有明显保护作用，能降低转氨酶，减少肝细胞变性、坏死及肝组织的炎症反应和纤维化，促进肝细胞再生。

山豆根：清热解毒，利咽消肿。动物实验证明，本品可修复小鼠受损的肝细胞，减少坏死，并有明显的再生修复作用，可降低谷丙转氨酶，增加机体免疫调节功能。现提取物有山豆根注射液，又称肝炎灵注射液。

甘草：补中益气，解毒，润肺止咳，缓急止痛，调和药性。主要成分甘草甜素，能减轻肝脏损伤和坏死，使肝细胞内的肝糖原和核糖核酸含量大部分恢复正常，降低谷丙转氨酶。

另外，降酶中药还有虎杖、半枝莲、柴胡、黄芩、苦参、茵陈、三七等，临床应注意辨证用药。

刘文峰教授认为，现代中医除掌握中药的传统功效、作用机理外，研究探索中药现代药理作用势在必行，这是提高中医疗效的关键，更是治疗现代疾病的关键所在。过去中医诊治疾病，辨证或治病的痊愈标准是临床表现和自觉症状，症状消失或自感良好即停止治疗。从现代医学的观点及客观情况而言，传统中医的这一观点是不全面的，甚至是不可取的。如水肿病人水肿消失就是治愈吗？黄疸病人黄疸消失就是治愈吗？显然尚需根据其造成水肿或黄疸诸多脏器功能的恢复情况而定，是否治愈取决于诸多生化检查的结果。

（王德惠整理）

各种积液治疗之体会

积液在临床上可见于胸腔积液，腹腔积液，盆腔积液，心包积液，关节腔积液等。中医将各种积液统归痰饮范畴，广义痰饮分为痰饮、支饮、悬饮和溢饮。其中由消化道疾病引起水流胃肠，肠间辘辘有声，肠鸣腹胀为痰饮；各种肺脏疾病引起的肺泡和末梢细支气管的大量渗出液，为支饮；各种原因引起的胸腔积液为悬饮；水饮溢于四肢，肌肉为溢饮。

刘文峰教授根据多年的临床实践经验，总结溢饮四物汤（白芥子、桂枝、葶苈子、桑白皮）治疗慢性支气管炎、肺气肿等所致胸腔、腹腔、盆腔、关节腔积液，慢性心衰等，疗效显著。

刘文峰教授认为，溢饮是将体内积液去除，即去除各部位的水肿，为治疗痰饮的基本治则。《金匮要略》中云"病痰饮者，当以温药和之"。在临床上痰饮病广泛，既有寒饮亦有热饮，亦有寒热错杂饮。因此，以温药和之往往受限，故选用溢饮四物汤以溢饮祛痰，利水消肿。

方中白芥子辛温，祛痰利气，现代药理研究证实，白芥子含硫苷类成分，能抑制毛细血管通透性，抑制炎性渗出，使浆膜、滑膜、肺泡壁血管炎性渗出减少，并使其吸收；桂枝辛甘温，能温通血脉，振奋阳气，化气利水，温化痰饮，促进微循环；葶苈子辛苦寒，泻肺利水消肿；桑白皮甘寒，泻肺平喘，利水消肿，现代药理研究证实，其有消炎抗菌止咳利尿作用，可用于治疗各种疾病引起的水肿积液；葶苈子、桑白皮均能泻肺平喘，利水消肿，其性寒可制桂枝、白芥子之温燥，并增强利水之功。全方寒温并用，是治疗痰饮积液有效方。

刘文峰教授治疗胸腔积液、心包积液多加夏枯草、鱼腥草、积雪草、丹参、赤芍、防己、益母草等以活血利水；腹腔积液多加黄芪、白术、泽兰、大腹皮、陈皮、姜皮、茯苓皮、益母草以益气温阳，行气化瘀利水；盆腔积液多加茯苓、桃仁、牡丹皮、薏苡仁、附子、败酱草、大血藤以温阳化瘀，清热利湿，寒温并用；对于各种原因引起的关节腔积液，多加麻黄、龙胆草、姜黄、土鳖虫、防己、蚕砂、薏苡仁、牛膝以寒温并用，活血消肿，利湿除痹；对于慢性支气管炎、肺气肿、肺心病所致咳嗽加当归、熟地黄、补骨脂、沉香、丹参、赤芍以益肾纳气，活血化瘀；如慢性心衰致咳喘水肿加黄芪、当归、沉香、玉竹、丹参、赤芍、防己、益母草以益气温阳，化瘀利水。

溢饮四物汤虽只有四味中药，但体现了中医寒温并用之理论，辨证准确，用药精良，疗效甚佳。

（王德惠整理）

糖尿病酮症的中药治疗

刘文峰教授在用中药治疗糖尿病酮症上有独特之处。临床上有一些糖尿病酮症病人，因各种原因拒绝住院治疗，刘文峰教授为了患者之便利，潜心研究了一套适合于门诊纠正糖尿病酮症的治疗方法，即在服用除双胍类降糖药或使用胰岛素的前提下，加用中药治疗糖尿病酮症，效果满意。

刘文峰教授自拟清热消酮汤治疗糖尿病酮症，治法清热解毒，和胃通腑。糖尿病酮症是糖尿病的急性并发症之一，当糖尿病患者在短期内因过度悲伤、恼怒、贪食、饮酒、辛劳、失水、停药等因素，或是有应激情况，如感染、外伤、急性心脑血管疾病等，体内糖代谢紊乱加重，造成胰岛素相对不足，使血糖升高，脂肪分解加速，酮体生成增加，超过机体的利用能力，导致酮体在血液中堆积，使血酮超过正常高线 2mmol/L，尿酮体阳性，称糖尿病酮症；当酮体进一步积聚，蛋白质分解，酸性代谢产物增多，血 pH 值下降，导致酸中毒的发生，称为糖尿病酮症酸中毒。

刘文峰教授认为，糖尿病酮症属于中医"消渴""呕吐"等范畴。消渴病阴虚为本，燥热为标，糖尿病酮症是消渴病的危重症。由于患者禀赋不足，长期饮食不节，情志失调，劳欲过度等原因，致阴津亏虚，燥热内盛而发消渴。在此基础上，若复感外邪，致使燥热灼液伤津，阴津极度耗损，久之则致气血运行不畅，三焦壅塞，气机升降失常，浊毒蓄积体内。故采用清热消酮汤以达清热解毒，和胃降浊之目的。方中以黄连，蒲公英，金银花，大青叶，清热解毒；茯苓，白术，陈皮，半夏，健脾和胃降浊。诸药合用，能有效缓解糖尿病酮症的临床症状，消除酮体，以达治疗目的。

糖尿病酮症酸中毒多由急性感染治疗不当，饮食失节，精神因素，应激反应等诱发。临床属于"口臭""恶心""呃逆""哕""眩晕"等范畴。基本病机是五志化火，热毒炽盛或感受湿浊，湿热内蕴，致胃失和降，升降失司，浊气上逆。故以清热泻火解毒，和胃降逆通腑为法治之，拟消酮汤，配合口服降糖药，纠酮较快。总之，湿热火毒内蕴，浊气上逆，胃失和降，或阳热上扰，为其基本病机。

（王德惠整理）

中医对糖尿病及肥胖的认识

中医学认为糖尿病属于"消渴"范畴。《黄帝内经》提出：禀赋不足，五脏虚弱，情志失调，过食肥甘，形体肥胖均可发生消渴病。消渴病的主要病机是先天禀赋不足，五脏虚弱，后天阴精化生不足，引起脾肾两虚，加之饮食不节，过食肥甘，形体肥胖，酗酒厚味，损伤脾胃，脾胃运化失司；长期过度的精神刺激，情志不舒、郁怒伤肝，肝失疏泄，气郁化火，上灼肺胃阴津，下灼肾液，思虑过度，心气郁结，气郁化火，心火亢盛，耗伤心脾精血，亦灼伤胃肾阴液，长期饮酒损伤脾胃，积热内蕴，化火伤津；房事不节，劳伤过度，肾精亏耗，虚火内生，灼伤阴津均致消渴病的发生。宋·王怀隐《太平圣惠方》中三消论一卷，明确提出"三消"一词；一则饮水多而小便少者，消渴也；二则吃食多而饮水少，小便少而赤黄者，消中者；三则饮水随饮便下，小便味甘而白浊，腰腿消瘦者，消肾也。阴虚燥热病机理论便是基于三消论基础上提出的，后代医家多延其说，力倡消渴病分上中下三消，认为"阴虚为本，燥热为标"为消渴病主要病机。目前的糖尿病分期，早期无明显症状，而阴虚燥热病机理论是基于三消论基础上提出的，尚未囊括糖尿病前期及早期无典型"三多一少"症状的病机。有研究对5208人进行糖尿病筛查，结果显示，887例2型糖尿病患者中，肥胖（含超重）患者621例，占70.0%；无典型"三多一少"症状患者768例，占80.8%。流行病学研究表明，2型糖尿病患者周围组织对葡萄糖利用率明显降低，胰岛素对肝糖原生成的抑制作用下降，游离脂肪酸升高，血脂异常，产生可能影响胰岛素敏感性的物质，导致胰岛素抵抗，增加2型糖尿病的危险因素。

临床观察发现，目前的2型糖尿病患者多肥胖或超重，或伴高血压、血脂异常等，大多数患者无临床症状，因此，很难用阴虚燥热来概括整个消渴病的发病机制，特别是对糖尿病肥胖患者的病因病机。体型肥胖的糖尿病病人，往往并不多饮，而是口微渴，只需频而少饮；不多食易饥，多表现胸腹胀满，食后为甚；舌象并非舌红少津，而是舌淡或边有齿痕，苔白润等；大多数患者表现头晕，胸闷，短气，四肢困重，口黏或有甜味等，与以往消渴病常见的临床症状不同。因此，我们应对糖尿病肥胖型的病因病机重新认识。

因此，糖尿病与肥胖关系密切，无可置疑，肥胖是糖尿病的诱导因素也无可置疑。2 型糖尿病的基本病机是阴虚燥热，但 2 型糖尿病不能完全隶属于消渴病的范畴。对于糖尿病的肥胖型的病因病机，在临床中还需不断探索。

（王德惠整理）

中医治疗带状疱疹的优势

带状疱疹是一种常见的皮肤病，年老体弱患者较多，有些患者症状不典型，容易误诊或漏诊，出现严重并发症，影响日常生活。

带状疱疹的发病多以正气虚弱、毒物乘虚侵入为因，经络阻滞、气血郁闭为发病之理。湿热内蕴感受毒邪是其病机特点。病毒稽留不去，湿热余毒未尽，郁阻络脉，损伤络脉，加重了对络脉的损害，故疼痛持久存在。

《临证指南医案》所曰"盖久病必入于络，络中气血，虚实寒热，稍有留邪，皆能致痛"，血行涩滞，瘀阻脉络，气血运行失司，不通则痛。毒邪和正气虚弱可以相互为因，毒邪的感染是不可或缺的因素。正虚是发病的基础，正虚之因存在多种，如劳倦过度、嗜酒肥甘、久病体虚、情志不遂等均可导致正气虚弱，这是湿热毒邪致病的必要条件。

现代医学认为，带状疱疹是由于水痘－带状疱疹病毒侵犯感觉神经，因而使急性带状疱疹成为一种最具痛感的病毒性疾病。带状疱疹病毒通过皮肤的感觉神经末梢侵入并进入脊神经后根的神经节细胞内，潜伏在那里呈休眠状态，当机体正常免疫防卫机制受到损伤或抑制，而处于功能低下状态时，如某些传染病、疲劳等因素造成机体抵抗力低下并激活病毒，病毒在感觉神经末梢迅速增殖并破坏组织、细胞，患者急性发病，出现神经缺血性坏死。因病毒主要侵犯感觉神经，故临床上可出现不同程度的疼痛。

刘文峰教授结合多年临床经验，采用内服外用二者结合治疗带状疱疹，大大减轻了疼痛。刘文峰教授分别拟用带状解毒汤（金银花 20g，连翘 20g，虎杖 20g，板蓝根 15g，地肤子 15g，白鲜皮 15g，瓜蒌皮 15g，香附 15g，红花 10g，姜黄 20g，当归 20g，元胡 20g）以清热解毒，化瘀通络，行气止痛，用于带状疱疹之热毒蕴结型；带疱止痛汤（生地黄 12g，麦冬 12g，玄参 12g，姜黄 20g，当归 20g，红花 10g，瓜蒌皮 15g，香附 15g，元胡 20g，没药 10g，地龙 20g，甘草 10g）以养阴清热，通络止痛，并配合自制药酊外涂。

（王德惠整理）

中医药治疗失眠之体会

睡眠是人类健康不可或缺的组成部分，睡眠障碍给人的正常生活和工作带来不利影响。据调查资料显示，全球成人中约有 30% 的人出现睡眠障碍，目前我国睡眠障碍者约有 3 亿人，国际精神卫生组织 2001 年将每年的 3 月 21 日定为"世界睡眠日"，可想而知，睡眠障碍已经严重危害了人们的正常生活。

失眠在中医亦称不寐，是以不能获得正常睡眠为特征的一类病症，主要表现为睡眠时间、深度的不足，轻者入睡困难，或寐而不酣、时寐时醒、醒后不能再寐，重则彻夜不眠，影响人们的正常生活、工作、学习和健康。

中医学认为，不寐的发生涉及多个脏腑，如心、肝、脾、肾，其主要病位在心，因心主神明，神安则寐，神不安则不寐。阴阳气血之来源，由水谷精微所化，上奉于心，则心神得养；受制于肝，则肝体柔和；统摄于脾，则生化不息，调节有度；化而为精，内养于肾，肾精上承于心，心气下交于肾，则神志安宁。总之，不寐的病因虽多，但其病理变化，总属于阳盛阴衰，阴阳失交。在临床中治疗不寐，有实证和虚证之分，肝郁化火，或痰热内扰，心神不安者以实证为主；心脾两虚，气血不足，或心胆气虚、心肾不交、水火不济、心神不养、神不安宁，当属虚证；久病为虚实兼夹或瘀血所致。

《素问·逆调论》云"胃不和则卧不安"，另外张仲景亦云"虚劳虚烦不得眠"至今仍应用于临床。在失眠的治疗上，大多数人一出现失眠就服用安眠药，长期使用会成瘾。西医只是对症，治的是标，而中药则是根据其病因，辨证论治，治其本，无耐药性、依赖性，优势明显。明代李中梓云："不寐之故，大约有五：一曰气虚……一曰阴虚……一曰痰滞……一曰水停……一曰胃不和……"临床上辨证分型为肝火扰心证，痰热扰心证，心脾两虚证，心肾不交证及心胆气虚证。刘文峰教授根据自己多年临床经验，总结出心慌神宁汤（黄连、阿胶、百合、淫羊藿、枸杞、酸枣仁、五味子、知母、川芎、茯神、丹参、合欢皮），以此方为基础，临证加减，治疗失眠，以清心除烦，安神定志。

（王德惠整理）

中医药治疗脂肪肝的体会

随着社会环境和生活方式的变化，脂肪肝的发病率在逐年增加，并且日趋年轻化。造成脂肪肝的原因很多，诸如不健康的饮食习惯、长期节食减肥等。另外，开车的人多了，走路的人少了，造成人体运动量的减少，同样是造成脂肪肝的原因。

肝脏是人体最大的消化腺，具有分泌胆汁，储存肝糖原及解毒等功能。各种原因引起肝细胞内脂肪堆积过多，均可表现为脂肪肝。正常肝内脂肪占肝重量的3%~4%，如肝内脂肪重量超过肝重量的5%或组织学上有30%以上肝细胞脂肪化，便成为脂肪肝。

对于脂肪肝的治疗，应合理膳食，戒烟限酒，适量运动及必要时使用药物

中医学认为，脂肪肝多因过食肥甘厚味、肥胖、过度饮酒、感受湿热疫毒、情志失调、久病、食积、气滞等因素诱发。其病变部位在肝，涉及脾胃、胆、肾等脏腑。多数医家认为，其病机是各种原因所致肝失疏泄、脾失健运、湿热内蕴、痰浊郁结、瘀血阻滞，致使湿痰瘀互结、痹阻肝脏络脉而形成脂肪肝；或正气亏虚、肝失所养、肾精亏耗、水不涵木、肝失疏泄、脾之健运失司，造成痰湿瘀结而形成脂肪肝。刘文峰教授在临床上治疗脂肪肝，采用健脾祛湿、益肾化瘀、除痰之法，效果令人满意。

刘文峰教授认为，中医在治疗脂肪肝上，有很好的治疗疗效。治疗时要以中医理论为依据，辨病与辨证相结合。现代药理研究证实，泽泻、山楂、何首乌、决明子、枸杞、姜黄等具有降脂的作用，茵陈等具有保肝利胆的作用，丹参、葛根等具有改善微循环、抗氧化、抗自由基的作用。因此，中医

中药治疗脂肪肝有很好的前景，有待进一步开发。脂肪肝病位在肝脾肾，核心在肝，病机为虚中夹实，虚则脾肾两虚，实则痰湿瘀血气滞，甚则痰热瘀血交阻，致肝失疏泄调达之功，肝胆湿热内蕴，肝功异常，胁胀不适等。故治当健脾益肾，清热利湿化瘀。参照中药的现代药理组方，可取满意疗效。

（王德惠整理）

中医治未病与预防糖尿病的一些思考

"治未病"一词，虽首见于《黄帝内经》（下简称《内经》），但其学术渊源可追溯到春秋乃至周代，如《周易》云"水在火上，既济，君子以思患而预防之"，反映了防患于未然的思想。这些朴素而原始的防患于未然的思想，虽然还未形成系统的理论体系，然观其主旨，实为"治未病"理论之滥觞。老子更是从事物由量变到质变的规律，提出了"为之于未有，治之于未乱"的思想。如《老子》记述到："其安易持，其未兆易谋，其脆易泮，其微易散。为之于未有，治之于未乱。合抱之木，生于毫末；九层之台，起于累土；千里之行，始于足下。"这与《素问·四气调神大论》中倡导的"不治已病治未病，不治已乱治未乱"思想文近意同，显示《内经》的"治未病"思想发源于此。

《内经》中提到"治未病"者主要有三处。一是《素问·四气调神大论》，其曰："夫四时阴阳者，万物之根本也。所以圣人春夏养阳，秋冬养阴，以从其根；故与万物沉浮于生长之门。逆其根，则伐其本，坏其真也。故阴阳四时者，万物之终始也，死生之本也。逆之则灾害生，从之则苛疾不起，是谓得道。道者，圣人行之，愚者佩之。从阴阳则生，逆之则死；从之则治，逆之则乱。反顺为逆，是谓内格。是故圣人不治已病治未病，不治已乱治未乱，此之谓也。夫病已成而后药之，乱已成而后治之，譬如渴而穿井，斗而铸锥，不亦晚乎？"即"和于阴阳，调于四时"顺应自然的养生原则。作为一个自然人，自然之道，首先就是要与自然界的阴阳四时、生长收藏的变化节律保持同步，包括起居、饮食、精神、动静、劳逸等。顺应自然阴阳四时之序以养生，就能达到不生疾病或不生大病，未雨绸缪，防患于未然的目的。二是《素问·刺热》，其曰："肝热病者，左颊先赤；心热病者，颜先赤；脾热病者，鼻先赤；肺热病者，右颊先赤；肾热病者，颐先赤。病虽未发，见赤色者刺之，名曰治未病。"就是说，各种疾病在发病之前，往往会出现一些细微的变化，但是还未达到发病的程度。如果我们注意观察这些先兆，早期干预，就可以阻止发病或减轻发病，这也叫做"治未病"。三是《灵枢·逆顺》，其曰："上工刺其未生者也，其次刺其未盛者也，其次刺其已衰者也。下工刺其方袭者也，与其形之盛者也，与其病之与脉相逆者也。故曰：方其盛也，勿敢毁伤；刺其已衰，势必大昌。故曰：上工治未病，不治已病，此之谓也。"就是要善于把握最佳的治疗时机，择时而治。这是因为，中医学认为，疾病发展的过程是一个正邪交争的过程，正确的治疗就要辨析治病的邪气与人体正气之间的盛衰消长以定进退。

以上三者所论并非处于同一层面，其中《素问·四气调神大论》所论从正反两方面强调治未病的重要性，成为预防医学的座右铭，是未病先防，属于养生之层面。《素问·刺热》和《灵枢·逆顺》所论"治未病"均强调在疾病发作之初把握时机，及早治疗，属于医疗的层面。

唐代医家孙思邈重视"治未病"，他不仅将疾病较为科学的分为"未病""欲病""已病"三个层次，反复告诫人们要"消未起之患，治未病之疾，医之于无事之前"，而且还将能"治未病"作为评判好医生的标准。他在《备急千金要方》中指出："古之善为医者……上医医未病之病，中医医欲病之病，下医医已病之病，若不加心用意，于事混淆，即病者难以救矣。"这与"好的医生应是不使人生病的医生，而不仅是把病治好的医生"的国际标准不谋而合。他也积极倡导养生，论治未病也是主要从养生和既病早治着眼。

目前对于糖尿病的早期治疗，体现了中医"治未病"的思想，特别是在糖尿病前期，即血糖调节受损（IGR），包括糖耐量降低（IGT）和空腹血糖调节受损（IFG）两个阶段，如在此期，对糖尿病高危人群进行干预，即可阻止或延缓糖尿病的发生与发展。经临床研究观察，使用刘文峰教授研制的纯中药制剂糖利平，可使部分 IGT 患者逆转为糖耐量正常（NGT）人群。

刘文峰教授认为，学习古代文献，提高对"治未病"观念的认识，注意调善，对预防糖尿病的发生意义重大。从中医"治未病"的角度，对未患糖尿病者或糖尿病的发病高危人群，进行相关的健康教育，甚为必要。

（王德惠整理）

临床使用白芥子之点滴体会

白芥子归属温化寒痰药，辛温，入肺经。为十字花科越年生植物芥菜的种子。其功效为温肺化痰，利气散结，温散寒痰。现代药理研究显示，白芥子含有芥子碱、芥子苷、芥子酶等。白芥子有平喘作用，并能抑制一些皮肤真菌。另外，芥子粉用作调味剂，可使唾液分泌、淀粉酶活性增加，小量可刺激胃黏膜，增加胃液、腺体分泌，大量可引起呕吐。白芥子外敷有刺激作用，可使局部皮肤发红充血，久敷能使皮肤起泡。临床可用于：

1. 用于治疗咳喘

如三子养亲汤（白芥子、紫苏子、莱菔子），用于痰饮停滞胸膈、气逆咳嗽、胸胁隐痛、痰唾黏稠。白芥子专入肺经，辛散温通而利气，质重沉降而降逆，化痰力佳，故能祛寒痰壅滞于肺络，为治寒痰咳喘之要药。

2. 用于治疗面神经炎

白芥子50g，研细末，米酒适量，调制成膏状。取患侧阳白、地仓、四白穴，将膏药摊于纱布上，贴敷穴处，胶布固定，每两天更换一次。

3. 用于治疗肩关节疾病

白芥子具有利气散结作用，用于痰湿阻滞经络关节所致的肩臂关节疼痛，常配伍木香、没药等，如白芥子散。

4. 用于治疗阴疽

白芥子具有温散寒痰之作用，可用于治疗痰湿流注，阴疽漫肿，常配伍鹿角胶、肉桂、熟地黄等，如阳和膏。

5. 用于治疗跟骨痛

生白芥子研磨备用，洗净足跟部，取白芥子粉适量，可适量配伍细辛、伸筋草、鸡血藤等研末，做成足跟垫，垫于足跟部，3～5天更换一次。

6. 用于治疗乳腺增生

取白芥子、山慈菇、制香附、橘络各10g，水煎，每日一剂，分早晚两次口服，7天为1疗程。

7. 用于治疗急性支气管炎

取白芥子末100g研细，分3次使用，每次加9g冰片，用温水调匀做成饼，每晚睡前敷背部肺俞穴，晨起去掉，连用2～3次即可。

白芥子具有刺激作用，白芥子含黑芥子苷，黑芥子苷本身无刺激作用，但遇水经芥子酶的作用生成挥发油，主要成分为异硫氰酸烯丙酯，有刺鼻辛辣味及刺激作用。应用于皮肤，有温暖的感觉，并使之发红，甚至引起水泡、脓疱。通常将芥子粉除去脂肪曲后做成芥子硬膏使用，用作抗刺激剂。治疗神经痛、风湿痛、胸膜炎及扭伤等。使用前先用微温的水湿润，以加强芥子酶的作用（沸水则抑制芥子酶的作用）。应用时间不超过 15～30min，皮肤敏感者只能应用 5～10min。芥子粉用作调味剂，使唾液分泌及淀粉酶活性增加。小剂量可刺激胃黏膜增加胃液及胰液的分泌，有时可缓解顽固性呃逆，内服大量可迅速引起呕吐，可用于麻醉性药物中毒的治疗。

（王德惠整理）

临床配伍重用黄芪之体会

刘文峰教授根据临床配伍之不同，将黄芪广泛应用于各种虚证、虚实夹杂证等，具有益气升提、补气活血、收口敛疮等功效，不论内科、外科、妇科、儿科，均能发挥较好作用。

黄芪始载于《神农本草经》，味甘、微温，主痈疽，久败疮，排脓止痛，大风癞疾，五痔鼠瘘，补虚，小儿百病等。黄芪一直为临床医家所推崇和使用。如《伤寒论》中黄芪桂枝五物汤，治疗面瘫之身体不仁；《三因极一病证方论》中玉屑膏，黄芪、人参各等分为末吃，以盐汤送下，治疗尿血并五淋砂石，痉病不可忍受之证；《太平圣惠方》之黄芪粥，黄芪一两，合粳米治疗五痔下血不止；《济阴纲目》中当归补血加葱白汤，当归二钱，黄芪一两，葱白 10 根，用于产后乳少或无乳；王清任之补阳还五汤，重用黄芪治疗中风后遗症之半身不遂；黄芪花防风汤中，大剂量黄芪佐以少量防风治疗脱肛等。

黄芪善补胸中大气，能显著改善胸闷、气短、乏力等宗气不足症状，可用于治疗心功能不全、心衰等证。刘文峰教授重用黄芪 60g，与石菖蒲、郁金、葶苈子、葛根等药配伍，治疗冠心病、高血压。黄芪为升阳之药，轻用升压，重用降压。现代药理证明，黄芪能增强心肌的收缩力，保护心肌细胞，扩张血管和冠状动脉，降血压。

刘文峰教授用黄芪桂枝五物汤加减治疗糖尿病合并下肢周围神经病变，黄芪重用60g。另外，黄芪是一味能提高机体免疫力，增强细胞生理性代谢的双向调节药物，既能升高低血糖，又能降低高血糖。其不同调节作用通过不同的配伍和剂量实现。刘文峰教授重用黄芪60g与生地黄、山茱萸、肉苁蓉、菟丝子等配伍，治疗糖尿病肾病、蛋白尿；重用黄芪60g与生地黄、枸杞、川芎、水蛭、地龙、石菖蒲、远志等配伍治疗脑梗塞后遗症，以益气升阳、补肾填精；重用黄芪60g与当归、熟地黄、制首乌、枸杞、阿胶等配伍，治疗白细胞减少症。黄芪配伍生地黄，用生地黄制约黄芪温燥之性，生地黄具有激素样作用，黄芪能提高及调节免疫功能，故二者相伍，能在治疗与免疫相关的疾病中发挥重要作用。黄芪性温，阴虚阳亢者忌用；生地黄甘寒，脾胃虚弱者慎用。二药同用，则能扬长避短。

刘文峰教授重用黄芪60g配伍女贞子、败酱草、葛根、荷叶、制何首乌、焦山楂等治疗转氨酶升高、高脂血症。现代药理研究证实，黄芪具有保肝作用，能防止肝糖原减少，特别是对肝郁脾虚和肝肾阴虚型效果尤佳。同时黄芪可使细胞的生理代谢增强，能促进血清和肝脏的蛋白质更新，对蛋白质代谢有促进作用。

总之，黄芪是一味应用非常广泛的中药，临床上黄芪与不同剂量的药物配伍功用各异。现代药理研究亦证实，黄芪含皂苷、蔗糖、多糖、多种氨基酸、叶酸及硒、锌、铜等多种微量元素，有增强机体免疫功能、保肝、利尿、抗衰老、抗应激、降压和较广泛的抗菌作用，能消除蛋白尿、增强心肌收缩力、调节血糖含量。黄芪不仅能扩张冠状动脉，改善心肌供血、提高免疫功能，且能延缓细胞衰老的进程。尽管黄芪的应用广泛，疗效确切，亦应辨证论治。用好黄芪，充分发挥其作用。

刘文峰教授认为，人体正常生理贵在"气血中和，营养平衡"。而黄芪乃补气之圣药，在补气药中，药性平和，药价便宜，不仅益气，且能升阳、固表，托里排脓、生肌长肉，鉴于病理乃"气血失和，阴阳失调"所致，故补气药之黄芪应用必当广泛，可配解表药、清热药、理气药、养阴药、化瘀药、固涩药、止血药、祛风湿药、利湿药等，虚证可用，虚实夹杂证可用，内、外、妇、儿各科各系统疾病，只要配伍得当，皆可用之。

（王德惠整理）

治疗前列腺疾病的点滴心得

前列腺疾病在中医中属于"淋证"的范畴。早在《金匮要略·消渴小便不利淋病》中云："淋之为病，小便如粟状，小腹弦急，痛引脐中。"这说明淋病以小便不爽，尿道有刺痛为主症。所谓"小便如粟状"，即指一为尿道如有粟粒阻塞，引起排尿涩痛难忍；二为尿中排出结石，状如粟粒，生动形象地描述了淋证的特征。历代医家将淋证分为五种，即石淋、气淋、血淋、膏淋、劳淋，合称"五淋"。

淋证的主要病因病机是湿热蕴结于下焦，正如《诸病源候论》中云："诸淋者，由肾虚而膀胱热故也。"刘文峰教授经过多年的临床经验，认为前列腺疾病，属中医"淋证""浊""白淫"等范畴，其病机多为败精瘀浊、湿热下注、肾气亏虚、气化无权、固摄失职，故而形成虚中夹实、寒热共存之证。在治疗上宜益气温肾，以复水湿之气化，复肾阳之固摄，使小便正常通利而顾其本；清热利湿，化瘀泄浊，以消炎杀菌。本病虚实相兼，寒热错杂，肾阳虚为本，湿热瘀血为标，故治当扶正祛邪，标本兼顾，攻补兼施。但对于急性前列腺炎，当以清热利湿为主，温肾化瘀为辅。

刘文峰教授经过多年临床实践，总结出治疗慢性前列腺炎、前列腺肥大的中药方剂——前列宁，处方如下：黄芪60g，菟丝子20g，益智仁15g，山药20g，五味子15g，桂枝10g，泽兰20g，王不留行15g，泽泻30g，车前子30g（单包），忍冬藤30g，败酱草30g，甘草10g。其治则为益气温肾，清热利湿，化瘀泄浊。对于前列腺肥大且硬者，加桃仁、三棱、莪术，以活血散结止痛；尿浊者加石菖蒲、萆薢，以利湿化浊；湿热重者加蒲公英、鱼腥草，以清湿热、解毒；尿道涩痛者加海金沙、通草、橘核、甘草梢，以通淋排石；小腹胀痛不适者加乌药、枳壳，以理气止痛。方中黄芪、菟丝子、益智仁、山药、五味子、桂枝益气固肾，温肾而使气化正常；泽兰、王不留行则活血化瘀；泽泻、车前子、忍冬藤、败酱草、甘草则清利湿热。全方共奏益气温肾、清热利湿、化瘀泄浊之功效。

（王德惠整理）

浅谈糖尿病合并冠心病治疗之经验

糖尿病合并冠心病在中医属"胸痹""胸痛""心痛""真心痛""厥心痛""心悸""怔忡"等范畴。《素问·藏气法时论》云:"心病者,胸中痛……膺背肩胛间痛,两臂内痛。"《灵枢·厥病》云:"厥心痛,与背相控……痛如锥针刺其心……真心痛,手足青至节,心痛甚,且发夕死。"《医宗金鉴》云:"凡阴实之邪,皆得以上乘阳虚之胸,所以病胸痹心痛。"《金匮要略》指出:"胸痹不得卧,心痛彻背者……夫脉当取太过不及,阳微阴弦,即胸痹而痛,所以然者,责其极虚也,今阳虚知在上焦,所以胸痹心痛者,以其阴弦故也。"胸痹的主要病机为心脉痹阻,病位在心,涉及肝脾肾等脏。心主血脉,肺主治节,二者相互协调,气血运行自畅。心病不能推动血脉,肺气治节失司,则血行瘀滞;肝病疏泄失常,气郁血滞;脾失健运,聚生痰浊,气血乏源;肾阴亏虚,心血失常,肾阳虚衰,君火失用,均可引起心脉痹阻,胸阳失展而发胸痹。其临床主要表现为本虚标实,虚实夹杂。本虚有气虚、气阴两虚及阳气虚衰;标实有血瘀、寒凝、痰浊、气滞,且可相兼为病,如气滞血瘀、寒凝血瘀、痰瘀交阻等。而对于糖尿病冠心病,多在气阴两虚的基础上发展而来,消渴病(糖尿病)日久不愈,久病必虚,久病生痰,久病必瘀,久病入络,或因情志不舒气机失畅,或外寒侵袭寒凝血滞,最终导致心脉痹阻不通而发胸痹。

刘文峰教授对脾虚湿盛、痰浊郁阻型胸痹,采用瓜蒌薤白半夏汤加减。

处方:瓜蒌皮20g,薤白10g,半夏15g,石菖蒲30g,郁金20g,枳实10g,白术10g,陈皮15g,丹参20g,三七粉3g(冲),茯苓15g,甘草10g。

此方疗效甚佳,对于舌苔黄腻,痰湿蕴而化热者,加黄连、虎杖以清热燥湿;痰浊内蕴,阻遏气机,胸胁闷胀者,加青皮、佛手以行气滞;心胸剧痛者,加白蒺藜、五灵脂、元胡以增强理气化痰止痛之效;心下痞满甚者,加木香、合木香枳术丸以行气健脾消痞;心悸者,加百合、葶苈子、远志、生龙齿以除痰安神定悸;胸痹咽堵者,加沉香、乌药、石菖蒲、郁金以顺气化痰利咽;背沉困痛者,加五灵脂、当归、葛根、羌活、白芥子以祛风寒、化痰瘀、通经络;逢劳痛发,为气虚甚者,加黄芪、太子参以益气健脾除痰消瘀;逢寒痛发者,加桂枝以振奋心阳、宣痹通脉;心神不宁者,乃痰郁化热，痰火扰心，加莲子心、竹茹、黄连、胆南星、夜交藤以化痰宁心安神。

方中瓜蒌皮宽胸化痰，石菖蒲化浊利窍，共为君药；薤白通阳宣痹，郁金、枳实行气解郁，气行痰化，共为臣药；丹参、三七化瘀通脉，共为佐药；白术、陈皮、半夏、茯苓健脾燥湿、理气化痰、以杜生痰之源，共为使药。诸药合用，共奏宽胸化痰、宣痹通脉之效。

糖尿病冠心病是危及生命的严重并发症，应早诊断、早治疗。

（杜瑞斌整理）

消化系统疾病的用药体会

刘文峰教授经过多年的临床实践，对中药治疗消化系统疾病颇有心得。刘文峰教授根据中药的药理作用，将治疗消化系统疾病用药分为八类，具体阐述如下：

1. 制酸药

总结 12 味中药，涉及化痰药、收涩药、补气药、活血化瘀药、清热药等。

（1）乌贼骨、煅瓦楞子主要含碳酸钙，具有中和胃酸的作用，有制酸止痛之功效。

（2）半夏抑制腺体分泌，可抑制胃液分泌，降低胃液的游离酸度。

（3）补气药之党参、黄芪，可抑制胃酸分泌。

（4）活血化瘀药之元胡、赤芍、郁金，能抑制胃酸分泌。

（5）清热药之栀子，对胃酸分泌及胃蛋白酶活性有明显的抑制作用。

（6）苍术、砂仁、吴茱萸抑制或降低胃酸的分泌。

2. 抗溃疡药

总结 12 味中药。

（1）清热药之黄连、蒲公英对胃黏膜有保护作用。

（2）补气药之党参、黄芪对胃溃疡有预防和治疗作用。

（3）活血药之丹参、莪术、赤芍、元胡、郁金、五灵脂对黏膜有保护作用。其中丹参对慢性胃溃疡和应激性胃溃疡具有明显促进愈合的作用；莪术与鸡内金相配，具有活血消食之功效。刘文峰教授认为"久病必瘀"，胃病久之，瘀血亦存，因此，临证上对于久病之人酌情加活血化瘀之品，效果倍增。而五灵脂、赤芍对平滑肌有解痉作用，同时具有抗溃疡作用。

另外，白及收敛止血，多配伍乌贼骨、三七粉治疗胃出血。白及的高度黏性能在胃、十二指肠穿孔的疮面上形成一定厚度的胶状膜，保护和填塞溃疡穿孔的疮面。

（4）温中药之炮姜、吴茱萸、肉桂等，对溃疡有明显的抑制作用。研究发现，苍术对幽门结扎性溃疡、应激性溃疡有较强的抑制作用，且能抑制胃酸分泌；厚朴、木香、白芍、砂仁亦均有抑制胃酸之作用。

3. 胃动力药

胃动力药多为理气药，能增强胃蠕动，兴奋胃运动。脾胃气滞是指胃肠功能紊乱而见痉挛、疼痛、松弛从而出现胀气；脾胃湿滞是指胃肠道液体分泌过多，排泄不畅，停留时间过长。如木香、陈皮、砂仁具有双向调节作用。所谓的双向调节是既能增强胃肠运动，排气除胀，又能解痉止痛。特别值得一提的是乌药，其具有兴奋胃肠平滑肌之作用，其机制为乌药挥发油与兴奋迷走神经有关。乌药的作用温和且持久，配伍百合可治疗各种胃痛，特别是顽固性胃痛，以解痉止痛为主。又如厚朴，小剂量具有收缩功能，大剂量则具有解痉止痛的作用。另外，枳壳、桂枝、鸡内金、紫苏梗、木香等均具有兴奋和抑制平滑肌的双重作用。

4. 胃解痉药

胃解痉药主要是指抑制胃肠运动亢进的药物，大部分为理气药。

（1）木香具有较强的舒张平滑肌痉挛的作用，特别是止痛效果较好。

（2）陈皮、佛手护胃之常用药，可避免苦寒药、养阴药对胃之伤害。

（3）白芍小剂量可促进胃蠕动，大剂量则可解痉止痛，其解痉的成分主要是芍药苷。另外，其亦具有抗炎、镇痛、调节免疫、保肝等作用。

（4）吴茱萸能对抗胃痉挛性收缩，抑制胃运动，有止痛、止呕吐作用。吴茱萸对肠道有双向调节作用，低浓度则兴奋，高浓度则抑制。

（5）高良姜能抑制胃运动，降低胃张力，减少收缩幅度，另外还具有抑制溃疡、抑制胃酸分泌的作用，对慢性胃炎、胆汁反流性胃炎、胃溃疡有很好的疗效。

另外，该类作用的药物还有川椒、肉桂、香附等。

5. 抑制腺体分泌药

该类药多以燥湿和胃药为主。

（1）苍术能抑制胃液分泌、降低胃酸，其挥发油还能抑制唾液腺、肠腺的分泌。

（2）半夏抑制腺体分泌，另外还具有镇吐、祛痰镇咳、镇静催眠、降眼压等作用。特别是与夏枯草配伍，具有很好的降低眼压的作用。

（3）代赭石具有镇静中枢、兴奋肠道的作用。研究证实，代赭石既具有抑制分泌作用，还可吸附分泌液。

（4）厚朴与苍术均具有抑制唾液腺分泌的作用，但二者又有区别。苍术健脾燥湿，但不理气，虚实皆可用之；而厚朴以破气为主，燥湿但不健脾，不能用于虚证，阴虚少津者二药均不可用。

另外吴茱萸、砂仁、白豆蔻亦有抑制胃酸分泌的作用。

6. 和胃止呕药

（1）半夏、生姜具有镇吐止呕作用。

（2）连翘具有镇吐作用，其主要是抑制延髓催吐感受器，适用于饮食积滞日久化热者。

另外，如藿香、吴茱萸、枇杷叶、竹茹、陈皮、砂仁、佛手等均具有和胃止呕之功效。

7. 抗幽门螺杆菌药

具有该作用的药多为清热药，如黄连、黄芩、蒲公英、紫花地丁、金银花、半枝莲、白花蛇舌草等。另外还有化瘀药（丹参、赤芍、丹皮、莪术、三七），滋阴药（乌梅、麦冬），益气温阳药（黄芪、肉桂、高良姜），理气药（厚朴、槟榔），泻下药（大黄等）。

8. 抗腹泻药

抗腹泻药分为解痉止泻药、涩肠止泻药、消炎止泻药。

（1）解痉止泻药有陈皮、砂仁、炮姜、肉桂、苍术、白术、党参、黄芪、木香、吴茱萸、高良姜、白芍、升麻、葛根、山楂、乌梅等。

（2）涩肠止泻药如诃子、五倍子、金樱子、芡实、赤石脂等。赤石脂为固涩功效比较全面的中药，止泻、止血、止精、止带、止酸、止尿均可，但以止泻、止血、止带效果最好。

（3）消炎止泻药有黄连、黄芩、黄柏、白头翁、秦皮、苦参、败酱草、金银花等。而黄连止泻体现了中医清热燥湿之功效。从药理研究来看，其既能消除炎症，又能解痉调节肠功能，抑制肠液分泌。黄连、黄芩、黄柏在使用上有所区别，黄芩以清上焦肺部湿热为主，黄连以清中焦脾胃湿热为主，黄柏以清下焦膀胱湿热为主。

（李晋宏整理）

治疗牛皮癣（银屑病）之经验

中医学对于疾病的认识与西医学的认识方法并不完全一致，中医学对牛皮癣的病因病机的探讨，是根据阴阳五行、辨证论治的理论。牛皮癣（银屑病）中医又称为"松皮病""白疕风""蛇风"等。《诸病源候论·干癣候》曰："干癣，但有匡郭，皮枯索痒，搔之白屑出是也。"白疕为一个病名，始见于清代《外科大成》"白疕，肤如疹疥，色白而痒"，起如疹疥而色白，搔之屑起，渐至肢体枯燥坼裂，血出痛楚，十指间皮厚而莫能瘙痒。中医认为该病多因七情内伤或饮食失节为内因，风、热、湿诸邪客于肌肤为外因。白疕主要病机为血热之邪结聚皮肤，则局部的气血运行失畅，气血久郁化火或血热。红斑是血中有热的表现，白屑是热盛血燥、皮肤失常所致。临证分为"血热"和"血燥"等类型加以辨证施治。亦有学者认为，从发病机理来说，虽有风、热、寒、燥等邪，但经络阻隔，气血凝滞是发病转归中的一个重要环节；或居处潮湿，湿热蕴结于肌肤所致，或因精神创伤、情绪影响而得。

国内外对本病的病因和发病机理都进行了不少的研究，但至今尚无确切的结论，认为其可能与遗传因素、感染因素、代谢障碍、内分泌因素、神经精神因素、免疫因素等有关。

根据其临床特征，一般分为四型，寻常型、脓疱型、关节病型和红皮病型。对于牛皮癣的治疗，目前虽然方法很多，但由于本病的病因未明，病机复杂，因此，只能达到近期的临床效果，往往只是暂时的缓解而难以根治。中医中药治疗牛皮癣有一定的疗效，根据临床症状特征，辨证施治，通过调理脏腑，改善人体内环境，同时滋阴血，治血祛风，祛除病灶，改善牛皮癣的易患体质，从内到外，促使皮肤代谢正常，自然更新，减少复发，最终达到治愈的目的。

袁某，男性，27 岁，患牛皮癣 2 年，全身皮肤可见皮疹、潮红、脱屑，刮掉皮屑可见薄薄的一层红膜。既往有慢性肾炎病史。舌红，苔薄黄，脉细。中医诊断为白疕风。西医诊断为银屑病。白疕证属血热生风，风燥伤阴，治以滋阴养血、清热解毒、祛风除湿之法。

处方：金银花 20g，生地黄 20g，蝉衣 10g，蜈蚣 2 条，蚕砂 30g，威灵仙 50g，苦参 30g，蛇床子 10g，地肤子 20g，紫草 15g，赤芍 30g，丹皮 15g，白鲜皮 30g 虎杖 20g，丹参 30g，秦皮 30g，全蝎 10g，猪苓 20g，大黄 10g，桃仁 10g，黄芩 20g。7 剂，水煎服，每日 1 剂，分两次服。

复诊：症状好转，皮肤潮红减轻，继服原方 7 剂。

三诊：因服药后病情好转，自诉停药 1 月后又复发，便干，舌红，苔薄黄，脉细。故拟处方如下。

处方：苦参 30g，蛇床子 10g，地肤子 20g，紫草 15g，生地黄 20g，秦皮 30g，金银花 20g，蝉衣 10g，蜈蚣 1 条，蚕砂 30g，威灵仙 40g，全蝎 10g，猪苓 20g，大黄 10g，桃仁 10g，黄芩 20g，生石膏 20g。

四诊：皮肤潮红减轻，脱屑减少，上方金银花改为 20g，7 剂。

五诊：躯干部皮损基本趋平，舌脉同前，尿常规示蛋白尿 ±。上方加生蒲黄 15g，7 剂。

六诊：症状明显好转，为巩固疗效，继服原方 7 剂。

体会：牛皮癣是疑难病症，多由内伤饮食、情志失调、外感风热、湿热等因素致皮肤气血凝滞、血热血燥而致。本案之证，是血热、瘀热、湿热、风热共存，故治疗以凉血化瘀、清利湿热、祛风止痒为法，取为较好疗效，皮屑退净，皮肤如常，临床治愈。该患者 2 月后因食羊肉而复发如初，又复治疗，经 1 月调治，已基本痊愈，仍在治疗中。真可谓疑难也。本方采用生地黄、丹皮、赤芍、丹参、紫草等以滋阴凉血，白鲜皮、地肤子、蝉衣等以止痒，金银花、生石膏以清热，威灵仙、蚕砂等以祛风、燥湿。特别值得一提的是，刘文峰教授在此加用威灵仙，取其辛散走窜、祛风除湿、散结通络之功效，其性猛善走，通行十二经，"追逐风湿邪气，荡除痰涎冷积，神功特奏"（《本草汇言》）。

（王德惠整理）

治疗各种发热证的体会

刘文峰教授不仅在糖尿病及其并发症的治疗上有很深的造诣，在其他疾病的治疗上也有其独到之处，今就刘文峰教授在呼吸系统疾病的治疗上做一些有别于传统医学的心得归纳。刘文峰教授常说，中医药发展，不能只拘泥于古人、墨守成规，要有创新，有发展，才有进步，中医事业才能发扬光大。

刘文峰教授在治疗外感引起的发热方面，有独到的见解，自拟柴银石膏退热汤，适用三阳经和卫气分证之各种发热，体现了对外感发热的新认识、新观点。

刘文峰教授认为，外感发热多属伤寒和温病的范畴，如《伤寒论》中发热恶寒之太阳证；寒热往来之少阳证；但寒不热之阳明证；《温病论》中叶天士创立的卫气营血辨证中，发热微恶寒，口微渴，脉浮数之卫经证；壮热、恶寒，口渴苔黄，脉洪大之气分证；身热夜甚，心烦躁扰，吐血，衄血，便血，斑疹显露，舌绛红之血分证。太阳证和卫分证之发热为表热，阳明证和气营血分证之发热，其病因病机为外感六淫邪毒，疫疠之气，邪毒内侵，正邪相争，阴阳失衡，而致热盛，多为湿热，起病急，热势高，传变快，易生变证，伤阴耗气，甚至出现惊厥等。《伤寒论》中之三阳证发热及《温病论》中之卫气分证之发热，为正气未衰，邪毒炽盛之高热不退，或伤阳或伤阴，三阳证传至三阴证，卫气分证传至营血分证，甚或亡阳、亡阴。外感发热，多见于急性感染性疾病，因此，在治疗急性传染性发热时，应迅速祛除邪毒，阻断其传变，防止邪气入里，而变生他证。

刘文峰教授在研究古方的基础上，辨证与辨病相结合，经过多年的临床实践，精心选方，体会了三阳同治、卫气同治、祛除邪毒、标本兼治的理念，自拟柴银石膏退热汤、该方由小柴胡汤、银翘散、白虎汤、柴葛解肌汤、蒿芩清胆汤合方加减组成。药物组成为柴胡15g，黄芩15g，羌活10g，大青叶20g，葛根30g，桔梗15g，金银花20g，连翘15g，羌活10g，知母15g，石膏30g，芦根15g，甘草10g。该方寒热并用，辛凉重剂，遣散表热，有效阻止太阳、阳明、少阳经传变，卫分向气分证传变，且清透并用，迅速清除毒邪，清泻里热，从而阻止三阳经向三阴证传变，卫气经向营分证传变。本方共分三组药，一为辛温、辛凉解表和清热解毒药（羌活、柴胡、葛根、金银花、连翘、大青叶、黄芩）；二为清泻阳明或气分之里热药（石膏、知母、青蒿、芦根），传统上，石膏、知母只用于气分实热、高热、里热，临床实践证明，凡表证但见高热者，无论风寒、风热适当配以辛温之剂，不必拘泥于到气分可清气；三为宣肺化痰止咳利咽药（桔梗、甘草）。全方配伍共奏解表清里，解毒退热之功。本方由解表药、清里热、清热解毒药组成，表散中有清泻，清泻中有透散，表散与清泻中有清热解毒。因此，该方标本兼顾，既解表又清里，既退表热、里热又可退表里皆热。可谓表里同治，卫气同治，三阳同治之方。

柴银石膏退热汤经临床验证，疗效甚佳。立法组方体现了创新意识，体现了中西医结合的思路，这也是继承中医、发展中医、提高中医临床疗效的正确思路。

（王德惠整理）

治疗肺心病之经验

慢性肺源性心脏病简称肺心病，是由胸郭、肺和肺动脉血管的慢性病变引起的非循环阻力增高、肺动脉高压，进而使右心室肥厚、血管扩张，甚至发生右心衰竭的心脏病。肺心病临床多见喘息气促、咳嗽、咳痰、心悸、水肿、胸闷腹胀、唇甲紫绀症状，重者可出现昏迷、喘脱等危证。

本病属于中医"肺胀"范畴，刘文峰教授认为肺心病的发生，其核心病变由肺及心，累及肾、肝、脾，导致气虚血瘀，痰瘀互结，贯穿于始终；适逢外邪侵袭，邪热内盛，虚痰瘀更甚，正虚邪盛，致使痰热瘀血交结，造成以肺热为主的五脏功能失常。肺气虚，痰热内蕴，气滞血瘀，痰瘀互结，故喘咳，水肿；肺病及心及血，肺气虚甚，复加痰热蕴结，气血瘀滞不畅，清气难出，精气难升，终致心阳虚，心脉瘀阻，则胸闷、憋气，由肺及心，心阳亏虚；水火不济，肾阳虚衰，不能蒸腾气化。水湿内停则见水肿，水气凌心则心悸、喘满，阳气不达四肢则四肢冷。子病及母，母病及子，肺气久虚及脾，脾虚痰湿则咳喘重，水湿泛滥则水肿，心阳亏虚不能助肝行血、运血则肝肿大、颈静脉怒张等。

总之，肺心病的发生发展是一个由实至虚，由虚至实，长期反复发作的慢性过程。初病在肺渐及脾肾，终至心肝，终以五脏俱伤，成虚中夹实、上热下寒、虚实寒热错杂之证。

刘文峰教授自拟泻肺强心汤治疗肺心病。处方为黄芪40g，葶苈子30g，桑白皮20g，瓜蒌皮20g，地龙20g，丹参30g，赤芍20g，沉香10g，益母草30g，防己30g，附子10g，积雪草30g，虎杖20g。用以泻肺平喘，强心利尿，活血化瘀。方中葶苈子、桑白皮、地龙泻肺平喘为君药；积雪草、虎杖、瓜蒌皮清肺化痰为臣药；丹参、赤芍、沉香活血化瘀，降气平喘为佐药；黄芪、附子、益母草、防己益气温阳，活血利尿为使药。全方扶正祛邪，清上温下，共奏泻肺清心之功。

本方治疗亦体现了刘文峰教授寒温并用法，在临床多个系统疾病中的应用疗效。

（王德惠整理）

科学研究

栀芪降糖饮对 2 型糖尿病大鼠胰岛素抵抗及脂肪细胞因子的影响

目的：观察栀芪降糖饮对高糖高脂饲料喂养结合小剂量链脲佐菌素注射造成的 2 型糖尿病胰岛素抵抗（T2DM IR）模型大鼠血糖、血脂、血清脂肪细胞因子水平及胰腺病理的影响，探讨栀芪降糖饮改善 2 型糖尿病大鼠胰岛素抵抗的作用机制。

方法：SD 大鼠喂以高脂高糖饲料 4 周后给予小剂量链脲佐菌素腹腔注射，建立 2 型糖尿病胰岛素抵抗大鼠模型。将实验大鼠随机分为正常对照组、模型组、吡格列酮组、栀芪降糖饮低剂量组、栀芪降糖饮高剂量组。检测大鼠空腹血糖（FPG）、空腹胰岛素（FINS）、血脂（TC、TG、HDL、LDL）的含量，计算胰岛素敏感指数（ISI）、胰岛素抵抗指数（HOMA – IR），评价其对 2 型糖尿病胰岛素抵抗糖脂代谢的影响。检测大鼠血清中脂肪细胞因子（脂联素、TNF – α、抵抗素、FFA）水平，观察各组大鼠胰腺病理改变，探讨其改善 2 型糖尿病胰岛素抵抗、增加胰岛素敏感性的作用机制。

结果：

1. 高脂高糖喂养加小剂量链脲佐菌素注射的方法成功建立了2型糖尿病胰岛素抵抗大鼠模型。与模型组相比较，栀芪降糖饮高、低剂量组、吡格列酮组大鼠血糖、血清胰岛素水平显著降低，ISI提高，HOMA－IR下降。且栀芪降糖饮高剂量组与吡格列酮组治疗效果相当。

2. 与模型组相比较，栀芪降糖饮高、低剂量组、吡格列酮组大鼠的血清中TG、TC、LDL含量下降，HDL含量升高，且栀芪降糖饮高剂量组与吡格列酮组治疗效果相当。

3. 与模型组相比较，栀芪降糖饮高、低剂量组、吡格列酮组大鼠的血清中TNF－α、抵抗素、FFA水平显著降低，血清脂联素水平明显提高。且栀芪降糖饮高剂量组与吡格列酮组治疗效果相当。

4. 与模型组相比较，栀芪降糖饮高、低剂量组、吡格列酮组大鼠的胰腺病理改变均有不同程度修复与改善。

结论：

1. 栀芪降糖饮对2型糖尿病胰岛素抵抗大鼠有很好的治疗作用，可以降低血糖，降低血胰岛素水平，提高外周组织对胰岛素的敏感性和降低胰岛素抵抗。

2. 栀芪降糖饮可显著改善2型糖尿病胰岛素抵抗大鼠所伴有的血脂异常。

3. 栀芪降糖饮对糖尿病和胰岛素抵抗的治疗作用与其抑制脂肪细胞因子TNF－α、抵抗素及脂肪代谢产物FFA的产生，增加脂联素生成有关。用药安全可靠，值得临床推广。

实验一　高脂饲料喂养联合小剂量链脲佐菌素诱导2型糖尿病胰岛素抵抗大鼠模型

一、材料与方法

1. 实验材料

（1）实验动物

选用健康雄性SD大鼠50只，8周龄，体重（200±10）g，SPF级，由天津中医药大学动物实验中心提供，合格证号0004201。动物一般状态良好，皮毛光泽，进食与活动正常。

（2）动物饲料

普通饲料：大鼠颗粒料，由天津山川红动物科技有限公司提供，合格证号0004113。

高脂饲料：参考文献资料配制，组成为10%猪油，20%糖，1.5%胆固醇，8%蛋黄，0.1%胆酸钠，60.4%普通饲料，由北京诺康源生物科技有限公司提供，合格证号0022101。

（3）主要药物及试剂

①链脲佐菌素（Streptozoein，STZ），购自美国Sigma公司。

②柠檬酸：批号20120623，由北京博爱港商贸中心提供。

③柠檬酸钠：批号20120623，由北京博爱港商贸中心提供。

④碘［^{125}I］胰岛素放射免疫分析试剂盒：由天津九鼎医学生物工程有限公司提供，批准文号为国药准字S10950186。

（4）实验仪器

①强生稳豪倍优型（OneTouch）血糖仪，美国强生有限公司。

②电子天平，上海天平仪器厂。

③超越系列分析天平，梅特勒－托利多国际股份有限公司。

④MDF－382E超低温保存箱，日本SANYO公司。

⑤D－37520冷冻离心机，德国KENDRO公司。

2. 实验方法

（1）实验试剂的配制

①柠檬酸钠－柠檬酸缓冲液：精确称取1.05g柠檬酸，溶于50mL蒸馏水中，配成0.1mol/L柠檬酸溶液A。精确称取1.47g柠檬酸钠，溶于50mL蒸馏水中，配成0.1mol/L柠檬酸溶液B。

②链脲佐菌素（STZ）注射液：根据大鼠体重，临用时称取一定量STZ，避光溶于pH4.2的柠檬酸钠－柠檬酸缓冲溶液，配成2%的溶液，操作均在冰浴中进行。

（2）糖尿病大鼠模型建立

选用雄性SD大鼠50只，体重190~210g，适宜性喂养1周后，按体重随机（随机数表法）分为空白对照组10只、模型组10只、吡格列酮组10只、栀芪降糖饮高剂量10只、栀芪降糖饮低剂量10只。其中空白对照组喂养普通饲料，其余各组大鼠喂以高糖高脂饲料，连续4周。4周后禁食、水12h，一次性左下腹注射2% STZ溶液30mg/kg，以诱导糖尿病，正常对照组给予等量柠檬酸－柠檬酸钠缓冲溶液注射。注射72h后，目内眦取血检测空腹血糖、空腹胰岛素水平，计算胰岛素抵抗指数。之后按2g/kg剂量灌服 20% D – 葡萄糖溶液，断尾取血测 0min、30min、60min、120min 血糖，凡灌胃 0min 和 120min 血糖分别≥16.7mmol/L 和（或）≥11.0mmol/L 的大鼠为造模成功。

（3）血液样本的制备

造模后 72h，目内眦静脉丛取血，以真空采血管储存血液，室温静止 30min，待血清与血浆分离，4℃，3000r/min 离心 10min，分离血清，小心吸取上清液分装于 1.5mL 冻管中，–70℃冻存备用，以检测空腹血糖、血清胰岛素指标（样本应在 30 天内检测，避免反复冻融，溶血样本影响测定）。

（4）观察指标与检测方法

①一般情况观察：观察实验过程中大鼠精神状态、活动、毛色、进食量、饮水量、尿量及体重（每周记录一次）变化。

②血糖浓度测定：用 OneTouch 血糖仪快速测定尾尖血糖。

③血清胰岛素浓度测定：应用放射免疫分析法，利用均相竞争抑制原理，采用平衡竞争法对血清样品进行直接测定。标准或样品中的 Ins 和标记抗原共同与限量的特异性抗体进行竞争性免疫反应。当样品中 Ins 浓度较高时，与抗体结合的标记抗原就少，反之，亦然。用免疫分离剂分离出抗原 – 抗体复合物，并测定结合物中的放射性。因标记抗原的结合量与样品中 Ins 呈一定的函数关系。通过数学处理计算出样品中的 Ins 浓度。

④胰岛素敏感指数（ISI）：采用李光伟教授的方法，以空腹血糖（FPG）与空腹胰岛素（FINS）乘积倒数的自然对数来表示，ISI = ln（FPG × FINS）。

⑤胰岛素抵抗指数（HOMA – IR）：采用稳态模式评估法来计算，HOMA – IR = FPG（mmol/L）× FINS（μU/mL）/22.5。

（5）统计方法

各组数据以均数 ± 标准差（s），计量资料组间治疗前后比较采用 t 检验，组间比较采用单因素方差分析，显著性水平以 $P < 0.05$ 或 $P < 0.01$ 为标准，所有统计采用 SPSS13.0 软件。

二、实验结果

1. 一般情况

正常对照组大鼠精神状态良好，动作自如，皮毛有光泽，体重持续稳定增加。除正常组以外的各组在高糖高脂饲料喂养 4 周期间，体重增长较正常组快，但出现嗜睡、动作迟缓、大便较多等症。腹腔注射 STZ 后，造模各组大鼠出现进食量减少，饮水量明显增加，尿量明显增加，大便稀软不成形，进行性消瘦，精神萎靡，反应迟钝，皮毛松散蓬乱，无光泽等情况。

2. 各组大鼠造模期间体重变化

各组大鼠体重比较结果如表 1 - 1、图 1 - 1 所示。各组大鼠造模前体重无统计学差异（$P > 0.05$）。给予高糖高脂饮食 4 周后，模型组、中药高低剂量组、西药组大鼠的体重明显高于对照组，有统计学意义（$P < 0.05$），给予高糖高脂饲料喂养各组间比较，无统计学差异（$P > 0.05$）。

表 1 - 1　各组大鼠体重变化

组别	N	1 周（g）	4 周（g）
空白对照组	10	210. 55 ± 2. 71	352. 75 ± 4. 37
模型组	10	211. 05 ± 2. 08	437. 85 ± 3. 46$^{\triangle}$
吡格列酮组	10	211. 65 ± 1. 93	438. 68 ± 3. 04$^{\triangle}$
栀芪降糖饮低剂量组	10	212. 10 ± 2. 04	438. 28 ± 2. 69$^{\triangle}$
栀芪降糖饮高剂量组	10	210. 90 ± 2. 80	439. 15 ± 1. 64$^{\triangle}$

注：△示与正常对照组比较，$P < 0.05$。

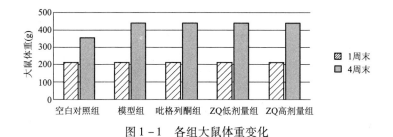

图 1 - 1　各组大鼠体重变化

3. 造模后各组 FPG、FINS、HOMA - IR、ISI 的变化

造模后，模型组及各治疗组 FPG 均明显升高，与空白对照组比较具有统计学差异，$P < 0.05$；FINS 明显升高，与空白对照组比较具有统计学差异，$P < 0.05$；HOMA - IR、ISI 与空白对照组比较均具有统计学差异，$P < 0.05$。如表 1 - 2、图 1 - 2、图 1 - 3 所示。这说明造模后各组均具有明显胰岛素抵抗。

表 1 - 2　造模后各组 FPG、FINS、HOMA - IR、ISI 比较

组别	FPG（mmol/L）	FINS（μU/mL）	HOMA - IR	ISI
空白对照组	4. 99 ± 0. 61	13. 78 ± 1. 53	3. 05 ± 0. 52	- 4. 21 ± 0. 17
模型组	20. 17 ± 1. 29$^{\triangle}$	31. 55 ± 2. 35$^{\triangle}$	28. 29 ± 2. 88$^{\triangle}$	- 6. 45 ± 0. 10$^{\triangle}$
吡格列酮组	19. 89 ± 1. 43$^{\triangle}$	31. 49 ± 2. 41$^{\triangle}$	27. 86 ± 3. 29$^{\triangle}$	- 6. 43 ± 0. 11$^{\triangle}$
ZQ 低剂量组	20. 15 ± 1. 97$^{\triangle}$	30. 88 ± 2. 56$^{\triangle}$	27. 57 ± 2. 72$^{\triangle}$	- 6. 42 ± 0. 10$^{\triangle}$
ZQ 高剂量组	20. 09 ± 1. 84$^{\triangle}$	31. 17 ± 2. 24$^{\triangle}$	27. 79 ± 2. 89$^{\triangle}$	- 6. 43 ± 0. 10$^{\triangle}$

注：△示与正常对照组比较，$P < 0.05$。

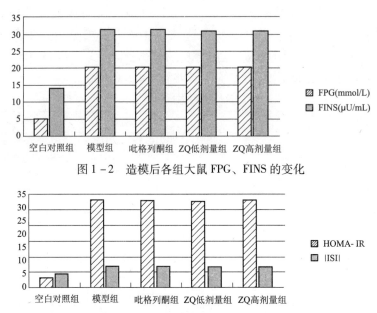

图1-2 造模后各组大鼠 FPG、FINS 的变化

图1-3 造模后各组大鼠 HOMA-IR、ISI 的变化

4. 小结

通过本实验结果可见，经过高糖高脂饲料喂养联合小剂量 STZ 腹腔注射的方法，建立的大鼠模型具有血糖升高，胰岛素水平升高，HOMA-IR 升高，具有 2 型糖尿病胰岛素抵抗的特点，且与空白对照组比较，差异具有统计学意义（$P < 0.05$）。此法可建立符合临床 2 型糖尿病的大鼠模型，且操作简便，可重复性强，经济实用，是研究 2 型糖尿病胰岛素抵抗的理想动物模型。

实验二 栀芪降糖饮对 T2DM IR 大鼠糖脂代谢、血清脂肪细胞因子及胰腺组织的影响

一、实验材料

1. 实验动物

选用健康雄性 SD 大鼠 50 只，8 周龄，体重（200 ± 10）g，SPF 级，由天津中医药大学动物实验中心提供。

2. 动物饲料

普通饲料：大鼠颗粒料，由天津山川红动物科技有限公司提供，合格证号 0004113。

高脂饲料：参考文献资料配制，组成为 10% 猪油，20% 糖，1.5% 胆固醇，8% 蛋黄，0.1% 胆酸钠，60.4% 普通饲料，由北京诺康源生物科技有限公司提供，合格证号 0022101。

3. 主要药物及试剂

（1）链脲佐菌素（Streptozoein，STZ），购自美国 Sigma 公司。

（2）柠檬酸：购自北京博爱港商贸中心，批号 20120622。

（3）柠檬酸钠：购自北京博爱港商贸中心，批号 20120622。

（4）盐酸吡格列酮片（艾可拓）：由天津武田药业有限公司提供，规格 15mg×7 片，批号 J20090316。

（5）栀芪降糖饮浓缩剂（药物组成：黄芪、栀子、黄连、金银花、香附、蚕砂、苍术、桑白皮、葛根、金樱子、淫羊藿、莪术、生大黄）：由天津中医药第二附属医院制备，实验时用蒸馏水配制成所需浓度的溶液。

（6）碘［^{125}I］胰岛素放射免疫分析试剂盒：购自天津九鼎医学生物工程有限公司。

（7）血清总胆固醇（TC）测试盒、甘油三酯（TG）测试盒、高密度脂蛋白胆固醇（HDLC）测试盒、低密度脂蛋白胆固醇（LDLC）测试盒：购自南京建成生物工程研究所，批号分别为 F001-2，F002-2，F003-2，F004-2。

（8）血清脂联素、抵抗素、TNF-α、FFA 酶联免疫（ELISA）试剂盒：购自天津华生源生物科技有限公司。

4. 实验仪器

（1）强生稳豪倍优型（OneTouch）血糖仪，美国强生有限公司。

（2）电子天平，上海天平仪器厂。

（3）超越系列分析天平，梅特勒-托利多国际股份有限公司。

（4）MDF-382E 超低温保存箱，日本 SANYO 公司。

（5）D-37520 冷冻离心机，德国 KENDRO 公司。

（6）ZD-85 恒温振荡器，常州国华电器有限公司。

（7）Infinite 200 多功能酶标仪，帝肯（上海）贸易有限公司。

（8）CUT5062 石蜡切片机，德国 SLEE 公司。

（9）奥林巴斯（OLYMPUS）光学显微镜，日本 OLYMPUS Tokyo 公司。

二、实验方法

1. 胰岛素抵抗大鼠模型建立

选用雄性 SD 大鼠 50 只，体重 190～210g，适宜性喂养 1 周后，按体重随机（随机数表法）分为空白对照组 10 只、模型组 10 只、吡格列酮组 10 只、栀芪降糖饮高剂量 10 只、栀芪降糖饮低剂量 10 只。其中空白对照组喂养普通饲料，其余各组大鼠喂以高糖高脂饲料，连续 4 周。4 周后禁食、水 12h，一次性左下腹注射 2% STZ 溶液 30mg/kg，以诱导糖尿病，正常对照组给予等量柠檬酸－柠檬酸钠缓冲溶液注射。注射 72h 后，目内眦取血检测空腹血糖、空腹胰岛素水平，计算胰岛素抵抗指数。之后按 2g/kg 剂量灌服 20% D－葡萄糖溶液，断尾取血测 0min、30min、60min、120min 血糖，凡灌胃 0min 和 120min 血糖分别≥16.8mmol/L 和（或）≥11.1mmol/L 的大鼠为造模成功。

2. 分组用药及处理

实验设立空白对照组、模型组、吡格列酮组、栀芪降糖饮高剂量组、栀芪降糖饮低剂量组，各组给药如下：

（1）正常对照组：0.9% 生理盐水灌胃。

（2）模型组：0.9% 生理盐水灌胃。

（3）吡格列酮组：以 10mg/（kg·d）剂量盐酸吡格列酮溶液灌胃。

（4）栀芪降糖饮低剂量组：以 1.8g/（kg·d）栀芪降糖饮药液灌胃。

（5）栀芪降糖饮高剂量组：以 5.4g/（kg·d）栀芪降糖饮药液灌胃。

给药剂量依据《药理实验方法学》中人与大鼠体重剂量换算公式确定。

空白对照组仍给予普通饲料喂养，其他各组继续给予高糖高脂饲料喂养。饲养条件：室温控制在 20℃～24℃，湿度 50%～70%，昼夜明暗交替时间 12/12h，自由摄食、饮水，每日定时灌药 1 次，给药体积：1mL/kg，连续给药观察 4 周。

3. 动物取材：给药 4 周后，禁食禁水 12h，内眦静脉取血，除留少许血液测定血糖外，分离血清用于血清胰岛素、血清 TNF－α、脂联素、抵抗素、FFA 等指标测定。实验结束立即处死大鼠，迅速分离胰腺，采用 1% 福尔马林固定，脱水，石蜡包埋切片，HE 染色，光学显微镜下观察。

4. 观察指标及检测方法

（1）血糖浓度测定：氧化酶法，OneTouch 血糖仪测定。

（2）血清胰岛素浓度测定：应用放射免疫分析法，利用均相竞争抑制原理，采用平衡竞争法对血清样品进行直接测定。标准或样品中的 Ins 和标记抗原共同与限量的特异性抗体进行竞争性免疫反应。当样品中 Ins 浓度较高时，与抗体结合的标记抗原就少，反之，亦然。用免疫分离剂分离出抗原－抗体复合物，并测定结合物中的放射性。因标记抗原的结合量与样品中 Ins 呈一定的函数关系。因此，通过数学处理就能计算出样品中的 Ins 浓度。

（3）血脂检测：血脂四项指标包括总胆固醇（TC）、甘油三酯（TG）、高密度脂蛋白（HDL－C）、低密度脂蛋白（LDL－C），其中 TC、TG 采用酶法，HDL－C、LDL－C 采用选择性沉淀法。均按相关试剂盒操作说明书操作，用 Infinite 200 多功能酶标仪测定吸光度，通过数学处理计算样品中血脂的浓度。

（4）血清 TNF－α 测定：应用双抗体夹心法测定标本中大鼠 TNF－α 水平。用纯化的大鼠 TNF－α 抗体包被微孔板，制成固相抗体，往包被单抗的微孔中依次加入 TNF－α，再与 HRP 标记的 TNF－α 抗体结合，形成抗体－抗原－酶标抗体复合物，经过彻底洗涤后加底物 TMB 显色。TMB 在 HRP 酶的催化下转化成蓝色，并在酸的作用下转化成最终的黄色。颜色的深浅和样品中的 TNF－α 呈正相关。用酶标仪在 450nm 波长下测定吸光度（OD 值），通过标准曲线计算样品中大鼠 TNF－α 浓度。

具体操作步骤：

①准备：从冰箱取出试剂盒，室温复温平衡 30min。

②配液：将 20 倍浓缩洗涤液用蒸馏水 20 倍稀释后备用。

③加标准品和待测样本：分别设置标准品孔、待测样本孔和空白对照孔，记录各孔位置，在标准品孔中加入标准品 50μL；待测样本孔中先加入待测样本 10μL，再加样本稀释液 40μL（即样本稀释 5 倍）；空白对照孔不加样品及酶标试剂。

④温育：用封板膜封板后置于 37℃温育 30min。

⑤洗板：小心揭掉封板膜，弃去液体，吸水纸上拍干，每孔加满洗涤液，静置 1min，甩去洗涤液，吸水纸上拍干，如此重复洗板 3 次。

⑥加酶标工作液：每孔加入酶标工作液 50μL，空白对照孔不加。

⑦温育：用封板膜封板后置于 37℃温育 30min。

⑧洗板：揭掉封板膜，弃去液体，吸水纸上拍干，每孔加满洗涤液，静置 1min，甩去洗涤液，吸水纸上拍干，如此重复洗板 3 次。（也可用洗板机按说明书操作洗板）

⑨显色：每孔先加入显色剂 A 液 50μL，再加入显色剂 B 液 50μL，轻轻震荡混匀，37℃避光显色 15min。

⑩终止：取出酶标板，每孔加终止液 50μL，终止反应（此时颜色由蓝色立转黄色）。

⑪测定：以空白孔调零，在终止后 15min 内，用 450nm 波长测量各孔的吸光值（OD 值）。

⑫计算：根据标准品的浓度及对应的 OD 值，计算出标准曲线的直线回归方程式，再根据样本的 OD 值，在回归方程上计算出对应的样品浓度，最终浓度为实际测定浓度乘以稀释倍数。

（5）血清脂联素、FFA 测定采用 ELISA 法，操作步骤同上。

（6）血清抵抗素测定采用 EIA 法，严格按照试剂盒说明书操作。

具体操作步骤如下：

①将试剂盒内的试剂放置于冰盒上；打开微孔板密封袋前先将其平衡至室温。

②按照试剂盒说明，配制检测稀释液、Anti – Resistin Antibody 工作液、生物素化的 RES 多肽工作液、标准蛋白溶液、生物素化的 RES 多肽的 10 倍稀释液、HRP 标记的链霉亲和素工作液、洗涤液。

③加 100μL Anti – Resistin Antibody 工作液至每个微孔中，室温震荡孵育 1.5h。

④弃去溶液，用洗涤液的工作液洗孔 4 次（每次 200～300μL），每次清洗后将残留的洗涤液抽去或者甩干，倒置放在干净的吸水纸巾上拍几下。

⑤加 100μL 标准溶液；100μL 阳性对照；100μL 样品至相应的微孔中，留两个空白孔（只加 100μL 检测稀释液）。室温震荡孵育 2.5h。

⑥弃去溶液，用洗涤液的工作液洗孔 4 次（同第④步）。

⑦每个微孔加入 100μL HRP 标记的链霉亲和素工作液，盖上盖子室温孵育 45min。

⑧弃去溶液，用洗涤液的工作液洗孔 4 次（同第④步）。

⑨每个微孔加入 100μL TMB 底物溶液，盖上盖子后，用铝箔包裹避光，室温震荡孵育 30min。

⑩每个微孔加入 50μL 终止液，尽快用酶标仪在 450nm 波长依序检测各孔的光密度值（OD）。

⑪数据计算：计算出标准品（含重复）、样品、阳性对照的吸光率（扣除空白的 OD 值）。用四参数 logistic 回归分析的软件，x 轴设置为标准品浓度，y 轴设定为吸光率的比率，通过各标准浓度的点绘制出标准曲线。吸光率的比率 ＝（B － 空白 OD）／（B_0 － 空白 OD）其中 B 为样品或者标准品的 OD 值，B_0 为不含蛋白标准品的标准管的 OD 值。

（7）大鼠胰腺形态学观察（HE 染色）

①将标本立即置于 10% 福尔马林固定液中固定 24h。

②标本梯度酒精脱水。胰腺组织放入乙醇中脱水，每次取出标本后，应

将液体控干后再放入下一瓶液体中；组织置于 80% 乙醇 10min；95% 乙醇 3 次，每次 10min；无水乙醇 3 次，每次 15min；二甲苯 2 次，每次 10min。

③石蜡包埋、切片。石蜡包埋：56℃～58℃浸蜡 2 次，分别为 20min 和 60min；切片：切片厚度 5μm，置烤箱中，65℃烤片 2～3h。

④苏木精－伊红（HE）染色。

基本原理：HE 染色是一种复合染色法，苏木精经配制后属于碱性染料，可使组织中的酸性物质如胞核内的染色质、细胞质内的核蛋白体、软骨内的基质和黏液等染成蓝色或紫色，这些物质对碱性染料亲合力强称为嗜碱性。而伊红是酸性染料，可使组织中的碱性物质如细胞质的普通蛋白质、核仁和胶原纤维等染成粉红色，这些物质对酸性染料亲和力强称为嗜酸性。

具体步骤：苏木精染色，清水冲洗，1% 盐酸酒精分化，自来水中洗涤，1% 氨水中浸泡，蒸馏水冲洗，1% 伊红复染。

④中性树胶封片，并于光学显微镜下观察、拍照。

5. 统计学处理

各组数据以均数 ± 标准差（s），计量资料组间治疗前后比较采用 t 检验，组间比较采用单因素方差分析，显著性水平以 $P < 0.05$ 或 $P < 0.01$ 为标准，数据统计采用 SPSS13.0 软件。

三、实验结果

1. 栀芪降糖饮对 T2DM 大鼠空腹血糖（FPG）、血胰岛素（FINS）的影响

造模并给药 4 周后，与正常对照组相比，模型组大鼠 FPG 显著升高，差异有显著性（$P < 0.01$）；而与模型组相比，栀芪降糖饮高、低剂量组、吡格列酮组 FPG 明显降低，差异显著（$P < 0.05$）；栀芪降糖饮低剂量组与吡格列酮组相比 FPG 差异有统计学意义（$P < 0.05$），而高剂量组与吡格列酮组相比，FPG 没有显著性差异（$P > 0.05$）。这表明栀芪降糖饮高、低剂量组、吡格列酮组均能有效降低空腹血糖，其中高剂量组与吡格列酮组降糖效果相当。

与正常对照组相比，模型组大鼠 FINS 显著升高，差异具有统计学意义（$P < 0.05$）；而与模型组相比，栀芪降糖饮高、低剂量组、吡格列酮组 FINS 明显降低，差异具有统计学意义（$P < 0.05$）；栀芪降糖饮低剂量组与吡格列酮组相比 FINS 差异具有显著性（$P < 0.05$），而高剂量组与吡格列酮组相比 FINS 没有显著性差异（$P > 0.05$）。表明栀芪降糖饮高、低剂量组、吡格列酮组均能有效降低大鼠空腹血胰岛素，其中高剂量组与吡格列酮组降低胰岛素效果相当，如表1-3、图1-4所示。

表1-3　栀芪降糖饮对 T2DM 大鼠 FPG、FINS 的影响

组别	FPG（mmol/L）	FINS（μU/mL）
空白对照组	4.97±0.65	13.63±1.01
模型组	20.41±1.45△	31.08±1.58△
吡格列酮组	5.55±1.12▲	15.21±0.90▲
ZQ 低剂量组	6.90±.074▲*	16.83±1.22▲*
ZQ 高剂量组	5.88±1.10▲	15.30±1.64▲

注：△示与正常对照组比较，$P<0.05$；▲示与模型组比较，$P<0.05$；*示与吡格列酮组比较，$P<0.05$。

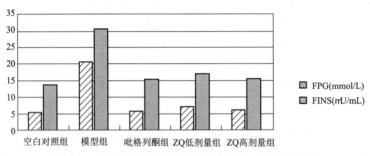

图1-4　栀芪降糖饮对 T2DM 大鼠 FPG、FINS 的影响

2. 栀芪降糖饮对各组大鼠胰岛素敏感指数（ISI）、胰岛素抵抗指数（HOMA-IR）的影响

与正常对照组相比，模型组大鼠 ISI 显著降低，差异有统计学意义（$P<0.01$）；表明 T2DM 大鼠表现明显的外周组织胰岛素敏感性降低。而与模型组相比，栀芪降糖饮高、低剂量组、吡格列酮组 ISI 明显升高，差异具有统计学意义（$P<0.05$）；低剂量组与吡格列酮组相比，ISI 差异显著（$P<0.05$），而高剂量组与吡格列酮组相比，ISI 无显著差异（$P>0.05$）。

与正常对照组相比，模型组大鼠 HOMA-IR 显著升高，差异有统计学意义（$P<0.01$）；而与模型组相比，栀芪降糖饮高、低剂量组、吡格列酮组 HOMA-IR 明显降低，差异具有统计学意义（$P<0.05$）；低剂量组与吡格列酮组相比，HOMA-IR 差异显著（$P<0.05$），而高剂量组与吡格列酮组相比，HOMA-IR 无显著差异（$P>0.05$）。

实验表明栀芪降糖饮高、低剂量组、吡格列酮组均能有效改善 2 型糖尿病大鼠胰岛素抵抗，且栀芪降糖饮高剂量组与吡格列酮组改善胰岛素抵抗的疗效相当，如表1-4、图1-5所示。

表1-4　栀芪降糖饮对各组大鼠 ISI、HOMA-IR 的影响

组别	HOMA-IR	ISI
空白对照组	3.00 ± 0.37	-4.20 ± 0.11
模型组	$28.19 \pm 2.38^{\triangle}$	$-6.45 \pm 0.08^{\triangle}$
吡格列酮组	$3.76 \pm 0.87^{\blacktriangle}$	$-4.41 \pm 0.21^{\blacktriangle}$
ZQ 低剂量组	$5.09 \pm 0.75^{\blacktriangle *}$	$-4.73 \pm 0.15^{\blacktriangle *}$
ZQ 高剂量组	$3.94 \pm 0.46^{\blacktriangle}$	$-4.47 \pm 0.21^{\blacktriangle}$

注：△示与正常对照组比较，$P < 0.05$；▲示与模型组比较，$P < 0.05$；＊示与吡格列酮组比较，$P < 0.05$。

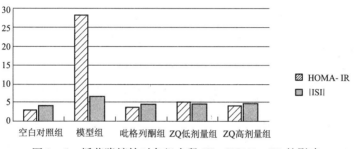

图1-5　栀芪降糖饮对各组大鼠 ISI、HOMA-IR 的影响

3. 栀芪降糖饮对各组大鼠血脂代谢的影响

与正常对照组相比，模型组大鼠血清甘油三酯（TG）、总胆固醇（TC）、低密度脂蛋白（LDL）均明显升高，而起保护作用的高密度脂蛋白（HDL）显著降低，差异有统计学意义（$P < 0.01$）；与模型组相比，栀芪降糖饮高、低剂量组、吡格列酮组 TG、TC、LDL 均显著降低，而 HDL 升高，差异有统计学意义（$P < 0.05$）；栀芪降糖饮低剂量组与吡格列酮组相比，血脂差异显著（$P < 0.05$），而高剂量组与吡格列酮组相比，血脂无显著差异（$P > 0.05$）。这表明栀芪降糖饮高剂量组对于大鼠血脂代谢改善与吡格列酮组相当，如表1-5、图1-6所示。

表1-5　栀芪降糖饮对各组大鼠血脂代谢的影响　　　　　　　（mmol/L）

组别	TC	TG	LDL-C	HDL-C
空白对照组	1.57 ± 0.64	1.58 ± 0.55	2.23 ± 0.12	1.71 ± 0.09
模型组	$2.94 \pm 0.10^{\triangle}$	$5.98 \pm 0.67^{\triangle}$	$3.68 \pm 0.11^{\triangle}$	$0.92 \pm 0.10^{\triangle}$
吡格列酮组	$2.19 \pm 0.08^{\blacktriangle}$	$2.63 \pm 0.59^{\blacktriangle}$	$2.57 \pm 0.07^{\blacktriangle}$	$1.56 \pm 0.11^{\blacktriangle}$
ZQ 低剂量组	$2.37 \pm 0.11^{\blacktriangle *}$	$3.35 \pm 0.61^{\blacktriangle *}$	$2.84 \pm 0.12^{\blacktriangle *}$	$1.34 \pm 0.09^{\blacktriangle *}$
ZQ 高剂量组	$2.23 \pm 0.08^{\blacktriangle}$	$2.41 \pm 0.58^{\blacktriangle}$	$2.61 \pm 0.09^{\blacktriangle}$	$1.55 \pm 0.12^{\blacktriangle}$

注：△示与正常对照组比较，$P < 0.05$；▲示与模型组比较，$P < 0.05$；＊示与吡格列酮组比较，$P < 0.05$。

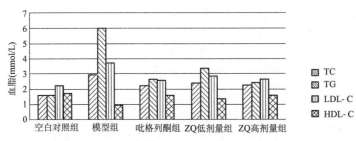

图1-6　栀芪降糖饮对各组大鼠血脂代谢的影响

4. 栀芪降糖饮对各组大鼠血清脂联素、TNF－α、抵抗素、FFA 的影响

与正常对照组相比，模型组大鼠 TNF－α、抵抗素、FFA 水平明显升高，脂联素明显降低，差异具有统计学意义（$P < 0.01$）；而与模型组相比，栀芪降糖饮高、低剂量组、吡格列酮组 TNF－α、抵抗素、FFA 水平显著降低，脂联素水平升高，差异具有统计学意义（$P < 0.05$）。栀芪降糖饮低剂量组与吡格列酮组相比，脂联素、TNF－α、抵抗素、FFA 差异显著（$P < 0.05$），而高剂量组与吡格列酮组相比，无显著差异（$P > 0.05$）。这表明模型组大鼠经过栀芪降糖饮或吡格列酮治疗后，均能改善脂肪细胞因子代谢紊乱状态，且栀芪降糖饮高剂量组效果与吡格列酮组效果相当，如表1-6、图1-7、图1-8所示。

表1-6　栀芪降糖饮对各组大鼠血清脂联素、TNF－α、抵抗素、FFA 的影响

组别	脂联素（ng/mL）	TNF－α（ng/mL）	抵抗素（ng/mL）	FFA（μmol/L）
空白对照组	8.57 ± 0.29	1.58 ± 0.55	2.24 ± 0.34	425.12 ± 19.08
模型组	3.93 ± 0.41 △	5.98 ± 0.67 △	4.67 ± 3.35 △	684.63 ± 26.26 △
吡格列酮组	7.14 ± 0.34 ▲	2.63 ± 0.59 ▲	2.55 ± 3.46 ▲	461.63 ± 21.13 ▲
ZQ 低剂量组	5.67 ± 0.39 ▲*	3.55 ± 0.61 ▲*	2.89 ± 3.52 ▲*	524.34 ± 23.16 ▲*
ZQ 高剂量组	7.03 ± 0.31 ▲	2.41 ± 0.58 ▲	2.63 ± 3.42 ▲	462.54 ± 21.15 ▲

注：△示与正常对照组比较，$P < 0.05$；▲示与模型组比较，$P < 0.05$；＊示与吡格列酮组比较，$P < 0.05$。

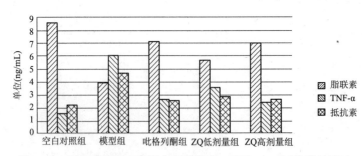

图1-7　栀芪降糖饮对各组大鼠脂联素、TNF－α、抵抗素的影响

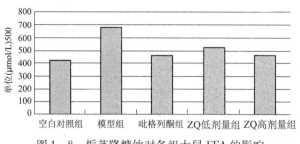

图 1-8 栀芪降糖饮对各组大鼠 FFA 的影响

5. 栀芪降糖饮对大鼠胰腺细胞形态学影响

HE 染色，光镜下（10×40 倍）观察，可见：细胞质染为粉红色，细胞核染为蓝色。正常对照组大鼠胰岛呈圆形或椭圆形团索状，边界清晰，胰岛内 β 细胞分布均匀，排列紧密，胞浆丰富，如图 1-9 所示。模型组大鼠胰岛数量明显减少，体积变小，形状不规则，边界模糊，胰岛内 β 细胞排列稀疏，细胞明显减少，细胞肿胀、坏死，并可见空泡变性，如图 1-10 所示。与糖尿病模型组相比，栀芪降糖饮高剂量组的胰岛相对完整，胰岛边界较清晰，β 细胞数目增加，细胞形态较好，细胞排列基本规则，无明显的肿胀及坏死，如图 1-11 所示。栀芪降糖饮低剂量组胰岛稍萎缩，边界尚清晰，细胞排列欠整齐，β 细胞数目较模型组增加，细胞形态尚可，可见少量细胞肿胀，如图 1-12 所示。吡格列酮组胰岛相对完整，胰岛边界欠规则，β 细胞数目增加，细胞形态较好，细胞排列基本规则，无明显的肿胀及坏死，如图 1-13 所示。其中高剂量组形态学改变与吡格列酮组接近。

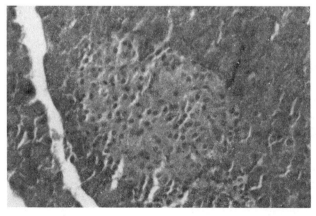

图 1-9 空白组（HE 染色 10×40 倍）

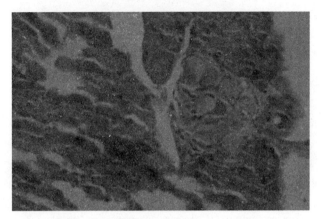

图 1 – 10 模型组（HE 染色 10 × 40 倍）

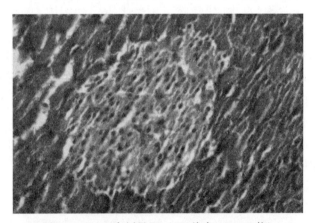

图 1 – 11 ZQ 高剂量组（HE 染色 10 × 40 倍）

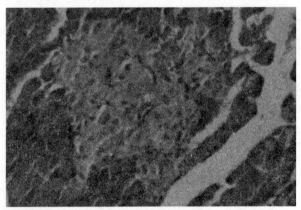

图 1 – 12 ZQ 低剂量组（HE 染色 10 × 40 倍）

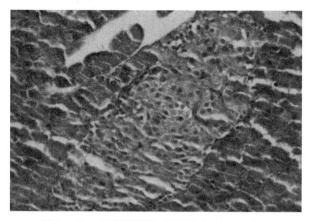

图 1 - 13　吡格列酮组（HE 染色 10 × 40 倍）

四、小结

本实验结果显示：采用高糖高脂饲料喂养联合小剂量链脲佐菌素诱导的大鼠，存在严重胰岛素抵抗，脂代谢紊乱及血清脂联素降低、TNF - α、抵抗素、FFA 升高，经栀芪降糖饮治疗后，胰岛素抵抗得到改善，血脂也有一定程度的恢复，血清脂联素升高，TNF - α、抵抗素、FFA 等均显著下降，表明栀芪降糖饮改善 2 型糖尿病胰岛素抵抗、增加胰岛素敏感性的机制可能与其调节脂代谢紊乱，改善脂肪细胞因子代谢水平有关。通过观察各组大鼠胰腺形态学改变，发现栀芪降糖饮能够一定程度上修复胰岛细胞，从而提高胰岛素的水平。

结论

本实验通过观察中药栀芪降糖饮对高糖高脂饲料联合小剂量链脲佐菌素腹腔注射诱导的 2 型糖尿病胰岛素抵抗大鼠模型的影响，对其改善 2 型糖尿病胰岛素抵抗的作用机制进行探讨。

1. 栀芪降糖饮可显著降低 2 型糖尿病胰岛素抵抗大鼠的高血糖及血清胰岛素水平，改善胰岛素抵抗、增加胰岛素的敏感性，增加组织对胰岛素诱导的葡萄糖利用，改善糖代谢异常。

2. 栀芪降糖饮可降低 2 型糖尿病大鼠血清 TC、TG、LDL - C 水平，升高血清 HDL - C 水平，改善 2 型糖尿病胰岛素抵抗伴有的血脂代谢异常。

3. 栀芪降糖饮可显著降低 2 型糖尿病大鼠血清中 TNF - α、抵抗素、FFA 水平，提高血清脂联素水平，从脂肪细胞因子角度改善胰岛素抵抗，提高机体对胰岛素的敏感性。

4. 栀芪降糖饮能够在一定程度上增加胰岛 β 细胞数目，修复受损的胰岛

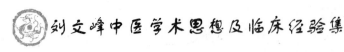

β 细胞，从而提高胰岛素的水平，延缓糖尿病胰岛病变的发生发展。

（刘珈）

糖利平胶囊改善 2 型糖尿病胰岛素抵抗大鼠机制实验

目的：本课题通过实验研究，研究糖利平胶囊对高脂饲料喂养联合小剂量链脲佐菌素腹腔注射诱导的 2 型糖尿病胰岛素抵抗大鼠模型糖脂代谢、脂肪细胞因子及胰腺病理的影响。

方法：采用链脲佐菌素结合高糖高脂饮食诱导 2 型糖尿病胰岛素抵抗大鼠模型，以糖利平高、低剂量干预，以噻唑烷二酮类药物（吡格列酮）作平行对照，从空腹血糖（FBG）、血脂（TC、TG、HDL－C、LDL－C）、血清胰岛素（FINS）、胰岛素抵抗指数（HOMA－IR）、胰岛素敏感指数（ISI），评价其对 2 型糖尿病胰岛素抵抗血糖、血脂以及胰岛素水平的影响；与此同时检测血清肿瘤坏死因子－α（TNF－α）以及游离脂肪酸（FFA）、抵抗素、脂联素水平，评价其调节脂肪细胞因子改善 2 型糖尿病胰岛素抵抗（IR）的作用。从而确定糖利平胶囊改善胰岛素抵抗，增加胰岛素敏感性的作用机理。

结果：糖利平高、低剂量组空腹血糖水平下降，血脂、空腹胰岛素水平及胰岛素抵抗与模型组比较有显著差异，具有明显调节脂肪细胞因子如降低抵抗素、游离脂肪酸、TNF－α水平，升高脂联素水平的作用，对胰腺组织有很好的保护作用，并且可以对胰岛 β 细胞有明显的修复作用，实验期间未发现糖利平有任何不良反应。

结论：糖利平胶囊可降低 2 型糖尿病胰岛素抵抗大鼠空腹及餐后 2h 血糖，降低空腹胰岛素水平，降低血脂，通过调节脂肪细胞因子来改善胰岛素抵抗，对胰岛 β 细胞有明显的修复作用，且用药安全，值得进一步研究。

实验一　高脂饲料喂养联合小剂量链脲佐菌素诱导糖尿病大鼠模型

一、材料与方法
1. 材料
（1）实验动物
选用健康雄性 SD 大鼠 50 只，8 周龄，体重（200±10）g，SPF 级，由天津中医药大学动物实验中心提供，合格证号：0004201。动物一般状态良好，皮毛光泽，进食与活动正常。

（2）动物饲料

普通饲料：大鼠颗粒料，由天津山川红动物科技有限公司提供，合格证号0004113。

高脂饲料：参考文献资料配制，组成为10%猪油，20%糖，1.5%胆固醇，8%蛋黄，0.1%胆酸钠，60.4%基础，由北京诺康源生物科技有限公司提供，合格证号0022101。

（3）主要药物及试剂

①链脲佐菌素（Streptozoein，STZ），购自美国Sigma公司。

②柠檬酸：批号20120623，由北京博爱港商贸中心提供。

③柠檬酸钠：批号20120623，由北京博爱港商贸中心提供。

④碘［^{125}I］胰岛素放射免疫分析试剂盒：由天津九鼎医学生物工程有限公司提供，批准文号为国药准字S10950186。

⑤盐酸吡格列酮片（艾可拓）：由天津武田药品有限公司提供，规格15mg×7片，批号J20090316。

（4）实验仪器

①强生稳豪倍优型（OneTouch）血糖仪，美国强生有限公司。

②ARCHITECT－C16000全自动生化分析仪，美国雅培有限公司。

③超越系列分析天平，梅特勒－托利多国际股份有限公司。

④D－37520冷冻离心机，德国KENDRO公司。

⑤MDF－382E超低温保存箱，日本SANYO公司。

⑥电子天平，上海天平仪器厂。

⑦Infinite 200多功能酶标仪，帝肯（上海）贸易有限公司。

⑧ZD－85恒温振荡器，常州国华电器有限公司。

2. 实验方法

（1）糖尿病大鼠模型的建立

雄性SD大鼠50只，体重为190～210g，适应性喂养1周后，按体重随机（电脑随机号码法）分为空白组10只、模型组10只、吡格列酮组10只、糖利平低剂量组10只、糖利平高剂量组10只，其中除空白组予以普通饲料喂养外，其余各组均给予高脂饲料喂养，连续8周，8周后，禁食、水，除空白组外，其余各组均给予一次性腹腔注射2%链脲佐菌素（STZ）溶液25mg/

kg。注射72h后目内眦取血检测空腹血糖、空腹胰岛素水平，并计算胰岛素敏感指数及抵抗指数。

注：STZ 溶液配制方法：称取一定量的链脲佐菌素，用 0.1mol/L 柠檬酸－柠檬酸钠缓冲液配制成 2% 的浓度。（0.1mol/L 柠檬酸－柠檬酸钠缓冲液配制方法：称取 1.05g 柠檬酸，溶于 50mL 蒸馏水中后溶解，配制成 0.1mol/L 柠檬酸溶液 A。称取 1.47g 柠檬酸钠，溶于 50mL 蒸馏水中溶解，配制成 0.1mol/L 柠檬酸钠溶液 B。取 36.9mL A 液加 23.1mL B 液混合，配成 60mL 缓冲液）将 STZ 溶液用 pH 计调节 pH 值至 4.20，在高温高压条件下灭菌 15min 后，在 4℃冷藏备用。

（2）血液样本的制备

喂养 8 周后，腹腔注射 2% STZ 溶液 72h 后于目内眦静脉丛取血，以真空采血管储存血液。静置一段时间之后，待血清与血浆分离，4℃，3000r/min 离心 10min 分离血清、血浆，并将血清样品分装于 1.5mL 冻存管中，－70℃冻存备用，以检测血糖、血胰岛素指标（胰岛素检测标本冰冻保存放置 35 天内检测；溶血样品影响测定）并计算胰岛素敏感指数；进行统计学分析。

（3）观察指标及检测方法

①动物生长情况观察：实验期间观察动物精神、活动、毛色、进食、饮水及尿量变化，并记录体重变化。

②血糖浓度（FPG）：采用葡萄糖干化学法。

③血胰岛素浓度（FINS）测定：应用放射免疫分析方法进行测定。

④胰岛素敏感指数（ISI）测定：采用李光伟教授法，是以空腹血糖（FBG）与空腹胰岛素（FINS）乘积倒数的自然对数来表示，ISI = ln（1/FPG×FINS）。

⑤胰岛素抵抗指数（HOMA－IR）：采用稳态模式评估法的胰岛素抵抗指数（HOMA－IR）公式计算，即 HOMA－IR = FPG（mmol/L）×FINS（μU/mL）/22.5。

（4）统计方法

各组数据以（$\bar{x} \pm s$）表示，采用 SPSS11 统计软件，组间比较应用单因素方差分析。

二、实验结果

1. 一般情况

空白组大鼠精神状态良好，活动自如，反应灵敏，进食水量正常，皮毛有光泽，体重稳定增加。造模组及各治疗组在高糖高脂饲料喂养 8 周期间，体重增长较正常空白组快，但出现嗜睡少动，大便较空白组多、粪质较软的表现。腹腔注射2% STZ溶液后，出现进食量减少，进水量明显增加，尿量亦明显增加，大便细软，身体进行性消瘦，精神萎靡，反应迟钝，皮毛失去光泽，并出现脱毛增多的情况。

2. 各组大鼠造模期间体重变化情况

各组大鼠体重比较结果如表2-1、图2-1所示，各组大鼠造模前的体重无统计学差异（$P > 0.05$）。造模后的第9周末，模型组、中药各组、吡格列酮组大鼠的体重明显高于对照组，有统计学意义（$P < 0.05$），提示高脂饲料喂养可以使大鼠体重明显增加。

表2-1 各组大鼠造模期间的体重变化

组别	N	1周末（g）	9周末（g）
空白组	10	220.93 ± 7.31	410.25 ± 10.15
模型组	10	221.24 ± 6.15	471.44 ± 12.08△
吡格列酮组	10	220.81 ± 7.01	472.41 ± 15.21△
糖利平低剂量组	10	221.15 ± 5.91	470.92 ± 13.02△
糖利平高剂量组	10	221.08 ± 6.02	472.52 ± 15.41△

注：△，与空白组比较，$P < 0.05$。

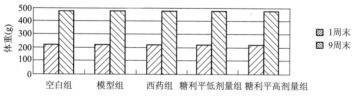

图2-1 各组大鼠造模期间的体重变化

3. 造模后各组空腹血糖、血胰岛素及胰岛素敏感性的变化

造模后，模型组及各治疗组空腹血糖均有明显升高，与空白对照组比较具有统计学差异，$P < 0.05$；胰岛素抵抗指数明显升高，与空白对照组相比有统计学差异，$P < 0.05$；胰岛素敏感指数与空白对照组相比有统计学差异，$P < 0.05$，如表2-2所示。综上所述，各造模组的胰岛素敏感指数和胰岛素抵抗与空白组比较，有统计学差异，$P < 0.05$。这说明造模组具有明显的胰岛素抵抗，如表2-2、图2-2、图2-3、图2-4、图2-5所示。

表2-2 造模后各组空腹血糖、血胰岛素、胰岛素抵抗指数与胰岛素敏感指数的比较

组别	空腹血糖（mmol/L）	空腹 INS（μU/mL）	HOMA-IR	ISI
空白组	5.12±0.32	13.28±2.58	2.87±0.15	-4.16±1.56
模型组	16.51±1.21△	31.53±2.35△	24.71±2.18△	-6.47±0.12△
吡格列酮组	16.42±1.57△	30.92±2.62△	24.62±2.24△	-6.16±0.14△
糖利平低剂量组	15.98±2.01△	31.24±2.31△	25.39±2.15△	-6.24±0.13△
糖利平高剂量组	16.36±1.79△	30.97±2.58△	24.81±2.17△	-6.31±0.12△

注：△，与空白组相比，$P<0.05$。

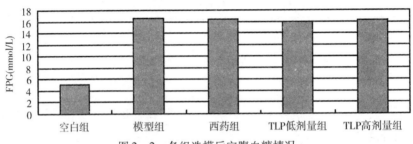

图2-2 各组造模后空腹血糖情况

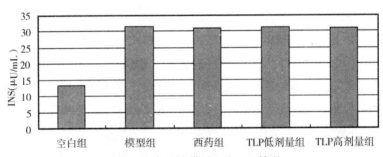

图2-3 各组造模后空腹 INS 情况

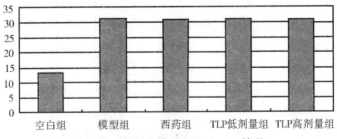

图2-4 各组造模后 HOMA-IR 情况

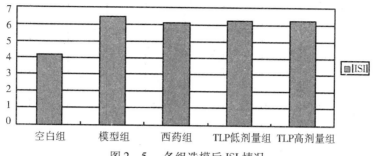

图 2 - 5　各组造模后 ISI 情况

4. 讨论

通过本实验结果可见，经过高糖高脂饲料喂养联合小剂量链脲佐菌素腹腔注射的方法，建立的大鼠模型具有血糖、胰岛素水平升高，胰岛素抵抗指数升高，具有胰岛素抵抗的特点，与空白对照组比较，有统计学意义（$P < 0.05$）。本实验成功地建立了类似于 2 型糖尿病胰岛素抵抗的模型。

实验二　糖利平胶囊对 2 型糖尿病胰岛素抵抗大鼠糖脂代谢及脂肪细胞因子的影响

一、实验材料

1. 实验动物及饲料

同实验一。

2. 主要药物及试剂

（1）链脲佐菌素（Streptozoein，STZ），购自美国 Sigma 公司。

（2）柠檬酸：批号 20120623，由北京博爱港商贸中心提供。

（3）柠檬酸钠：批号 20120623，由北京博爱港商贸中心提供。

（4）碘［^{125}I］胰岛素放射免疫分析试剂盒：由天津九鼎医学生物工程有限公司提供，批准文号国药准字 S10950186。

（5）盐酸吡格列酮片（艾可拓）：由天津武田药品有限公司提供，规格 15mg×7 片，批号 J20090316。

（6）血清总胆固醇（TC）测试盒、甘油三酯（TG）测试盒、高密度脂蛋白胆固醇（HDLC）测试盒、低密度脂蛋白胆固醇（LDLC）测试盒：购自南京建成生物工程研究所，批号分别为 F001 - 2，F002 - 2，F003 - 2，F004 - 2。

（7）血清脂联素、抵抗素、TNF - α、FFA 酶联免疫（ELISA）试剂盒：购自天津华生源生物科技有限公司。

3. 实验仪器

（1）强生稳豪倍优型（OneTouch）血糖仪，美国强生有限公司。

（2）ARCHITECT‐C16000 全自动生化分析仪，美国雅培有限公司。

（3）超越系列分析天平，梅特勒‐托利多国际股份有限公司。

（4）D‐37520 冷冻离心机，德国 KENDRO 公司。

（5）MDF‐382E 超低温保存箱，日本 SANYO 公司。

（6）电子天平，上海天平仪器厂。

（7）Infinite 200 多功能酶标仪，帝肯（上海）贸易有限公司。

（8）ZD‐85 恒温振荡器，常州国华电器有限公司。

二、实验方法

1. 2 型糖尿病胰岛素抵抗大鼠模型的建立

同实验一。

2. 分组及处理

分组同实验一。

第 10 周开始，糖利平低剂量组给予糖利平 0.138g/（kg·d）灌胃，糖利平高剂量组给予糖利平 0.414g/（kg·d）灌胃，吡格列酮组给予吡格列酮 10mg/（kg·d），空白组与模型组给予等量蒸馏水灌胃。空白组仍给予普通饲料喂养，其余各组继续给予高脂饲料喂养，连续给药 6 周。

3. 观察指标及检测方法

分别于药物干预前与干预后，禁食、水 12h 测定空腹血糖、血胰岛素、血脂（总胆固醇、甘油三酯、低密度脂蛋白、高密度脂蛋白）以及游离脂肪酸，脂联素，抵抗素，TNF‐α 等指标。

（1）空腹血糖（FBG）测定：采用葡萄糖干化学法。

（2）血胰岛素浓度（FINS）测定：各组大鼠经目内眦取血，不抗凝，室温静置一段时间后，3000r/min 离心 15min，取血清 0.2mL，采用放射免疫法测定。

（3）血清总胆固醇、甘油三酯、低密度脂蛋白、高密度脂蛋白测定：采用全自动生化分析仪测定。

（4）血清 TNF‐α 测定：采用双抗体夹心 ELISA 法。抗大鼠 TNF‐α 单抗包被于酶标板上，标本和标准品中的 TNF‐α 会与单抗结合，将游离的成分洗去。加入生物素化的抗大鼠 TNF‐α 抗体和经过氧化物酶标记的亲和素。生物素与亲和素特异性结合；抗大鼠 TNF‐α 抗体与结合在单抗上的大鼠 TNF‐α 结合而形成免疫复合物，游离的成分被洗去。加入显色底物，若反应孔中有 TNF－α，辣根过氧化物酶会使无色的显色剂现蓝色，加终止液则变黄。在 450nm 处测 OD 值，TNF－α 浓度与 OD 值之间呈正比，可通过绘制标准曲线求出标本中 TNF－α 的浓度。

操作步骤：

①标准品的稀释：提前 20min 从冰箱中取出 TNF－α 试剂盒，以平衡至室温，按照说明书要求配置标准液、生物素化抗体工作液、酶结合物工作液、洗涤液。

②空白孔加标准品及标本通用稀释液，其余相应孔中加标本或不同浓度标准品（100 微升/孔），用封板胶纸封住反应孔，36℃孵箱孵育 90min。

③提前 20min 准备生物素化抗体工作液。

④洗板 5 次。

⑤空白孔加生物素化抗体稀释液，其余孔加入生物素化抗体工作液（100 微升/孔）。用新封板胶纸封住反应孔，36℃孵箱孵育 60min。

⑥提前 20min 准备酶结合物工作液。避光室温 22℃~25℃放置。

⑦洗板 5 次。

⑧空白孔加酶结合物稀释液，其余孔加入酶结合物工作液（100 微升/孔）。用新封板胶纸封住反应孔，36℃孵箱，避光孵育 30min。

⑨打开酶标仪电源，预热仪器，设置好检测程序。

⑩洗板 5 次。

⑪加入显色底物（TMB）100 微升/孔，36℃孵箱，避光孵育 15min。

⑫加入终止液 100 微升/孔，混匀后即刻在 450nm 处测量 OD 值（3min 内）。

⑬计算：每个标准品和标本的 OD 值应减去空白孔的 OD 值。手工绘制标准曲线。以标准品浓度作横坐标，OD 值作纵坐标，以平滑线连接各标准品的坐标点。通过标本的 OD 值可在标准曲线上查出其浓度。计算浓度时应乘以稀释倍数即为样品的浓度数。

（5）血清脂联素测定：采用 ELISA 法，步骤同上。

（6）血清 FFA 测定：采用 ELISA 法，步骤同上。

（7）血清抵抗素测定：采用血清 EIA 法测定，按说明书来配制工作液、洗涤液等。

具体操作步骤如下：

①加 100μL Anti－Resistin Antibody 工作液至每个微孔中，在摇床上室温震荡孵育 1.5h，摇床设置为 1~2 次循环/秒（或 4℃孵育过夜）。

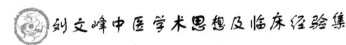

②弃去溶液，用洗涤液的工作液洗孔4次（每次 200～300μL），清洗操作可以用多通道移液器或者自动洗板机，完全移除上一步留下的液体是保证理想检测结果的必要条件。最后一次清洗完成后，将残留的洗涤液抽去或者甩干，倒置放在干净的吸水纸巾上拍几下。

③加100μL 标准溶液；100μL 阳性对照；100μL 样品至相应的微孔中，留两个空白孔（只加100μL 检测稀释液）。在摇床上室温震荡孵育2.5h，摇床设置为1～2次循环/秒（或4℃孵育过夜）。

④弃去溶液，用洗涤液的工作液洗孔4次（同第②步）。

⑤每个微孔加入100μL HRP 标记的链霉亲和素工作液，盖上盖子室温孵育45min。

⑥弃去溶液，用洗涤液的工作液洗孔4次（同第②步）。

⑦每个微孔加入100μL TMB 底物溶液，盖上盖子后，用铝箔包裹避光，在摇床上室温震荡孵育30min，摇床设置为1～2次循环/秒。

⑧每个微孔加入50μL 终止液，尽快用酶标仪在450nm 波长依序检测各孔的光密度值（OD）。

数据计算：

计算出标准品（含重复）、样品、阳性对照的吸光率（扣除空白的 OD 值）。用 Sigmaplot 软件绘制标准曲线（或其他能进行四参数 logistic 回归分析的软件），x 轴设置为标准品浓度，y 轴设定为吸光率的比率（见下面得计算公式），通过各标准浓度的点绘制出标准曲线。

吸光率的比率 = （B - 空白 OD）／（B_0 - 空白 OD）

B：样品或者标准品的 OD 值

B_0：不含蛋白标准品的标准管（0 pg/mL RES，10 ng/mL 生物素化的 RES）的 OD 值。

4. 统计学处理

各组数据以（$\bar{x} \pm s$）表示，采用 SPSS13.5 统计软件，计量资料组间治疗前后比较应用配对 t 检验，组间比较应用单因素方差分析。

三、实验结果

1. 糖利平胶囊对2型糖尿病大鼠空腹血糖（FPG）的影响

给药6周后，模型组大鼠 FPG 明显升高，与正常对照组相比有显著性差异（$P < 0.01$）。

糖利平高、低剂量组、西药组 FPG 明显降低，与模型组相比有统计学差异（$P < 0.05$）。

糖利平高剂量组 FPG 与西药组相比差异没有统计学意义（$P > 0.05$），而低剂量组与西药组相比 FPG 差异具有统计学意义（$P < 0.05$）。

结果表明，糖利平高、低剂量组与吡格列酮组均能有效降低空腹血糖，而且糖利平胶囊高剂量组与吡格列酮组的降糖效果相当。

2. 糖利平胶囊对 2 型糖尿病大鼠空腹胰岛素（FINS）的影响

模型组大鼠 FINS 明显升高，与正常对照组相比有显著性差异（$P < 0.01$）。

糖利平高、低剂量组、西药组 FINS 明显降低，与模型组相比有统计学差异（$P < 0.05$）。

糖利平高剂量组 FINS 与西药组相比差异没有统计学意义（$P > 0.05$），而低剂量组与西药组相比 FINS 差异具有统计学意义（$P < 0.05$）。

结果表明，糖利平高、低剂量组与吡格列酮组均能有效降低空腹 FINS，而且糖利平胶囊高剂量组与吡格列酮组的降低空腹 FINS 效果相当。

3. 糖利平胶囊对 2 型糖尿病大鼠胰岛素抵抗指数（HOMA – IR）、胰岛素敏感指数（ISI）的影响

与正常对照组相比，模型组 HOMA – IR 明显升高，差异具有统计学意义（$P < 0.05$）；与模型组相比，糖利平高、低剂量组与西药组 HOMA – IR 明显降低，差异具有统计学意义（$P < 0.05$）。

与西药组相比，糖利平高剂量组 HOMA – IR 差异无统计学意义（$P > 0.05$）；低剂量组与之相比 HOMA – IR 差异有统计学意义（$P < 0.05$）。

与正常对照组相比，模型组 ISI 明显降低，差异具有统计学意义（$P < 0.05$）。

与模型组相比，糖利平高、低剂量组与西药组 ISI 明显升高，差异具有统计学意义（$P < 0.05$）。

与西药组相比，糖利平高剂量组 ISI 差异无统计学意义（$P > 0.05$）；低剂量组与之相比 ISI 差异有统计学意义（$P < 0.05$）。

结果表明造模后的糖尿病大鼠具有明显的胰岛素抵抗，而糖利平显著改善了糖尿病大鼠的胰岛素抵抗，且糖利平高剂量组与西药组相比，改善胰岛素抵抗的效果相当，如表 2 - 3、图 2 - 6、图 2 - 7、图 2 - 8、图 2 - 9 所示。

表2-3　糖利平对大鼠血糖、胰岛素、HOMA-IR、ISI 的影响

组别	FPG（mmol/L）	FINS（μU/mL）	HOMA-IR	ISI
空白组	4.65±0.43	14.01±1.23	2.87±0.44	-4.17±0.13
模型组	21.16±5.42△	31.53±2.35△	29.77±8.26△	-6.48±0.26△
西药组	5.20±0.58△	15.17±0.98△	4.51±1.83△	-4.36±0.12△
TLP 低剂量组	8.10±2.06△	25.55±2.23△	9.18±2.49△	-5.30±0.26△
高剂量组	4.98±0.50△	14.72±1.55△	4.49±1.43△	-4.29±0.09△

注：△，正常对照组相比，$P < 0.05$。

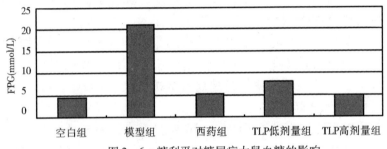

图2-6　糖利平对糖尿病大鼠血糖的影响

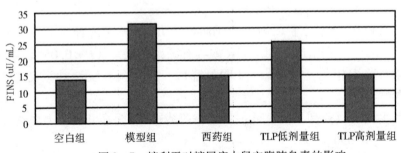

图2-7　糖利平对糖尿病大鼠空腹胰岛素的影响

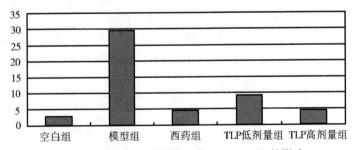

图2-8　糖利平对糖尿病大鼠 HOMA-IR 的影响

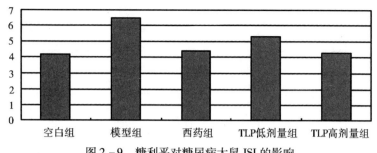

图 2-9 糖利平对糖尿病大鼠 ISI 的影响

4. 糖利平胶囊对 2 型糖尿病大鼠血脂的影响

模型组 TC、TG、LDL－C 含量明显升高、HDL－C 含量明显降低，与空白对照组比较差异显著（$P < 0.01$）；糖利平高、低剂量组与西药组大鼠 TC、TG、LDL－C 含量明显减少，HDL－C 含量明显升高，与模型对照组比较差异显著（$P < 0.01$）；与西药组相比，糖利平高剂量组 TC、TG、LDL－C、HDL－C，差异无统计学意义（$P > 0.05$）；低剂量组与西药组相比差异有统计学意义（$P < 0.05$）。

结果表明，模型组大鼠 TC、TG、LDL－C 含量明显升高，HDL－C 明显降低，存在明显的脂代谢紊乱状态；而糖利平及西药组经治疗显著降低了糖尿病大鼠模型的 TC、TG、LDL－C，升高了 HDL－C，有效地改善了大鼠模型的脂代谢紊乱状态，且高剂量组与西药组改善脂代谢紊乱的疗效相当，如表 2-4、图 2-10、图 2-11、图 2-12、图 2-13 所示。

表 2-4 糖利平对糖尿病大鼠血脂的影响 （mmol/L）

组别	TC	TG	LDL－C	HDL－C
空白组	1.89 ± 0.33	1.46 ± 0.30	1.75 ± 0.34	1.65 ± 0.15
模型组	$4.88 \pm 1.58^{\triangle}$	$2.83 \pm 0.19^{\triangle}$	$3.71 \pm 1.12^{\triangle}$	$0.89 \pm 0.20^{\triangle}$
西药组	1.90 ± 0.35	2.02 ± 0.25	1.75 ± 0.29	1.51 ± 0.11
TLP 低剂量组	$2.65 \pm 0.25^{*}$	$2.37 \pm 0.24^{*}$	$2.45 \pm 0.23^{*}$	$1.12 \pm 0.14^{*}$
TLP 高剂量组	$2.04 \pm 0.36^{\triangle\triangle}$	$2.11 \pm 0.41^{\triangle\triangle}$	$1.86 \pm 0.32^{\triangle\triangle}$	$1.59 \pm 0.08^{\triangle\triangle}$

注：△，与空白组相比，$P < 0.01$；△△，与西药组相比，$P > 0.05$；＊，与西药组相比，$P < 0.05$。

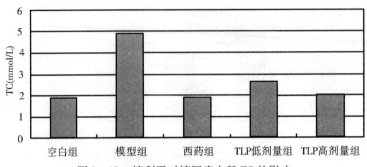

图 2-10　糖利平对糖尿病大鼠 TC 的影响

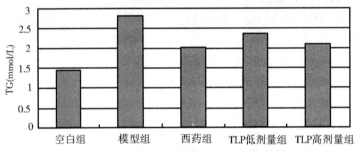

图 2-11　糖利平对糖尿病大鼠 TG 的影响

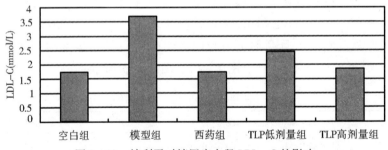

图 2-12　糖利平对糖尿病大鼠 LDL-C 的影响

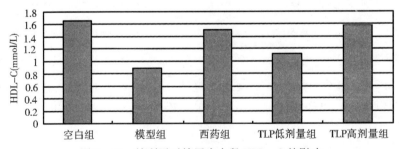

图 2-13　糖利平对糖尿病大鼠 HDL-C 的影响

5. 糖利平胶囊对 2 型糖尿病大鼠脂肪细胞因子（FFA、抵抗素、脂联素、TNF－α）的影响

与正常对照组相比，模型组 FFA、抵抗素、TNF－α 明显升高，脂联素明显降低，具有统计学差异（$P < 0.05$）。

与模型组相比，糖利平高、低剂量组及西药组 FFA、抵抗素、TNF－α 明显降低，脂联素明显升高，具有统计学差异（$P < 0.05$）。

与西药组相比，糖利平高剂量组 FFA、抵抗素、TNF－α、脂联素差异无统计学意义（$P > 0.05$）；低剂量组 FFA、抵抗素、TNF－α、脂联素差异具有统计学意义（$P < 0.05$）。

结果表明，模型组大鼠 FFA、抵抗素、TNF－α 明显升高，脂联素明显降低，经过糖利平及西药治疗后，均能改善脂肪细胞因子 FFA、抵抗素、TNF－α、脂联素的代谢紊乱状态，且糖利平高剂量组治疗效果与西药效果相当，如表 2－5、图 2－14、图 2－15、图 2－16、图 2－17 所示。

表 2－5　糖利平胶囊对 2 型糖尿病大鼠脂肪细胞因子（FFA、抵抗素、脂联素、TNF－α）的影响

组别	FFA（μmol/L）	抵抗素（μg/L）	脂联素（μg/L）	TNF－α（ng/L）
空白组	604. 21 ± 72. 56	13. 29 ± 3. 49	126. 06 ± 6. 88	15. 43 ± 3. 14
模型组	925. 24 ± 80. 24△	20. 91 ± 4. 92△	58. 47 ± 4. 74△	38. 95 ± 5. 29△
西药组	735. 86 ± 90. 24	15. 62 ± 3. 91	114. 11 ± 21. 52	20. 19 ± 3. 98
TLP 低剂量组	834. 75 ± 79. 24△△	18. 11 ± 3. 01△△	89. 43 ± 35. 34△△	27. 81 ± 4. 09△△
TLP 高剂量组	762. 97 ± 90. 21*	15. 89 ± 4. 08*	111. 94 ± 18. 19*	21. 32 ± 5. 33*

注：△，与空白组相比，$P < 0.05$；△△，与模型组相比，$P < 0.05$；*，与西药组相对，$P > 0.05$。

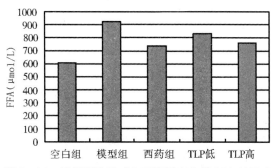

图 2－14　糖利平胶囊对 2 型糖尿病大鼠 FFA 的影响

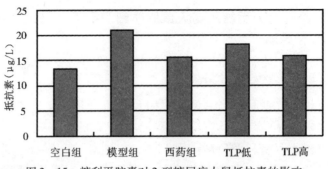

图 2 - 15　糖利平胶囊对 2 型糖尿病大鼠抵抗素的影响

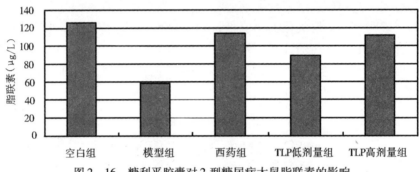

图 2 - 16　糖利平胶囊对 2 型糖尿病大鼠脂联素的影响

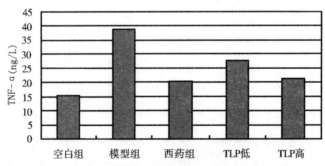

图 2 - 17　糖利平胶囊对 2 型糖尿病大鼠 TNF - α 的影响

四、小结

胰岛素抵抗（IR）原因众多，从胰岛素（INS）作用的靶器官方面可分为肝脏和外周组织的抵抗；从 INS 作用的环节上可分为受体前、受体水平和受体后抵抗。也就是说，从 INS 合成、细胞表面胰岛素受体（INSR）表达到 INS 最终生理效应实现的一系列过程中均可发生异常。IR 的主要环节及相互联系的脂肪组织不仅是能量储存器官，而且还是影响全身代谢的内分泌器官，具有重要的内分泌功能，对能量代谢平衡起着一定的作用。它除了分泌游离脂肪酸以外，还可通过自分泌、内分泌和旁分泌的方式产生并释放多种脂肪细胞因子，例如：网膜素、脂联素、肿瘤坏死因子、瘦素、抵抗素、白介素－6（IL－6）等。这些脂肪细胞因子通过各种途径影响胰岛素的生物学效应，参与 IR 及其相关疾病如代谢综合征（MS）、2 型糖尿病（T2DM）的发生、发展，在肥胖与胰岛素抵抗的发病机制中起着重要作用。它所产生的肿瘤坏死因子（TNF－α）、脂联素、抵抗素等与胰岛素抵抗的发生密切相关。有研究显示，脂联素增加机体对胰岛素的敏感性，加强骨骼肌细胞摄取脂肪酸，氧化供能促进葡萄糖的利用，促进糖异生，抑制肝糖原的合成。通过以上机制增加胰岛素敏感性，缓解胰岛素抵抗。近年的研究发现，血清脂联素水平降低可能预示甚至引起 2 型糖尿病发生。抵抗素是种主要由白色脂肪分泌的富含半胱氨酸的多肽类激素，其是脂肪细胞分化过程中表达的一种与肥胖和糖尿病有相关性的激素。Steppan 等发现，肥胖小鼠的血清中抵抗素水平有所升高，而治疗 DM 的噻唑烷二酮类药物罗格列酮可降低血清抵抗素水平。抵抗素抗体能够改善食物诱导的肥胖小鼠的血糖和胰岛素功能，并且抵抗素能够促进前脂肪细胞分化。由此，研究者认为脂肪组织通过改变抵抗素的表达和分泌从而影响胰岛素敏感性，而抵抗素是肥胖引起的胰岛素抵抗的重要介导者。研究表明大量 TNF－α 作用于胰岛 β 细胞，能够造成 β 细胞的 DNA 损伤，而且 TNF－α 还可通过白介素－1（IL－1）及一氧化氮（NO）途径，抑制胰岛素的作用，促进胰岛 β 细胞损伤，另一方面 TNF－α 作用于脂肪细胞、肝细胞等，使胰岛素受体底物－1 的丝氨酸残基磷酸化，抑制正常胰岛素传导途径，从而间接影响胰岛素敏感性。噻唑烷二酮类药物可改善胰岛素抵抗，使外周组织的胰岛素敏感性增加，降低血浆胰岛素水平，从而改善 IR。

本实验结果显示，采用高糖高脂饲料喂养联合小剂量链脲佐菌素诱导的 2 型糖尿病胰岛素抵抗大鼠抵抗素、游离脂肪酸、TNF－α 水平明显升高，脂联素水平明显降低，与文献相符。而糖利平胶囊具有明显降低抵抗素、游离脂肪酸、TNF－α 水平，升高脂联素水平的作用。由此，我们认为糖利平胶囊通过调节脂肪细胞因子是其改善糖尿病胰岛素抵抗，增加胰岛素敏感性的机制之一。

实验三　糖利平胶囊对 2 型糖尿病大鼠胰腺形态学的影响

一、实验材料

1. 实验动物及材料

同实验一。

2. 实验仪器

（1）ARCHITECT－C16000 全自动生化分析仪，美国雅培有限公司。

（2）超越系列分析天平，梅特勒－托利多国际股份有限公司。

（3）D－37520 冷冻离心机，德国 KENDRO 公司。

（4）MDF－382E 超低温保存箱，日本 SANYO 公司。

（5）电子天平，上海天平仪器厂。

（6）Infinite 200 多功能酶标仪，帝肯（上海）贸易有限公司。

（7）ZD－85 恒温振荡器，常州国华电器有限公司。

（8）奥林巴斯（OLYMPUS）光学显微镜，日本 OLYMPUS Tokyo 公司。

（9）CUT5062 石蜡切片机，德国 SLEE 公司。

二、实验方法

1. 2 型糖尿病大鼠模型的建立及分组处理

同实验一。

2. 观察指标及方法

给药 6 周后，最后一次给药后禁食 12h，各组大鼠取血后，断脊处死，立即取部分胰腺组织，放于福尔马林溶液中固定。

3. 石蜡切片，涂片染色

三、光镜观察（40×10 倍）

空白组大鼠胰腺组织结构：由胰腺腺泡构成的腺小叶和分隔腺小叶的结缔组织所组成。内分泌部胰岛与外分泌部胰腺小叶清晰可辨。胰腺细胞形态正常，分布均匀，着色良好。胰岛体积大，细胞核居中，胞浆均匀，如图 2－18 所示。

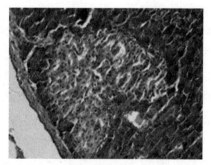
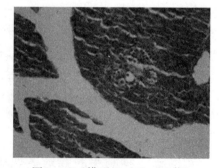

图 2－18　正常组（40×10 倍）　　　　图 2－19　模型组（40×10 倍）

模型组大鼠胰腺组织结构：胰腺细胞排列紊乱，胞浆减少，细胞核着色不清，少数细胞核固缩，胰岛稀少且体积变小，胰腺出现较多空泡，腺泡细胞间有明显的脂肪组织增生，腺泡细胞体积缩小，胞浆减少，可见许多小空泡，核浓缩深染；细胞空泡变性，细胞核偏向一侧，胞浆红染，核结构不清，如图 2 - 19 所示。

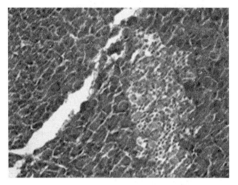
图 2 - 20　西药组（40×10 倍）

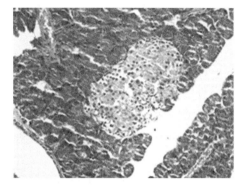
图 2 - 21 糖利平低剂量组（40×10 倍）

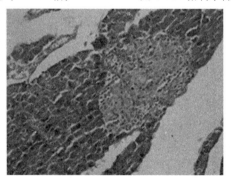
图 2 - 22　糖利平高剂量组（40×10 倍）

治疗组大鼠胰组织结构：形态基本正常，数量少于正常组，内分泌部胰岛与外分泌部胰腺小叶清晰可辨。部分胰腺腺泡周围有少量空泡，胰岛体积大，细胞核居中，胞浆较均匀，如图 2 - 20、2 - 21、2 - 22 所示。

四、小结

高糖高脂饲料喂养联合小剂量链脲佐菌素腹腔注射诱导的 2 型糖尿病胰岛素抵抗大鼠模型组，经高倍镜下观察，显示胰腺 β 细胞被严重破坏，而经过药物干预后，尤其是糖利平高剂量干预后，形态学有了明显改善，表明糖利平胶囊对胰腺组织有很好的保护作用，并且对胰岛 β 细胞有明显的修复作用。

（张立伟）

糖利平胶囊对新诊断 2 型糖尿病的疗效观察

目的：观察糖利平胶囊的临床疗效、用药安全性及单独使用的适用人群。

方法：选择 2013 年 4 月～2013 年 11 月在我院内分泌门诊就诊的 60 例新发的 2 型糖尿病患者，予糖利平胶囊，1 天 3 次，1 次 4 粒，三餐后服用，观察周期为 3 个月。3 个月后依据其血糖达标情况，分为两组：单独使用糖利平胶囊，血糖控制良好，糖化血红蛋白达标者为组 1；血糖控制不佳，糖化血红蛋白不达标，3 个月内联合其他降糖药物或胰岛素治疗者视为脱落为组 2。比较两组患者在入组时年龄、性别、空腹血糖（FPG）、餐后 2h 血糖（P2hBG）、糖化血红蛋白（HbA1c）、胰岛素抵抗指数（HOMA－IR）、体重指数（BMI）、血脂（TC、TG）、中医单项证候积分情况等各项指标的差异性。观察组 1 治疗前后空腹血糖、餐后 2h 血糖、糖化血红蛋白、空腹胰岛素（FINS）、胰岛素抵抗指数、体重指数、血脂、中医单项证候积分等各项指标的改善情况。

结果：两组患者入组时的年龄、空腹及餐后 2h 血糖、糖化血红蛋白、胰岛素抵抗指数、体重指数、血脂等各项指标有显著差异；组 1 用药后空腹及餐后 2h 血糖、糖化血红蛋白、空腹胰岛素、血脂、体重指数、胰岛素抵抗指数与治疗前比较有显著差异，中医单项证候积分情况较治疗前也有显著差异，临床症状改善明显。用药期间偶见个别患者出现轻度胃肠道反应，后在观察期已耐受，未发现糖利平胶囊有其他不良反应。

结论：糖利平胶囊可降低 2 型糖尿病患者空腹及餐后 2h 血糖，降低糖化血红蛋白，降低血脂，改善胰岛素抵抗，改善 2 型糖尿病患者的临床症状，尤其对新发现的、年龄在 43 岁左右、体重指数在 $23.5kg/m^2$ 左右、糖化血红蛋白值在 7.6% 以下的 2 型糖尿病患者，可单独使用，疗效更显著。临床观察中，偶见个别患者出现用药后轻度胃肠道反应，后在观察期已耐受，无其他副作用，用药安全，值得进一步研究。

一、资料与方法

1. 病例来源

本研究观察病例均来源于 2013 年 4 月～2013 年 11 月天津中医药大学第二附属医院内分泌门诊新发的 2 型糖尿病患者，将其中符合入选标准的 60 例患者纳入观察病例。

2. 诊断标准

（1）西医诊断标准

根据美国糖尿病协会（ADA）制订的糖尿病2009临床诊疗指南，糖尿病诊断标准为：

①空腹血糖（FPG）≥7.0mmol/L。"空腹"指至少8h未进食（未摄入热量）。

②有糖尿病症状和随机血糖≥11.1mmol/L。"随机"指一天内任何时间，无论进食与否。糖尿病的典型症状包括多尿、多饮和不可解释的体重减轻。

③口服葡萄糖耐量试验（OGTT）时2h血糖（2hPG）≥11.1mmol/L。试验需要按世界卫生组织（WHO）要求用75g无水葡萄糖溶于水。

注：以上均为静脉血浆血糖水平而非指血检测结果，符合即可明确诊断。

（2）中医诊断标准

根据2002年国家药品监督管理局组织制定的《中药新药临床研究指导原则》和中国中医药出版社第六版《中医内科学》，并结合临床，拟议定消渴病肝郁气滞血瘀型的中医证候标准，具体如下：

主症：口渴多饮，多尿，面色晦暗，消瘦乏力，胸中闷痛；

次症：情绪抑郁或烦躁易怒，肢体麻木或刺痛，夜间疼痛加重；

舌脉：舌暗或有瘀斑，或舌下青筋紫暗怒张，苔薄白或少苔，脉弦或沉涩。

参照以上证候标准建立中医证候积分量表。

3. 试验病例选择

（1）纳入标准

①新发现的符合西医诊断标准的2型糖尿病患者。

②符合中医诊断标准。

③年龄在30～65周岁的受试者。

④经患者本人或亲属知情同意后入选。

⑤7%＜HbA1C＜8.5%。

说明：为了观察糖利平胶囊的降糖疗效，参照中国2型糖尿病防治指南中口服降糖药物降低糖化血红蛋白值（表3-1），所以将入选患者的糖化血红蛋白值界定在以上范围。

表 3 - 1　各种口服降糖药物降低糖化血红蛋白值

	双胍类药物	磺脲类药物	噻唑烷 二酮类药物	α - 糖苷酶 抑制剂	格列奈类 药物
降低值	1% ~2%	1% ~2%	1% ~1.5%	0.5% ~0.8%	1% ~1.5%

（2）排除标准

① 1 型糖尿病病史。

② 近期心脑血管事件。

a）6 个月内有脑血管意外、心肌梗死或心力衰竭病史。

b）严重器质性心脏病。

c）大动脉瘤或夹层动脉瘤。

d）明确的心绞痛、Ⅱ度以上房室传到阻滞、病窦综合征。

③急性感染、创伤、应激状态。

④肝肾功能受损者［AST、ALT 在正常值上限 1.5 倍及以上；Cr 超过正常值者；尿蛋白阳性者、血尿阳性者（非女性月经期）］。

⑤糖尿病急性并发症（如糖尿病酮症酸中毒、高渗性昏迷等）。

⑥甲状腺功能亢进症等内分泌疾病、自身免疫病、肿瘤或任何严重性疾病者。

⑦服用糖皮质激素等对血糖影响较大的药物。

⑧妊娠或准备妊娠的妇女及哺乳期妇女。

⑨患精神类疾病或不合作者。

⑩两周内或正在参加其他临床研究者。

⑪过敏体质者。

（3）剔除标准

①病例入选后，不符合诊断标准、纳入标准而被误纳入者。

②纳入病例未按照观察方案服用药物者。

③观察中自然脱落而无任何可利用数据者。

④由于其他原因无法判断疗效者。

（4）脱落标准

①试验过程中，受试者依从性差，影响有效性和安全性评价者。

②发生严重不良事件、并发症和特殊生理变化，不宜继续接受试验者。

③实验过程中自行退出者。

④联合用药，特别是合用对试验药物影响较大的药物，影响有效性和安

全性判断者。

⑤因其他各种原因未结束退出试验、失访或死亡的病例。

⑥资料不全，影响安全性和有效性判断者。

4. 研究方法

（1）临床设计

将符合纳入标准的 60 例患者纳入观察病例，根据患者用药后的临床达标情况分为两组，设计路线图如图 3 - 1 所示。

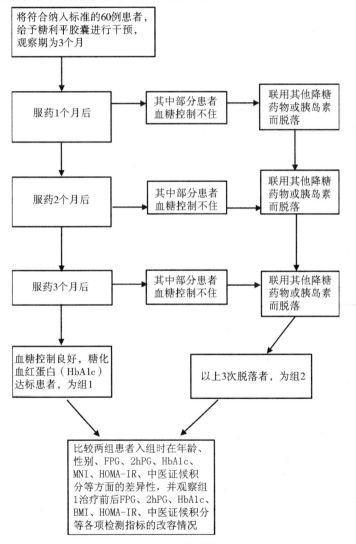

图 3 - 1　设计路线图

（2）治疗方案

对符合纳入标准的 60 例新诊断的 2 型糖尿病患者均进行糖尿病教育，固定每日摄入量及运动量后，予糖利平胶囊作为干预药物。糖利平胶囊由香附、黄连、蚕砂组成［由天津中医药大学第二附属医院提供，批号：津卫药制剂（56）第 4 - 6 - 15 - 4 号］。

服用方法：1 天 3 次，一次 4 粒，饭后服用。

说明：治疗期间，患者不服用任何其他降糖药物或皮下注射胰岛素，若观察期联合使用其他降糖药物或胰岛素，视为脱落。

（3）基础治疗

对符合纳入标准的 60 例患者均进行基础治疗，基础治疗包括合理饮食、运动疗法、心理疗法。

①合理饮食

应教育患者注意饮食要有规律，不偏食、挑食，定时、定量、定餐次。其次饮食结构也要合理，食物种类要多样化，尽量多食蔬菜水果，高纤维食物，蛋白质、脂肪、碳水化合物的摄入量应该适当，盐的每日摄入量尽量减少。

②运动疗法

建议患者在运动形式上应多样化。但运动量应适当，运动要循序渐进、因人而异，这样才能对疾病的改善有所帮助。

③心理疗法

首先必须鼓励患者要做到树立战胜疾病的自信心，要时常保持心情愉悦，尽量避免过度地精神紧张，切忌大喜大悲，保持稳定的情绪，减少刺激和过度兴奋的出现，既不能够忽视本病有一个发生、发展的过程，也不应该面对疾病长期过分担忧而焦虑不安，鼓励患者增强治疗疾病的信心。

除此之外还要对患者进行生活方式的教育，戒掉吸烟喝酒的不良嗜好，而且应该改善睡眠的质量，保持体重在正常范围，超重患者应减肥。

5. 观察指标与方法

（1）疗效性指标

①口服 75g 葡萄糖耐量试验（OGTT）；放射免疫法。

②空腹血糖（FPG）、餐后 2h 血糖（2hPG）；葡萄糖氧化酶法。

③糖化血红蛋白（HbA1c）；离子交换层析法。

④总胆固醇（TC）、甘油三酯（TG）；全自动生化法。

⑤体重指数（BMI）、空腹胰岛素、胰岛素抵抗指数（HOMA - IR）；BMI =

体重（kg）/身高（m）^{2}、HOMA–IR ＝（FINS×FPG）/22.5。

注：FINS 单位为 mU/L，FPG 单位为 mmol/L。

（2）疗效判定标准

参照中国 2 型糖尿病防治指南（2010 年版），把 HbA1c＜7.0%，视为控制达标。

（3）中医证候疗效判定标准（采用尼莫地平法）

根据中医症状积分分级标准对临床症状进行评分，然后根据积分计算其疗效指数。证候疗效指数 n ＝［（治疗前总积分－治疗后总积分）÷治疗前总积分］×100%。

（4）综合疗效评定标准

中医证候疗效判定标准参照《新药（中药）治疗消渴病（糖尿病）的临床研究的技术指导原则》制定疗效评定标准如下：

①显效：症状及体征明显改善，治疗后证候总积分值下降≥70%。

②有效：症状及体征均有好转，治疗后证候总积分值下降 30%~70%。

③无效：症状及体征均无改善，治疗后证候总积分值下降不足 30%。

注：中医症状体征量化分级评分标准表见附录。

（5）安全性指标及评价标准

①安全性指标

a）一般体检项目：体温、呼吸、心率、血压、身高、体重、腰围、发育状况、营养情况等；

b）治疗前后各检查一次血尿便常规、肝肾功能、尿蛋白、血压、心电图、眼底情况；

c）不良反应观察：结合上述检查，观察患者服用本药后有无低血糖、任何不适感觉及有无毒副作用。

②安全性评价标准

1 级：安全，无任何不良反应，安全性指标检查无异常。

2 级：比较安全，轻度不良反应，不需做任何处理，安全性指标检查无异常。

3 级：有安全性问题，有中等程度的不良反应，或安全性指标检查有轻度异常，做处理后可继续给药。

4 级：因严重不良反应中止研究，或安全性指标检查明显异常。

6. 试验流程

本课题试验流程分两阶段：筛选期、观察期。

筛选期（入组存档）：将新诊断的 2 型糖尿病患者并经知情同意后，按照入选/排除标准询问受试者获取资料并填表记录。记录入组时年龄、性别、空腹血糖（FPG）、餐后 2h 血糖（2hPG）、糖化血红蛋白（HbA1c）、血脂（TC、TG）、体重指数、胰岛素抵抗指数等相关检测指标，并进行一般体检（血常规、尿常规、大便常规、尿蛋白、肝肾功能、心电图等）检查，进行宣传教育。同时调查中医证候，进行依从宣教，无符合排除标准和剔除标准者正式入组。

观察期（3 个月）：患者按规定服药，每 1 个月行 FPG、2hPG 检查，调查临床症状有无改善的情况；于 3 个月后检测 FPG、2hPG、OGTT 检查、糖化血红蛋白、血脂四项等各项指标，再行血常规、尿常规、大便常规、尿蛋白、肝肾功能、心电图等检查，记录用药后有无不良反应的情况。

一般体检包括：心率（平躺，安静休息 5~10min）、呼吸频率（平躺，安静休息 5~10min）、血压（坐位，安静休息 5~10min，使用水银柱式血压计测量右上臂血压，测量时间相对固定）、身高 [脱鞋，直立姿势测量，以（cm）计，精确到小数点后一位]、体重 [使用体重计，晨起、空腹、便后，患者穿着短裤、背心、赤足称重。以千克（kg）计，精确到小数点后一位]、腰围（被测者两脚分开 30~40cm，测量者将一根没有弹性、最小刻度为 1cm 的软尺，放在其肚脐处，沿水平方向围绕腹部 1 周，紧贴而不压迫皮肤，在正常呼气末测量腰围的长度，精确至 1mm）等。

OGTT 的检测方法：根据 2010 年中国 2 型糖尿病防治指南规定，晨 7~9 时开始，受试者空腹（8~10h）后口服溶于 300mL 水中的无水葡萄糖粉 75g，糖水在 5min 之内服完。从服糖水第一口开始计时，于服糖前和服糖后 2h 分别在前臂采血测血糖。试验过程中，受试者不喝茶及咖啡，不饮酒，不做剧烈运动，但也无须绝对卧床。血标本应尽早送检。试验前三天内，每日碳水化合物摄入量不少于 150g。试验前停用可能影响 OGTT 的药物，如避孕药、利尿剂或苯妥英钠等 3~7 天。

7. 统计学处理

使用 SPSS16.0 统计软件进行统计分析，计量资料表示为均数 ± 标准差的形式，属正态分布者采用 t 检验，非正态分布者采用秩和检验，多次测量的数据采用重复测量的方差分析，计数资料采用卡方检验，并结合图表表达。

二、观察与结果

1. 干预前资料统计

组 1 和组 2 两组患者例数分别为 40 例、20 例（其中有 2 例患者用药后出现胃肠道反应不能耐受而脱落，归为组 2）。比较这两组患者在入组时年龄、性别、FPG、2hPG、糖化血红蛋白（HbA1c）、HOMA – IR、体重指数（BMI）、中医证候积分情况等各项指标，其中两组患者年龄、FPG、2hPG、糖化血红蛋白（HbA1c）、HOMA – IR、体重指数（BMI）各项指标均有统计学差异，统计结果如表 3 – 2、表 3 – 3、表 3 – 4、表 3 – 5、表 3 – 6 所示。

表 3 – 2　两组患者入组时性别比较

组别	例数（n）	男（n）	女（n）	χ^2	P 值
组 1	40	25	15	0.337	
组 2	20	15	5		

注：两组患者性别无显著性差异，$P > 0.05$，无统计学意义。

表 3 – 3　两组患者入组时年龄比较

组别	例数	最小年龄	最大年龄	平均年龄（$\pm s$）	P 值
组 1	40	31	55	43.18 ± 6.85	0.03
组 2	20	47	65	57.70 ± 5.54	

注：两组患者入组时年龄有显著性差异，$P < 0.05$。

表 3 – 4　两组患者入组时 FPG、2hPG、HbA1c、HOMA – IR 的比较（$\pm s$）

组别	组 1	组 2
FPG（mmol/L）	7.58 ± 0.25	8.52 ± 0.59
2hPG（mmol/L）	11.47 ± 0.90	13.71 ± 0.48
HbA1c（%）	7.6 ± 0.29	8.14 ± 0.18
HOMA – IR	4.67 ± 0.25	5.52 ± 0.40

注：两组患者入组时 FPG、2hPG、HbA1c、HOMA – IR 有显著性差异，$P < 0.05$。

表 3 – 5　两组患者入组时 BMI、TC、TG 的比较（$\pm s$）

组别	组 1	组 2
BMI（kg/m^2）	23.51 ± 0.47	25.27 ± 0.95
TC（mmol/L）	5.39 ± 0.16	6.70 ± 0.10
TG（mmol/L）	1.61 ± 0.09	1.86 ± 0.07

注：两组患者入组时 BMI、TC、TG 有显著性差异，$P < 0.05$。

表 3 - 6 两组患者入组时中医单项证候积分的比较 （ $\pm s$ ）

	组 1 （ $n=30$ ）	组 2 （ $n=20$ ）
口干多饮	4.20 ± 1.74	4.60 ± 1.31
多食易饥	4.03 ± 1.43	4.70 ± 1.49
小便频数	4.20 ± 1.52	4.40 ± 1.26
消瘦	4.50 ± 1.69	4.20 ± 1.54
乏力	4.05 ± 1.78	4.68 ± 1.37
胸胁胀满	4.30 ± 1.45	4.57 ± 1.36
肢体麻木	4.06 ± 1.36	4.20 ± 1.58
五心烦热	4.35 ± 1.43	4.52 ± 1.49
舌象	1.25 ± 0.98	1.40 ± 0.94
脉象	1.39 ± 0.76	1.65 ± 0.34

注：两组患者入组时中医证候积分比较无显著差异， $P > 0.05$ 。

2. 干预后组 1 疗效性指标观察

（1）组 1 治疗前后 FPG、2hPG、HbA1c、TC、TG、FINS、BMI 的比较

组 1 治疗后与治疗前比较有显著性差异（ $P < 0.05$ ），提示糖利平胶囊有较好的降低 FPG、2hPG、HbA1c 的作用，如表 3 - 7、图 3 - 2、图 3 - 3 所示。

表 3 - 7 组 1 治疗前后 FPG、2hPG、HbA1c 的比较 （ $\pm s$ ）

	治疗前	治疗后
FPG （mmol/L）	7.58 ± 0.25	6.37 ± 0.14
2hPG （mmol/L）	11.47 ± 0.90	9.48 ± 0.78
HbA1c （%）	7.60 ± 0.29	6.81 ± 0.23

注：组 1 治疗前后比较， $P < 0.05$ 。

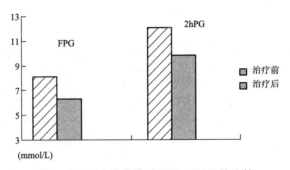

图 3 - 2 组 1 治疗前后 FPG、2hPG 的比较

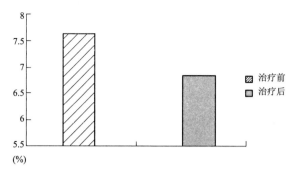

图 3 – 3　组 1 治疗前后 HbA1c 的比较

（2）组 1 治疗前后 FINS 比较

组 1 治疗后与治疗前比较有显著性差异（$P < 0.05$）；提示糖利平胶囊有较好的降低空腹胰岛素水平的作用。如表 3 – 8、图 3 – 4 所示。

表 3 – 8　组 1 治疗前后 FINS 的比较（$\pm s$）

	治疗前	治疗后
FINS（mU/L）	13.29 ± 0.41	12.93 ± 0.38

注：组 1 治疗前后比较，$P < 0.05$。

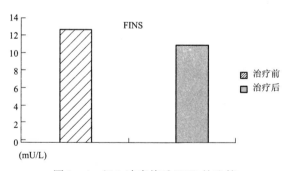

图 3 – 4　组 1 治疗前后 FINS 的比较

（3）组 1 治疗前后 HOMA – IR 比较

组 1 治疗后与治疗前比较有显著性差异（$P < 0.05$）；提示糖利平胶囊有较好的改善胰岛素抵抗的作用。如表 3 – 9、图 3 – 5 所示。

表 3 – 9　组 1 治疗前后 HOMA – IR 的比较（$\pm s$）

	治疗前	治疗后
HOMA – IR	4.67 ± 0.25	3.55 ± 0.21

注：组 1 治疗前后比较，$P < 0.05$。

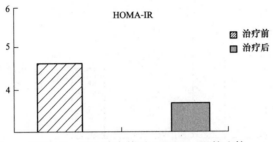

图 3-5 组 1 治疗前后 HOMA-IR 的比较

（4）组 1 治疗前后 BMI、TC 、TG 的比较

组 1 治疗后 BMI、TC、TG 与治疗前比较有显著性差异（$P < 0.05$）；提示糖利平胶囊有一定程度的改善脂代谢的作用。如表 3-10、图 3-6、图 3-7 所示。

表 3-10　组 1 治疗前后 BMI、TC、TG 的比较（$\pm s$）

	治疗前	治疗后
BMI（kg/m²）	23. 51 ± 0. 47	22. 85 ± 0. 57
TC（mmol/L）	5. 39 ± 0. 16	4. 53 ± 0. 34
TG（mmol/L）	1. 61 ± 0. 09	1. 35 ± 0. 07

注：组 1 治疗前后比较，$P < 0.05$。

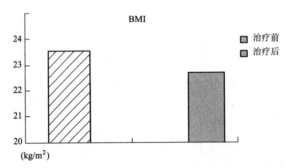

图 3-6　组 1 治疗前后 BMI 的比较

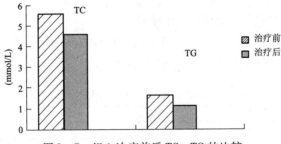

图 3-7　组 1 治疗前后 TC、TG 的比较

（5）组 1 治疗前后中医证候积分改善情况的比较

组 1 治疗后中医证候积分情况与治疗前有明显改善（$P < 0.05$），提示糖利平胶囊有明显改善中医证候的作用。如表 3 - 11 所示。

表 3 - 11　组 1 治疗前后中医证候积分改善情况的比较（$\pm s$）

	治疗前	治疗后
口干多饮	4.20 ± 1.74	2.50 ± 1.35
多食易饥	4.03 ± 1.43	2.55 ± 1.67
小便频数	4.20 ± 1.52	2.05 ± 1.89
消瘦	4.50 ± 1.69	0.53 ± 1.24
乏力	4.05 ± 1.78	2.05 ± 1.81
胸胁胀满	4.30 ± 1.45	0.69 ± 1.29
肢体麻木	4.06 ± 1.36	2.37 ± 1.04
五心烦热	4.35 ± 1.43	2.34 ± 1.83
舌象	1.25 ± 0.98	0.59 ± 0.45
脉象	1.39 ± 0.76	0.60 ± 0.37

注：组 1 治疗前与治疗后比较，$P < 0.05$。

3. 干预后安全性指标观察

（1）干预后两组患者安全性指标对比干预前未发现不良情况。

（2）干预过程中，偶见个别患者出现服药后轻度胃肠道反应，后在观察期已耐受，未发现其他不良反应。

4. 研究结果

通过临床观察证明：糖利平胶囊在治疗 2 型糖尿病、改善中医证候方面取得了较好的临床疗效。本次观察的 60 例新发的 2 型糖尿病患者，组 1 为 40 例患者，组 2 为 20 例患者，经统计学分析，两组患者在年龄、空腹血糖（FPG）、餐后 2h 血糖（P2hBG）、糖化血红蛋白（HbA1c）、胰岛素抵抗指数（HOMA - IR）、体重指数、血脂（TC、TG）各方面有显著性差异，组 1 服用糖利平胶囊后空腹血糖、餐后 2h 血糖、糖化血红蛋白、胰岛素抵抗指数等各方面较治疗前均有显著改善，证明糖利平胶囊尤其对新发的、年龄在 43 岁左右、体重指数在 23.5 kg/m² 左右、糖化血红蛋白在 7.6% 以下的 2 型糖尿病患者，可单独使用，疗效更加显著。

（李冰）

培元保肾汤治疗糖尿病肾病脾肾两虚脉络瘀结证的临床研究

一、资料与方法

1. 研究方案

本研究选取天津中医药大学第二附属医院内分泌科诊断为糖尿病肾病Ⅲ期、Ⅳ期并且符合中医脾肾两虚，脉络瘀结证候病例 60 例，随机分为对照组 30 例，治疗组 30 例。在常规治疗基础上，对照组予以口服洛汀新，治疗组予以口服培元保肾汤治疗。在病例入组时及入组后 4 周、8 周、12 周分别进行相关检查及量表评分，通过两组对比，以评判培元保肾汤治疗糖尿病肾病疗效，寻求良好的临床治疗方案。

2. 技术路线

如图 4 – 1 所示。

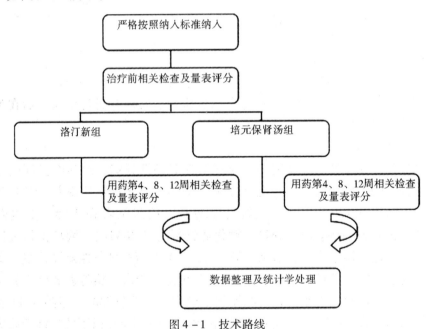

图 4 – 1　技术路线

3. 研究对象

（1）诊断标准

①糖尿病诊断标准

根据《WHO1999 年糖尿病诊断标准》的标准。

a）有糖尿病症状者满足以下标准中一项即可诊断为糖尿病：

随机血糖≥11.1mmol/L（200mg/dL）；

空腹血糖≥7.0mmol/L（126mg/dL）；

75g 葡萄糖负荷后 2h 血糖≥11.1mmol/L（200mg/dL）。

b）无糖尿病症状者，需另日重复测定血糖以明确诊断。

注：糖尿病典型症状包括多饮、多尿和不明原因的体重下降。

随机血糖指不考虑上次用餐时间，一天中任意时间的血糖。

空腹状态指至少8h 没有进食热量。

OGTT 试验是指以 75g 无水葡萄糖为负荷量，溶于水内口服（如为含 1 分子水的葡萄糖则为 82.5g）。

在急性感染、外伤及其他应激情况下血糖升高，可能是暂时的，不能作为糖尿病诊断依据，必须应激消除后复查。

②糖尿病肾病的诊断及分期标准

糖尿病肾病的诊断：凡已确诊为 2 型糖尿病，排除糖尿病酮症酸中毒、泌尿系感染、心力衰竭、高血压、近期使用肾毒性药物史及其他肾脏疾病引起的蛋白尿及肾功能损害者。

糖尿病肾病的分期：采用 1989 年 Mogensen 提出的标准。由于糖尿病肾病Ⅰ、Ⅱ期的临床检查手段有限，Ⅴ期为肾功能衰竭阶段，需要透析治疗，故本研究主要观察Ⅲ期、Ⅳ期的糖尿病肾病病人。Ⅲ期为有持续性微量白蛋白尿，即 1~6 个月内 2 次 24h 尿微量白蛋白排泄率为 20~200μg/min（30~300mg/24h），也称为早期糖尿病肾病。Ⅳ期为常规方法测定尿蛋白持续阳性，24h 尿微量白蛋白排泄率 >200μg/min，尿蛋白定量 >0.5g/24h，又称为临床糖尿病肾病或显性糖尿病肾病。

③中医证候

按照中国中医药学会糖尿病专业委员会制定的分期辨证标准，证属脾肾两虚，脉络瘀结证。

主症：倦怠乏力、腰膝酸软、口唇紫暗、大便稀溏、舌质淡暗、紫暗及瘀点瘀斑、脉涩、沉弦、迟甚或无脉。

次症：面色萎黄、浮肿、夜尿频多、动则气促、善忘、肢体麻木、痛经及月经有黑血块。

符合糖尿病肾病西医诊断标准，并具备以上主症2项或主症1项、次症2项，即可确诊为糖尿病肾病脾肾两虚，脉络瘀结证。

④中医症状分级量化计分标准

主症：

a）倦怠乏力

2分（轻度）：不耐劳力；

4分（中度）：可坚持轻体力劳动；

6分（重度）：勉强支持日常活动。

b）腰膝酸软

2分（轻度）：膝软难以久立；

4分（中度）：持续腰膝酸软，可日常活动；

6分（重度）：腰膝酸软，喜卧。

c）大便稀溏

2分：软便、稍烂，1~2次/日；

4分：烂便、溏便，2~3次/日；

6分：稀便，3次/日。

d）口唇紫暗

2分：口唇暗红；

4分：口唇紫暗；

6分：口唇青紫。

e）舌象

2分：舌暗红、有瘀点；

4分：舌紫暗有瘀点、瘀斑；

6分：舌青紫舌下静脉怒张。

f）脉象

2分：脉涩而稍无力；

4分：脉细涩而无力明显；

6分：脉涩甚或结代、无脉。

次症：

a）面色萎黄

1分：面色黄而少泽；

2分：面色萎黄少泽；

3分：面色枯黄少泽。

b）浮肿

1 分：面目或（和）下肢稍浮肿；

2 分：四肢浮肿；

3 分：全身明显浮肿。

c）善忘

1 分：偶有善忘；

2 分：近事善忘；

3 分：远事善忘。

d）肢体麻木

1 分：偶有麻木，可自行缓解；

2 分：自觉肢体麻木，不能自行缓解；

3 分：肢体麻木明显，甚或活动障碍。

e）动则气促

1 分：步行气促；

2 分：上楼则气促；

3 分：动则气促。

f）夜尿频多

1 分：夜尿少于 2 次；

2 分：夜尿 2~3 次；

3 分：夜尿 4 次以上。

（2）纳入标准

①同时符合《WHO1999 年糖尿病诊断标准》，1989 年 Mogensen 分期为Ⅲ、Ⅳ期，中医辨证为脾肾两虚、脉络瘀结证患者。

②年龄范围在 18~70 岁之间的患者。

③心、肺、肝功能基本正常，既往未患过肾脏病的患者。

（3）排除标准

①有糖尿病急性并发症（包括糖尿病低血糖症、糖尿病高渗性昏迷、酮症酸中毒、急性感染等）。

②妊娠或哺乳期或准备怀孕的妇女。

③合并有严重心、肝、肾等并发症，或合并有其他严重原发性疾病。

④检查不合作者。

⑤年龄 <18 岁或 >70 岁者。

⑥血糖控制不良（空腹血糖≥8mmol/L，餐后 2h 血糖≥10mmol/L）者；血压控制不良（≥140/90mmHg）者。

（4）剔除标准

①病例入选后，发现不符合病例入选标准或符合排除标准者。

②病例入选后未曾按方案用药者。

③病例入选后在服药过程中出现与原证候相反证候。

④病例入选后无任何治疗后访视记录者。

4. 治疗方案

对患者进行糖尿病健康知识教育，合理的运动，配合优质低蛋白饮食，蛋白摄入限制在 $0.6 \sim 0.8g/$（kg·d）；口服降糖药或皮下注射胰岛素控制血糖，空腹血糖 < 8mmol/L，餐后 2h 血糖 < 10 mmol /L；血压控制在 130/80mmHg 以下，积极使用降脂药物。

对照组在基础治疗上加服洛汀新，早餐前 10mg。

治疗组在基础治疗上加服培元保肾汤，采用自动煎药机水煎服，口服 1 剂/日，每次 150mL，早晚各一次。

两组治疗疗程均为 12 周。

5. 疗效判定标准

本研究参照欧洲 AIPRI 研究中采用的疗效评价方法及中国中医药学会糖尿病（消渴病）专业委员会制定的标准评定，分生化指标评定及中医证候疗效评定两部分。

（1）生化指标

临床控制：血糖、糖化血红蛋白、24h 尿微量白蛋白排泄量恢复正常，肾功能正常。

显效：血糖、糖化血红蛋白下降 1/3 或恢复正常，24h 尿微量白蛋白定量较治疗前下降 1/2 以上，仍属异常；肾功能正常。

有效：血糖、糖化血红蛋白有所下降，但不足显效标准，24h 尿微量白蛋白定量较治疗前下降 1/3 以上；肾功能指标正常。

无效：血糖、糖化血红蛋白、24h 尿微量白蛋白均未达到以上标准，肾功能下降。

（2）中医证候疗效评定标准　根据积分法判定中医症状疗效。

疗效指数（n）=（疗前积分－疗后积分）/ 疗前积分 $\times 100 \%$

临床控制：临床症状消失或基本消失，证候总积分较治疗前减少 >95%。

显效：临床症状明显好转，证候总积分较治疗前减少 >70%。

有效：临床症状减轻，证候总积分较治疗前减少 ≥30%。

无效：临床症状无明显好转或加重，证候总积分较治疗前减少 <30%。

6. 安全性标准

1 级：安全，无任何不良反应；

2 级：比较安全，如有不良反应，不需做任何处理可继续给药；

3 级：有安全性问题，有中等程度的不良反应，做处理后可继续给药；

4 级：因不良反应终止试验。

7. 统计学处理

统计学分析采用 SPSS 18.0 软件，其中计数资料使用卡方检验，计量资料使用 t 检验，等级资料应用威尔科克森（Wilcoxon）秩和检验。

二、结果

1. 基线分析

（1）两组受试者一般情况比较，如表 4 – 1 所示。

表 4 – 1　两组受试者一般情况比较

项目		观察组	对照组	统计量	P 值
年龄（岁）		57.67 ± 8.34	56.11 ± 11.23	$T = 0.609$	0.545
性别	男	17	18	$\chi^2 = 0.069$	0.793
	女	13	12		
DM 病程（年）		7.73 ± 4.28	7.70 ± 3.34	$T = 0.034$	0.973

经 t 检验，两组受试者在年龄、身高、体重等方面，差异无统计学意义（$P > 0.05$），具有可比性。经卡方检验，两组受试者性别差异无统计学意义（$P > 0.05$），具有可比性。

（2）两组受试者治疗前生化指标比较，如表 4 – 2 所示。

表 4 – 2　两组受试者治疗前生化指标比较

项目	治疗组	对照组	统计量（T）	P 值
FBG	7.63 ± 0.31	7.53 ± 0.31	1.178	0.244
2hPBG	9.19 ± 0.46	9, 19 ± 0.47	0.008	0.993
HbA1c	7.04 ± 0.29	6.94 ± 0.26	1.402	0.166
24m – Alb	447.08 ± 468.15	405.06 ± 387.99	0.379	0.706
β_2 – MG	0.69 ± 0.43	0.71 ± 0.40	− 0.192	0.849
SCr	86.94 ± 27.03	87.76 ± 26.60	− 0.118	0.906
BUN	8.05 ± 3.05	7.98 ± 2.30	0.109	0.914
TG	1.90 ± 0.61	1.87 ± 0.62	0.197	0.844
TC	5.32 ± 0.98	5.32 ± 0.70	− 0.036	0.971
HDL – C	0.85 ± 0.15	0.83 ± 0.16	0.476	0.636
LDL – C	3.52 ± 0.76	3.29 ± 0.85	1.113	0.270

经 t 检验，两组受试者在治疗前空腹血糖（FPG）、餐后 2h 血糖（2hPBG）、糖化血红蛋白（HbA1c）、24h 尿微量白蛋白（24m - Alb）、β_2 微球蛋白（β_2 - MG）、血肌酐（SCr）、血尿素氮（BUN）、甘油三酯（TG）、胆固醇（TC）、高密度脂蛋白胆固醇（HDL - C）、低密度脂蛋白胆固醇（LDL - C）均无显著差异（$P > 0.05$），具有可比性。

（3）两组受试者治疗前证候情况比较，如表 4 - 3 所示。

表 4 - 3　两组受试者治疗前证候情况比较

项目	Z	P
乏力	- 1.638	0.92
腰酸膝软	- 0.594	0.552
大便溏稀	- 0.360	0.719
口唇紫暗	- 0.353	0.724
舌象	- 1.221	0.222
脉象	- 0.284	0.776
面色萎黄	- 1.121	0.262
浮肿	- 0.468	0.640
善忘	- 0.591	0.555
肢体麻木	0.000	1.000
气促	- 0.229	0.819
夜尿	- 0.613	0.540

经秩和检验，两组受试者治疗前在乏力、腰酸膝软、大便糖稀、口唇紫暗、舌象、脉象、面色、浮肿、善忘、肢体麻木、气促、夜尿等证候上无显著性差异（$P > 0.05$），具有可比性。

（4）两组受试者治疗前证候总积分比较，如表 4 - 4 所示。

表 4 - 4　两组受试者治疗前证候总积分比较

	（$\bar{x} + s$）	T	P
观察组	30.47 ± 5.20	- 0.89	0.38
对照组	31.60 ± 4.61		

经 t 检验，两组受试者治疗前证候总积分无显著性差异（$P > 0.05$），具有可比性。

2. 观察组组内疗效统计

（1）观察组受试者各访视点较前一访视点生化指标比较，如表 4 - 5 所示。

表 4 – 5　观察组受试者各访视点较前一访视点生化指标比较

项目	($\bar{x}+s$)	统计量	P 值
FBG0 周	7.63 ± 0.31		
FBG4 周	7.45 ± 0.30	3.21	0.00
FBG8 周	7.14 ± 0.35	5.26	0.05
FBG12 周	6.86 ± 0.51	4.91	0.00
2hPBG 0 周	9.19 ± 0.46		
2hPBG 4 周	8.91 ± 0.44	9.62	0.00
2hPBG 8 周	8.50 ± 0.41	11.15	0.00
2hPBG 12 周	8.32 ± 0.64	1.69	0.10
HbA1c0 周	7.04 ± 0.29		
HbA1c12 周	6.59 ± 0.52	9.02	0.00
24m – Alb 0 周	447.08 ± 468.15		
24m – Alb 4 周	332.60 ± 305.97	3.26	0.00
24m – Alb 8 周	224.13 ± 221.93	4.89	0.00
24m – Alb 12 周	189.63 ± 226.58	3.57	0.00
β2 – MG 0 周	0.68 ± 0.43		
β2 – MG 4 周	0.56 ± 0.33	4.26	0.00
β2 – MG 8 周	0.43 ± 0.22	5.19	0.06
β2 – MG 12 周	0.29 ± 0.14	5.01	0.00
SCr 0 周	86.94 ± 27.03		
SCr 4 周	82.71 ± 24.19	3.38	0.02
SCr 8 周	76.20 ± 21.89	4.98	0.00
SCr 12 周	70.69 ± 17.61	4.56	0.00
BUN 0 周	8.05 ± 3.05		
BUN 4 周	7.28 ± 2.29	3.89	0.01
BUN 8 周	6.33 ± 1.72	4.90	0.00
BUN 12 周	5.62 ± 1.56	4.55	0.00
TG 0 周	1.90 ± 0.61		
TG 4 周	1.74 ± 0.56	4.11	0.07
TG 8 周	1.48 ± 0.45	5.36	0.09
TG 12 周	1.36 ± 0.53	1.93	0.06

项目	($\bar{x}+s$)	统计量	P 值
TC 0 周	5.31 ± 0.98		
TC 4 周	4.92 ± 0.86	3.66	0.00
TC 8 周	4.48 ± 0.73	4.54	0.00
TC 12 周	4.21 ± 1.06	1.88	0.07
HDL – C 0 周	0.85 ± 0.15		
HDL – C 4 周	0.95 ± 0.15	− 7.82	0.00
HDL – C 8 周	1.08 ± 0.15	− 10.49	0.00
HDL – C 12 周	1.14 ± 0.22	− 2.44	0.10
LDL – C 0 周	3.51 ± 0.76		
LDL – C 4 周	3.26 ± 0.70	2.45	0.02
LDL – C 8 周	2.89 ± 0.74	4.83	0.00
LDL – C 12 周	2.63 ± 0.81	2.51	0.11

经 t 检验，观察组受试者除空腹血糖 8 周访视点较 4 周访视点，餐后 2h 血糖 8 周访视点较 12 周访视点，β_2 微球蛋白 4 周访视点较治疗前访视点，胆固醇、高密度脂蛋白胆固醇、低密度脂蛋白胆固醇 12 周访视点较 8 周访视点，甘油三酯 4、8、12 周访视点较前一访视点无明显改善（$P > 0.05$）外，其余生化指标均有明显改善，具有统计学意义（$P < 0.05$）。

（2）观察组受试者治疗前后生化指标比较，如表 4 – 6 所示。

表 4 – 6　观察组受试者治疗前后生化指标比较

项目	0 周	12 周	统计量 T	P 值
FBG	7.63 ± 0.31	6.86 ± 0.51	7.36	0.00
2hPBG	9.19 ± 0.46	8.32 ± 0.64	7.92	0.00
HbA1c	7.04 ± 0.29	6.59 ± 0.52	9.02	0.00
24m – Alb	447.08 ± 468.15	189.63 ± 226.58	4.54	0.00
β_2 – MG	0.69 ± 0.43	0.29 ± 0.14	− 6.34	0.00
SCr	86.94 ± 27.03	70.69 ± 17.61	5.89	0.00
BUN	8.05 ± 3.05	5.62 ± 1.56	6.14	0.00
TG	1.90 ± 0.61	1.36 ± 0.53	4.93	0.00
TC	5.32 ± 0.98	4.21 ± 1.06	6.45	0.00
HDL – C	0.85 ± 0.15	1.14 ± 0.22	− 9.34	0.00
LDL – C	3.52 ± 0.76	2.63 ± 0.81	6.22	0.00

经 t 检验,观察组受试者诸生化指标治疗后均较治疗前有明显改善,并具有统计学意义($P < 0.05$)。

(3)观察组受试者各探视点证候比较,如表4-7所示。

表4-7 观察组受试者各探视点证候比较

项目	统计量 Z	P 值
乏力0周 – 乏力4周	−4.00	0.00
乏力4周 – 乏力8周	−3.46	0.02
乏力8周 – 乏力12周	−3.16	0.04
腰酸膝软0周 – 腰酸膝软4周	−4.69	0.06
腰酸膝软4周 – 腰酸膝软8周	−3.16	0.05
腰酸膝软8周 – 腰酸膝软12周	−3.32	0.00
大便溏稀0周 – 大便溏稀4周	−4.24	0.00
大便溏稀4周 – 大便溏稀8周	−3.00	0.03
大便溏稀8周 – 大便溏稀12周	−3.36	0.01
口唇紫暗0周 – 口唇紫暗4周	−4.24	0.12
口唇紫暗4周 – 口唇紫暗8周	−3.46	0.00
口唇紫暗8周 – 口唇紫暗12周	−3.46	0.01
舌象0周 – 舌象4周	−3.74	0.00
舌象4周 – 舌象8周	−3.32	0.00
舌象8周 – 舌象12周	−3.16	0.00
脉象0周 – 脉象4周	−4.58	0.00
脉象4周 – 脉象8周	−1.89	0.05
脉象8周 – 脉象12周	−2.67	0.00
面色萎黄0周 – 面色萎黄4周	−2.53	0.01
面色萎黄4周 – 面色萎黄8周	−3.90	0.01
面色萎黄8周 – 面色萎黄12周	−3.50	0.00
浮肿0周 – 浮肿4周	−4.36	0.00
浮肿4周 – 浮肿8周	−3.00	0.00
浮肿8周 – 浮肿12周	−4.36	0.00
善忘0周 – 善忘4周	−4.12	0.00
善忘4周 – 善忘8周	−2.50	0.01

续表

项目	统计量 Z	P 值
善忘 8 周 – 善忘 12 周	– 3.46	0.00
肢体麻木 0 周 – 肢体麻木 4 周	– 3.87	0.00
肢体麻木 4 周 – 肢体麻木 8 周	– 3.87	0.00
肢体麻木 8 周 – 肢体麻木 12 周	– 3.36	0.01
气促 0 周 – 气促 4 周	– 3.74	0.00
气促 4 周 – 气促 8 周	– 4.12	0.00
气促 8 周 – 气促 12 周	– 3.32	0.01
夜尿 0 周 – 气促 4 周	– 3.87	0.00
夜尿 4 周 – 气促 8 周	– 4.00	0.00
夜尿 8 周 – 气促 12 周	– 3.16	0.02

经秩和检验，观察组受试者除腰膝酸软证候 4 周、8 周访视点较前一访视点，口唇紫暗证候 4 周访视点较治疗前，脉象证候 8 周访视点较 4 周访视点无明显改善（$P > 0.05$）外，其余证候均有明显改善，具有统计学意义（$P < 0.05$）。

（4）观察组受试者治疗前后证候比较，如表 4 – 8 所示。

表 4 – 8　观察组受试者治疗前后证候比较

项目	统计量 Z	P 值
乏力 0 周 – 乏力 12 周	– 4.80	0.00
腰酸膝软 0 周 – 腰酸膝软 12 周	– 4.67	0.00
大便溏稀 0 周 – 大便糖稀 12 周	– 4.78	0.00
口唇紫暗 0 周 – 口唇紫暗 12 周	– 4.85	0.00
舌象 0 周 – 舌象 12 周	– 4.91	0.00
脉象 0 周 – 脉象 12 周	– 4.51	0.00
面色萎黄 0 周 – 面色萎黄 12 周	– 4.77	0.00
浮肿 0 周 – 浮肿 12 周	– 4.79	0.00
善忘 0 周 – 善忘 12 周	– 4.66	0.00
肢体麻木 0 周 – 肢体麻木 12 周	– 4.85	0.00
气促 0 周 – 气促 12 周	– 4.95	0.00
夜尿 0 周 – 气促 12 周	– 4.77	0.00

经秩和检验，观察组受试者诸证候治疗后均较治疗前均有显著改善，且

有统计学差异（$P < 0.05$）。

（5）观察组受试者治疗前后证候积分比较，如表4-9所示。

表4-9　观察组受试者治疗前后证候积分比较

	证候积分	T	P
治疗前	30.47 ± 5.20	24.36	0.01
治疗后	6.43 ± 5.76		

经 t 检验，观察组受试者证候积分治疗后较治疗前明显改善，且具有统计学意义（$P < 0.05$）。

3. 对照组组内疗效统计

（1）对照组受试者各访视点较前一访视点生化指标比较，如表4-10所示。

表4-10　对照组受试者各访视点较前一访视点生化指标比较

项目	（$\bar{x} + s$）	统计量	P 值
FBG0 周	7.53 ± 0.31		
FBG4 周	7.40 ± 0.26	2.42	0.02
FBG8 周	7.23 ± 0.07	2.87	0.01
FBG12 周	7.21 ± 0.09	0.13	0.90
2hPBG 0 周	9.19 ± 0.46		
2hPBG 4 周	8.95 ± 0.44	6.49	0.00
2hPBG 8 周	8.81 ± 0.59	1.38	0.18
2hPBG 12 周	8.96 ± 0.52	-1.21	0.24
HbA1c0 周	6.94 ± 0.26		
HbA1c12 周	6.78 ± 0.45	2.35	0.02
24m－alb 0 周	405.05 ± 387.99		
24m－alb 4 周	371.98 ± 336.00	2.96	0.01
24m－alb 8 周	351.43 ± 316.80	1.55	0.13
24m－alb 12 周	344.05 ± 326.78	0.46	0.65
β_2－MG 0 周	0.71 ± 0.40		
β_2－MG 4 周	0.63 ± 0.33	4.02	0.00
β_2－MG 8 周	0.58 ± 0.29	2.22	0.03
β_2－MG 12 周	0.53 ± 0.25	1.95	0.06

项目	($\bar{x} + s$)	统计量	P 值
SCr 0 周	87.76 ± 26.60		
SCr 4 周	85.95 ± 23.82	0.95	0.35
SCr 8 周	83.24 ± 20.93	2.79	0.01
SCr 12 周	83.39 ± 19.14	−0.15	0.88
BUN 0 周	7.97 ± 2.29		
BUN 4 周	7.41 ± 2.16	5.17	0.00
BUN 8 周	7.16 ± 1.83	1.32	0.20
BUN 12 周	7.15 ± 2.02	0.10	0.92
TG 0 周	1.87 ± 0.62		
TG 4 周	1.78 ± 0.67	1.93	0.06
TG 8 周	1.79 ± 0.66	−0.12	0.90
TG 12 周	1.86 ± 0.67	−1.29	0.21
TC 0 周	5.32 ± 0.70		
TC 4 周	5.07 ± 0.65	2.79	0.01
TC 8 周	4.96 ± 0.73	1.21	0.23
TC 12 周	5.10 ± 1.11	−1.07	0.29
HDL – C 0 周	0.83 ± 0.16		
HDL – C 4 周	0.90 ± 0.16	−6.96	0.00
HDL – C 8 周	0.90 ± 0.16	0.00	1.00
HDL – C 12 周	0.82 ± 0.14	4.36	0.00
LDL – C 0 周	3.29 ± 0.85		
LDL – C 4 周	3.19 ± 0.87	1.24	0.23
LDL – C 8 周	3.08 ± 0.66	1.45	0.16
LDL – C 12 周	3.38 ± 0.75	−2.75	0.01

经 t 检验，SCr、TG、LDL – C4 周访视点较治疗前，2hPBG、24m – Alb、BUN、TG、TC、HDL – C、LDL – C8 周访视点较 4 周访视点，FBG、2hPBG、24m – Alb、β_2 – MG、SCr、BUN、TG、TC12 周访视点较 8 周访视点无明显改善（$P > 0.05$），其余均较前一访视点有明显改善，且具有统计学意义（$P < 0.05$）。

（2）对照组受试者治疗前后生化指标比较，如表4 – 11 所示。

表4-11　对照组受试者治疗前后生化指标比较

项目	0周	12周	统计量（T）	P值
FBG	7.53±0.31	7.21±0.09	3.04	0.01
2hPBG	9.19±0.46	8.96±0.52	2.78	0.01
HbA1c	6.94±0.26	6.78±0.45	2.35	0.03
24m-Alb	405.05±387.99	344.05±326.78	2.03	0.04
β_2-MG	0.71±0.40	0.53±0.25	3.34	0.02
SCr	87.76±26.60	83.39±19.14	1.86	0.07
BUN	7.97±2.29	7.15±2.02	3.35	0.04
TG	1.87±0.62	1.86±0.67	0.11	0.91
TC	5.32±0.70	5.10±1.11	1.01	0.31
HDL-C	0.83±0.16	0.82±0.14	0.80	0.42
LDL-C	3.29±0.85	3.38±0.75	-0.62	0.53

经 t 检验，SCr、TG、TC、HDL-C、LDL-C 治疗后较治疗前无明显改善（$P>0.05$），余项生化指标治疗后较治疗前有明显改善，有统计学意义（$P<0.05$）。

（3）对照组受试者各探视点证候比较，如表4-12所示。

表4-12　对照组组受试者各探视点证候比较

项目	统计量 Z	P值
乏力0周~乏力4周	-3.74	0.00
乏力4周~乏力8周	-2.88	0.00
乏力8周~乏力12周	-3.31	0.00
腰酸膝软0周~腰酸膝软4周	-4.60	0.00
腰酸膝软4周~腰酸膝软8周	-2.53	0.01
腰酸膝软8周~腰酸膝软12周	-0.77	0.44
大便溏稀0周~大便糖稀4周	-4.47	0.00
大便溏稀4周~大便糖稀8周	-1.50	0.13
大便溏稀8周~大便糖稀12周	-0.57	0.56
口唇紫暗0周~口唇紫暗4周	-3.31	0.00
口唇紫暗4周~口唇紫暗8周	-3.20	0.00
口唇紫暗8周~口唇紫暗12周	-1.41	0.16

续表

项目	统计量 Z	P 值
舌象 0 周 ~ 舌象 4 周	−3.20	0.00
舌象 4 周 ~ 舌象 8 周	−0.81	0.41
舌象 8 周 ~ 舌象 12 周	−1.13	0.26
脉象 0 周 ~ 脉象 4 周	−2.67	0.00
脉象 4 周 ~ 脉象 8 周	−1.66	0.09
脉象 8 周 ~ 脉象 12 周	−0.06	0.95
面色萎黄 0 周 ~ 面色萎黄 4 周	−2.53	0.01
面色萎黄 4 周 ~ 面色萎黄 8 周	−1.79	0.07
面色萎黄 8 周 ~ 面色萎黄 12 周	−2.35	0.02
浮肿 0 周 ~ 浮肿 4 周	−2.53	0.01
浮肿 4 周 ~ 浮肿 8 周	−3.35	0.00
浮肿 8 周 ~ 浮肿 12 周	−2.53	0.01
善忘 0 周 ~ 善忘 4 周	−3.05	0.00
善忘 4 周 ~ 善忘 8 周	−1.80	0.07
善忘 8 周 ~ 善忘 12 周	−1.66	0.09
肢体麻木 0 周 ~ 肢体麻木 4 周	−3.35	0.01
肢体麻木 4 周 ~ 肢体麻木 8 周	−1.80	0.07
肢体麻木 8 周 ~ 肢体麻木 12 周	−3.15	0.01
气促 0 周 ~ 气促 4 周	−2.66	0.00
气促 4 周 ~ 气促 8 周	−3.46	0.00
气促 8 周 ~ 气促 12 周	−2.23	0.02
夜尿 0 周 ~ 气促 4 周	−3.31	0.00
夜尿 4 周 ~ 气促 8 周	−1.69	0.09
夜尿 8 周 ~ 气促 12 周	−2.30	0.02

经秩和检验，对照组受试者大便稀溏、舌象、脉象、面色萎黄、善忘、肢体麻木、夜尿证候 8 周访视点较 4 周访视点，腰酸膝软、大便稀溏、口唇紫暗、舌象、脉象、善忘证候 12 周访视点较 8 周访视点无明显改善（$P > 0.05$），其余访视点证候较前一访视点有明显改善，且具有统计学意义（$P < 0.05$）。

（4）对照组受试者治疗前后证候比较，如表 4 - 13 所示。

表 4 – 13　对照组受试者治疗前后证候比较

项目	统计量 Z	P 值
乏力 0 周 ~ 乏力 12 周	– 4.69	0.00
腰酸膝软 0 周 ~ 腰酸膝软 12 周	– 4.23	0.00
大便溏稀 0 周 ~ 大便糖稀 12 周	– 4.58	0.06
口唇紫暗 0 周 ~ 口唇紫暗 12 周	– 4.29	0.07
舌象 0 周 ~ 舌象 12 周	– 2.87	0.11
脉象 0 周 ~ 脉象 12 周	– 2.69	0.12
面色萎黄 0 周 ~ 面色萎黄 12 周	– 3.90	0.00
浮肿 0 周 ~ 浮肿 12 周	– 4.42	0.00
善忘 0 周 ~ 善忘 12 周	– 3.98	0.00
肢体麻木 0 周 ~ 肢体麻木 12 周	– 1.80	0.71
气促 0 周 ~ 气促 12 周	– 4.23	0.06
夜尿 0 周 ~ 夜尿 12 周	– 4.02	0.00

　　经秩和检验，对照组受试者除大便糖稀、口唇紫暗、舌象、脉象、肢体麻木、气促证候治疗后较治疗前无明显改善（$P > 0.05$）外，其余证候治疗后较治疗前明显改善，有统计学意义（$P < 0.05$）。

　　（5）对照组受试者治疗前后证候积分比较，如表 4 – 14 所示。

表 4 – 14　对照组受试者治疗前后证候积分比较

	证候积分	T	P
治疗前	31.60 ± 4.61	11.03	0.02
治疗后	17.10 ± 8.01		

　　经 t 检验，对照组受试者治疗后证候总积分较治疗前有明显改善，有统计学意义（$P < 0.05$）。

4. 两组组间比较

（1）两组证候疗效比较，如表 4 – 15 所示。

表 4 – 15　两组证候疗效比较

疗效	临床控制	显效	有效	无效	Z	P
观察组	3	20	6	1	– 4.54	0.00
对照组	0	6	14	10		

经秩和检验，观察组与对照组证候疗效比较有显著差异（$P < 0.05$），以观察组疗效更优。

（2）两组生化指标疗效比较，如表 4 - 16 所示。

表 4 - 16　两组生化指标疗效比较

疗效	临床控制	显效	有效	无效	Z	P
观察组	1	0	23	6	-4.66	0.00
对照组	0	0	16	14		

经秩和检验，观察组与对照组生化指标疗效比较有显著差异（$P < 0.05$），以观察组疗效更优。

（3）两组治疗后总积分比较，如表 4 - 17 所示。

表 4 - 17　两组治疗后总积分比较

	（$\bar{x} + s$）	T	P
观察组	6.43 ± 5.76	-5.92	0.00
对照组	17.10 ± 8.01		

经 t 检验，观察组与对照组治疗后证候积分比较有显著差异（$P < 0.05$），以观察组积分更低，疗效更好。

（4）两组生化指标中间访视点比较，如表 4 - 18 所示。

表 4 - 18　两组生化指标中间访视点比较

访视点	观察组	对照组	T	P
FBG4 周	7.45 ± 0.30	7.40 ± 0.26	0.66	0.51
FBG8 周	7.14 ± 0.35	7.23 ± 0.38	-0.92	0.36
2hPBG 4 周	8.91 ± 0.44	8.95 ± 0.44	-0.43	0.67
2hPBG 8 周	8.50 ± 0.41	8.82 ± 0.59	-2.41	0.02
24m - alb 4 周	332.60 ± 305.97	371.98 ± 336.00	-0.48	0.64
24m - alb 8 周	224.13 ± 221.93	351.43 ± 316.80	-1.80	0.08
β_2 - MG 4 周	0.56 ± 0.33	0.63 ± 0.33	-0.80	0.42
β_2 - MG 8 周	0.43 ± 0.22	0.58 ± 0.29	-2.40	0.02
SCr 4 周	82.71 ± 24.19	85.95 ± 23.82	-0.52	0.60
SCr 8 周	76.19 ± 21.89	83.24 ± 20.93	-1.28	0.21

访视点	观察组	对照组	T	P
BUN 4 周	7.28 ± 2.29	7.41 ± 2.16	-0.23	0.82
BUN 8 周	6.34 ± 1.72	7.17 ± 1.83	-1.81	0.08
TG 4 周	1.74 ± 0.56	1.780.67	-0.26	0.80
TG 8 周	1.48 ± 0.45	1.79 ± 0.66	-2.12	0.04
TC 4 周	4.92 ± 0.86	5.07 ± 0.65	-0.78	0.44
TC 8 周	4.48 ± 0.73	4.96 ± 0.73	-2.57	0.01
HDL－C 4 周	0.95 ± 0.15	0.90 ± 0.16	1.49	0.14
HDL－C 8 周	1.08 ± 0.15	0.90 ± 0.16	4.51	0.00
LDL－C 4 周	3.26 ± 0.70	3.89 ± 0.87	0.32	0.75
LDL－C 8 周	2.89 ± 0.74	3.08 ± 0.66	-1.00	0.32

经 t 检验，2hPBG、β_2－MG、TG、TC、HDL－C 在 8 周访视点观察组较对照组疗效更优，且有显著性差异（$P < 0.05$）；其余访视点生化指标观察组与对照组比较，疗效相当，无显著性差异（$P > 0.05$）。

（5）两组治疗后生化指标比较，如表 4 – 19 所示。

表 4 – 19　两组治疗后生化指标比较

项目	观察组	对照组	T	P
FBG12 周	6.86 ± 0.51	7.22 ± 0.48	-2.80	0.01
2hPBG12 周	8.32 ± 0.64	8.96 ± 0.52	-4.22	0.00
HbA1c12 周	6.60 ± 0.35	6.78 ± 0.45	-1.84	0.07
24m－alb12 周	189.63 ± 226.58	344.05 ± 326.78	-2.12	0.04
β_2－MG12 周	0.29 ± 0.14	0.53 ± 0.25	-4.54	0.00
SCr12 周	70.70 ± 17.61	83.39 ± 19.14	-2.67	0.01
BUN12 周	5.63 ± 1.56	7.15 ± 2.02	-3.27	0.00
TG 12 周	1.36 ± 0.53	1.86 ± 0.67	-3.22	0.00
TC 12 周	4.21 ± 1.06	5.10 ± 1.11	-3.18	0.02
HDL－C 12 周	1.14 ± 0.22	0.81 ± 0.14	6.70	0.01
LDL－C 12 周	2.63 ± 0.80	3.38 ± 0.75	-3.73	0.01

经 t 检验，除 HbA1c 观察组与对照组在治疗后疗效相当，无显著性差异（$P > 0.05$），其余生化指标观察组均较对照组疗效更优，且有显著性差异（$P < 0.05$）。

（6）两组中间访视点证候比较，如表4-20所示。

表4-20 两组中间访视点证候比较

访视点	Z	P
乏力4周	-1.90	0.05
乏力8周	-2.48	0.01
腰膝酸软4周	-0.24	0.80
腰膝酸软8周	-0.82	0.41
大便稀溏4周	-0.04	0.96
大便稀溏8周	-0.92	0.35
口唇紫暗4周	-2.24	0.02
口唇紫暗8周	-1.64	0.10
舌象4周	-1.90	0.05
舌象8周	-3.55	0.00
脉象4周	-2.68	0.00
脉象8周	-2.36	0.01
面色萎黄4周	-1.16	0.24
面色萎黄8周	-2.61	0.01
浮肿4周	-1.99	0.04
浮肿8周	-1.05	0.29
善忘4周	-0.81	0.41
善忘8周	-1.15	0.24
肢体麻木4周	-0.61	0.53
肢体麻木8周	-2.80	0.00
气促4周	-0.68	0.49
气促8周	-1.56	0.11
夜尿4周	-1.43	0.15
夜尿8周	-3.23	0.00

经秩和检验，观察组较对照组口唇紫暗、脉象、浮肿证候4周访视点，乏力、舌象、脉象、面色萎黄、肢体麻木、夜尿证候8周访视点明显改善，有显著性差异（$P < 0.05$），余证候访视点观察组与对照组证候相当，无显著性差异（$P > 0.05$）。

（7）两组治疗后证候比较，如表4-21所示。

表 4 - 21　两组治疗后证候比较

访视点（12 周）	Z	P
乏力	-1.81	0.07
腰膝酸软	-2.92	0.03
大便稀溏	-3.62	0.00
口唇紫暗	-3.28	0.00
舌象	-3.93	0.01
脉象	-3.59	0.00
面色萎黄	-3.59	0.00
浮肿	-3.47	0.00
善忘	-2.26	0.02
肢体麻木	-5.62	0.00
气促	-2.53	0.01
夜尿	-3.30	0.01

经秩和检验，观察组较对照组乏力证候在治疗后疗效相当，无显著性差异（$P > 0.05$），余证候观察组较对照组明显改善，且有显著性差异（$P < 0.05$）。

5. 不良反应情况

两组试验过程中未发现不良反应，两组治疗前后均做了血常规、便常规及潜血、肝功能检查，未出现明显异常，表明培元保肾汤安全有效。

三、讨论

1. 立法分析

糖尿病肾病是导致肾功能衰竭的常见原因，在亚太地区的患病率较高。早期糖尿病肾病的特征是尿中白蛋白排泄增加，逐步会进展至大量白蛋白尿和血肌酐上升，最终发生肾功能衰竭。现代医学认为糖尿病肾病形成的原因有遗传因素、高血压、高血糖及其由此而产生的凝血因子增加、内皮细胞异常及炎性因子的增加、细胞外基质的代谢发生异常等。

关于糖尿病肾病的中医病因病机，刘文峰教授认为肾之先天禀赋不足，又因劳倦、外感、饮食、情志致以脾肾为主的脏腑功能障碍、气血阴阳虚衰，并在此过程中形成瘀血、郁热、水湿、痰浊邪毒，又加之于肾，最终形成糖尿病肾病。

（1）脾肾气虚是糖尿病肾病病机的重要环节，肾精亏虚是其基本病机。糖尿病肾病是糖尿病的慢性并发症，而糖尿病本身的发生以正虚为主。脾为人体的后天之本，刘文峰教授认为脾虚而致的脾不散精是糖尿病发生的始动因素，同时也是糖尿病各种慢性并发症发生的始动因素。而肾为先天之本，若禀赋不足，加之养先天之脾不散精，而成肾精亏虚，致使脾肾亏虚成为糖尿病肾病病机的重要环节。肾是糖尿病肾病病理损伤的基本病所，脾肾亏虚，以肾为本，脾肾亏虚亦贯穿糖尿病肾病始终。

（2）瘀浊交阻，毒损肾络，是糖尿病肾病发生的病理基础。《灵枢·五变》曰："气血逆流，髋皮充肌，血脉不行，转而为热，热则消肌肤，故为消瘅。"《太平圣惠方·三消论》曰："三则饮水随饮便下，小便味甘而白浊，腰腿消瘦者，消肾也，斯皆五脏精液枯竭，经络血涩，荣卫不行，热气留滞，遂成斯疾也。"在糖尿病的发展过程中，脾肾亏虚，加之劳倦、外感、饮食、情志等因素，遂生成瘀血、郁热、水湿、痰浊邪毒等病理产物，而瘀浊生成尤早，加之与其他病理产物尤易阻络相互为因、交互为患，而成"久病及肾""久病及络"之病理变化，日久蕴结化热为毒，更加重了对肾络的损伤。而造成肾之气血不畅，而肾愈虚，瘀浊愈甚，而成恶性循环之势，加重病情。

（3）肾关开阖失度，是蛋白尿产生的基本病理环节。《素问·上古天真论》曰："肾者主水，受五脏六腑之精而藏之。"肾为胃之关，是津液代谢之关，是肾主水、藏精之关，而肾关开阖，是实现肾主水藏精、留精泄浊的重要环节。肾关开，则能把体内多余的津液及代谢产物化为尿液后排出体外；肾关闭，则肾通过固摄作用，将津液之精微留于体内。肾之开阖正常，则人体津液代谢无异。糖尿病肾病患者脾肾亏虚，加之瘀浊为患，肾络不畅，肾之开阖失常，既不能将代谢产物及多余水液化为尿液排出体外，加剧痰、湿、瘀浊，又不能将机体所需津液之精微留于体内，即出现尿频、多尿、糖尿、蛋白尿。

在治疗上，针对以上病因病机，刘文峰教授除《指南》要求之生活方式的改变、低蛋白饮食、控制血糖、控制血压、纠正血脂紊乱、控制蛋白尿之外，结合中医学理论及现代药理以补肾健脾、活血通络为法，拟制培元保肾汤。

处方：生黄芪40g，生地黄15g，山茱萸20g，石韦20g，积雪草20g，杜仲15g，续断15g，骨碎补15g，鹿角胶15g（烊化），川芎15g，鹿衔草15g，红花10g，三七粉3g（冲服），姜黄50g，黄连10g，黄芩10g。

2. 组方分析

全方立法鲜明，处方明确，临床收获良效：

（1）补泻兼施

糖尿病肾病的基本病机为本虚标实。即脾肾双亏为本，瘀络阻滞为标。故治之以补肾健脾、活血通络。健脾，使脾气健运，清浊得以正常升降，精微得以正常输布，故方中重用生黄芪以大健脾气；补肾，则肾中精气充足，肾之开阖正常，固摄正常，水液代谢恢复正常，故以地黄、山茱萸补肾精；活血通络，可使肾络得通，肾得气血濡养，而使其恢复正常功能，同时亦使邪有出路，故方中以川芎、红花、姜黄、三七活血化瘀，祛邪通络。

（2）阴阳并补

刘文峰教授认为糖尿病肾病由气虚致气阴两虚，进而阴阳两虚。故方中采用阴阳并补，既可未病先防，防病势进展，而成阴阳两虚，又可"阴中求阳，阳中求阴"。方中以杜仲、续断、骨碎补补肾阳，生地黄、山茱萸养肾阴，同时配以鹿衔草补肾而强筋骨。如此使阴阳得补、源远流长。

（3）寒温并用

瘀浊日久，可变生毒热，使瘀愈甚，络愈阻，泄热通浊而使瘀热除，瘀浊化，而致肾络得通。故方中用黄芩、黄连、积雪草、石韦邪热通浊，同时与温补之山茱萸、杜仲、续断、骨碎补同用，又可防温补之甚，寒温并用，平衡处方。

（张树桐）

附　录

症状体征	量化分级评分标准	
口干多饮	正常：症状无或消失	0 分
	轻度：偶觉口干，饮水量较前稍增加，饮水后症状可缓解	2 分
	中度：口干渴明显，日饮水量增加 1/2 – 1 倍	4 分
	重度：口干渴较重，日饮水量增加 1 倍以上	6 分
多食易饥	正常：症状无或消失	0 分
	轻度：饥饿感明显	2 分
	中度：餐前饥饿难以忍受	4 分
	重度：饥饿难忍，易伴低血糖反应	6 分
小便频数	正常：症状无或消失	0 分
	轻度：小便次数及尿量增加 1 倍以下	2 分
	中度：小便次数及尿量增加 1~2 倍	4 分
	重度：小便次数及尿量增加 2 倍以上	6 分
面色晦暗	正常：症状无或消失	0 分
	轻度：面色轻度晦暗	2 分
	中度：面色中度晦暗	4 分
	重度：面色重度晦暗	6 分
乏力	正常：症状无或消失	0 分
	轻度：轻微乏力，精神不振，可坚持日常工作及活动	2 分
	中度：乏力，精神差，休息后可缓解	4 分
	重度：乏力明显，精神疲乏，可勉强坚持工作	6 分
胸中闷痛	正常：症状无或消失	0 分
	轻度：偶尔发生闷痛，半小时内可自行缓解	2 分
	中度：每天疼痛时间少于 2 小时	4 分
	重度：呈持续痛，需服用止痛药	6 分
肢体麻木或刺痛，夜间疼痛加重	正常：症状无或消失	0 分
	轻度：偶尔发生疼痛，半小时内可自行缓解	2 分
	中度：每天疼痛时间少于 2 小时	4 分
	重度：呈持续痛，需服用止痛药	6 分

症状体征	量化分级评分标准	
情绪抑郁 或烦躁易怒	正常：症状无或消失	0 分
	轻度：偶有情绪抑郁或烦躁	2 分
	中度：易发情绪低落抑郁或烦躁发怒	4 分
	重度：经常情绪低落抑郁或烦躁易怒难于自我控制	6 分
汗出	正常：症状无或消失	0 分
	轻度：中度活动后汗出	2 分
	中度：轻微活动后即汗出	4 分
	重度：休息不活动的情况下汗出	6 分
舌暗或有瘀斑，或舌 下青筋紫暗怒张	无	0 分
	有	2 分
苔薄白或少苔	无	0 分
	有	2 分
脉弦或沉涩	无	0 分
	有	2 分